インターライ方式ガイドブック

ケアプラン作成・質の管理・看護での活用

編集
池上直己 聖路加国際大学公衆衛生大学院 特任教授
石橋智昭 公益財団法人ダイヤ高齢社会研究財団 研究部長
高野龍昭 東洋大学ライフデザイン学部 准教授

執筆（執筆順）
池上直己 聖路加国際大学公衆衛生大学院 特任教授
高野龍昭 東洋大学ライフデザイン学部 准教授
早尾弘子 公益財団法人ダイヤ高齢社会研究財団 研究員
土屋瑠見子 公益財団法人ダイヤ高齢社会研究財団 研究員
石橋智昭 公益財団法人ダイヤ高齢社会研究財団 研究部長
小野恵子 武蔵野大学看護学部 准教授
阿部詠子 順天堂大学保健看護学部 講師
五十嵐歩 東京大学大学院医学系研究科 講師

医学書院

[編集者・執筆者略歴]

●編集

池上直己　いけがみなおき　1975年慶應義塾大学医学部卒業．慶應義塾大学医学部医療政策・管理学教室教授，同大学名誉教授を経て，現在聖路加国際大学公衆衛生大学院特任教授，interRAI fellow，インターライ日本理事長．

石橋智昭　いしばしともあき　1989年千葉大学大学院修了後，亀田総合病院(総合研究所)，慶應義塾大学医学部医療政策・管理学教室助教を経て，公益財団法人ダイヤ高齢社会研究財団研究部長．博士(医学)，インターライ日本理事．

高野龍昭　たかのたつあき　1986年龍谷大学卒業後，益田市美濃郡医師会などでの社会福祉士と介護支援専門員の実務を経て，現在東洋大学ライフデザイン学部准教授，インターライ日本理事，インターライ・ケア研究会副会長．

●執筆（執筆順）

早尾弘子　はやおひろこ　1999年東京医科歯科大学大学院医学系研究科保健衛生学専攻博士前期課程修了(看護学)．同大学医学部附属病院，同大学特任助教，文京学院大学助教を経て，現在公益財団法人ダイヤ高齢社会研究財団研究員．

土屋瑠見子　つちやるみこ　2017年東京大学大学院医学系研究科博士後期課程修了(保健学)．亀田総合病院(理学療法士)，東京大学高齢社会研究機構を経て，現在公益財団法人ダイヤ高齢社会研究財団研究員．

小野恵子　おのけいこ　2000年東京医科歯科大学大学院医学系研究科保健衛生学専攻(地域看護学研究室)博士前期課程修了，2008年米国ケース・ウェスタン・リザーヴ大学博士課程修了(Ph.D.取得)，現在武蔵野大学看護学部准教授．

阿部詠子　あべえいこ　2012年群馬大学大学院保健学研究科保健学専攻博士後期課程修了．博士(保健学)．虎の門病院，中野区健康課訪問看護係，東京慈恵会医科大学附属第三病院，埼玉県立大学，慶應義塾大学看護医療学部，公益財団法人ダイヤ高齢社会研究財団研究員を経て現在順天堂大学保健看護学部講師．

五十嵐歩　いがらしあゆみ　2009年東京医科歯科大学大学院保健衛生学研究科博士後期課程修了(看護学)．公益財団法人ダイヤ高齢社会研究財団研究員，東京医科歯科大学助教を経て，2016年より東京大学大学院医学系研究科講師．

免責事項

インターライおよび出版社，著者のいずれも，包括的で適切なケアの代わりとして本書が利用されるという意図は持っていない．提供される情報が正確で最新であるように，考えうるあらゆる努力がなされた．しかし，利用者の診断治療に当たる医師，および利用者に関わるそれ以外の各職種は薬剤や治療に関する情報の適切性について，検証するべきである．

複写・複製・転載に関しては特定非営利活動法人インターライ日本へお問い合わせください．
〒160-8582　東京都新宿区信濃町35　慶應義塾大学医学部
医療政策・管理学教室内　特定非営利活動法人インターライ日本事務局
メール：info@interrai.jp　公式サイト：http://interrai.jp

インターライ方式ガイドブック―ケアプラン作成・質の管理・看護での活用
発　行　2017年12月1日　第1版第1刷©
編　集　池上直己・石橋智昭・高野龍昭
発行者　株式会社　医学書院
　　　　代表取締役　金原　優
　　　　〒113-8719　東京都文京区本郷1-28-23
　　　　電話　03-3817-5600(社内案内)
印刷・製本　アイワード
ISBN978-4-260-03444-9

発刊に当たって

　本書は，現場で活躍するケアマネジャーから管理者，教育・研修の担当者に当たる方々を対象に，多職種によるケアプランの作成と質の管理を支援するために執筆した．2011年に発刊した『インターライ方式 ケア アセスメント―居宅・施設・高齢者住宅』を使いこなすためのガイドブックであり，またMDSの利用者に対しては，インターライ方式に切り替えるメリットおよび両者の相違点などについても解説している．まずは全容を理解していただくために，インターライの前身であるMDSがアメリカで誕生し，日本に広がった過程を解説する．そのうえで本書の構成を紹介する．

［インターライ誕生の背景］

　社会福祉において世界のモデルとなったのは，イギリスで1834年に制定された貧困法である．同法によって身寄りのない高齢者は，浮浪者などとともに貧困院に収容され，劣悪な環境に置かれていた．その後，病院が発達し，治療によって改善の見込める者は病院に入院するようになったが，改善の見込めない者は依然として同施設の長期滞在病床（long-stay beds）に留まり，処遇は改善されなかった．

　こうした長期滞在病床から退院し，自立することもできる，というエビデンスを初めて提示したのが老年医学の泰斗である（イギリスの）Marjory Warren医師であった．Warren医師は，長期滞在病床に入院していた患者に対して，自立を促進するようにチームケアで対応し，ベッドやトイレなどの環境を整備すれば，状態を改善できることを示した．老年科医として初めて統計を取り入れ，1944年から1946年の患者を分析したところ，3分の1は退院しており，さらに1950年には食事の介助が必要で，失禁で寝たきりの状態で2年以上経過していた50人の患者のうち，2割は自立した状態で退院し，さらに3割は昼と夜で着替えをし，部分的に自立できるほどに改善した．

　このように患者の状態が改善して退院できればNHS（National Health Service）に対する財政圧力も緩和できるので，保健省の支援も受けて，新たに創設された高齢者ケア医学会の臨床会議がWarren医師の勤務する病院で1948年に開催された．その後，老年医学は専門医の領域として確立されたが，その対象を75歳以上などの年齢によって区切るべきか，あるいはより若い患者を含めて他の専門の診療科とともに統合的に診るべきかの結論は出ておらず，前者の場合でも，小児科のように一手に対応することはできない．というのは，小児科と比べて対象者は多いが，私費診療の機会がないことなどの理由により，老年科を目指す若い医師は少なく，現在あるポストを埋めることも難しいからである．

　こうした問題点を残しつつも，老年医学によって確立された患者の状態を包括的に評価するComprehensive Geriatric Assessment（CGA：包括的老年科評価）の重要性は，イギリスだけで

なく，欧米で幅広く認識されるようになった．ところが，CGA の対象とすべき患者数に比して，対応できる老年科医，看護師，医療ソーシャルワーカー（Medical Social Worker：MSW），療法士などによって構成される老年科チームが絶対的に不足していた．

そこで，アメリカではナーシングホームの質が社会問題になると，CGA に代わり，看護師や MSW でも使える簡便な方法を，以下の手順で開発した．

1. 各診療科の専門医，看護師，医療ソーシャルワーカー，療法士，栄養士などの各専門職から意見を収集して，入所者を包括的に評価するために必要なアセスメント項目を決めた．
2. どの職種でも理解できるように各アセスメント項目の用語を統一し，また厳密に評価できるように，例えば過去 3 日間に食事などにおける支援の程度と頻度を細かく規定して各レベルを決めた．その結果，約 350 の項目より構成される MDS（Minimum Data Set）のアセスメント表を考案した．
3. MDS の各項目における評価によって，それぞれ惹起される転倒や経管栄養などの 18 の領域において，ケアプランを作成する際の留意点や対応方法をそれぞれ示した RAPs（Resident Assessment Protocols：入所者評価指針）を開発した．

以上の MDS による評価と，RAPs を参照したケアプランの作成を，1991 年よりすべてのナーシングホームのすべての入所者に対して義務づけた．MDS のデータは，利用者の転倒する割合などから施設の質を評価する QI（Quality Indicator：質の評価指標）に使われ，また入所料を決めるための入所者分類である RUG（Resource Utilization Groups：資源利用群）にも使われる．このように異なる目的で MDS のデータを使うと効率的であるばかりでなく，精度も高まる．というのは，例えば入所者に褥瘡があれば，ケアコストは高くなるので入所料の高いグループに分類されるが，他の施設よりも割合が高ければ質は低いと評価されるので，いずれにも偏らずに評価することを期待できるからである．

しかし，アメリカでは MDS を導入する際，ナーシングホームの職員に対して，その意義や使用方法について研修などを実施しなかった．そのため現場では有用性は理解されず，政府に提出しなければいけない統計資料として認識された．その結果，政策を立案・評価するうえで有用なデータベースを構築できたが，現場におけるケアの質を改善するうえで必ずしも十分な効果をあげなかった．

これに対してヨーロッパでは，老年科医が MDS の価値に注目し，彼らが中心になって政府に導入を働きかけたので，十分な研修が実施され，質の改善にも貢献している．現在，アイスランドとケベック州を除くカナダ，およびベルギー，フィンランドとイタリアの主要地域において MDS によるアセスメントが義務化されている．

こうした過程で 1993 年にインターライが誕生した．インターライは MDS を開発したアメリカのシステム工学，看護，医療ソーシャルワークの専門家と，ヨーロッパで MDS に関心をもった老年科医により組織され，発足時に筆者が理事を務めた．非営利の組織としてワシントンに本部があり，印税などの収入はすべて研究開発・広報活動などに充てられ，各国から選ばれたフェロー個人に配分することを禁止している．

現在，インターライは高齢者ケアだけでなく，緩和ケア版，精神科版などを開発し，さらに各版の整合性を高めるため，共有するアセスメント項目の内容と表記を統一したインターライ方式に 2009 年に改めた．その際，施設版の RAPs と在宅版の CAPs（Client Assessment

Protocols：利用者評価指針）を統合し，CAPs（Clinical Assessment Protocols：臨床評価指針）に改版した．

このようにMDSからインターライ方式に全面改定する際，様式を統一しただけでなく，インターライに蓄積された70万件のアセスメントデータを活用し，一層根拠に基づいた内容に改めている．例えば，CAPsをトリガー（選定）する際，MDSにおいては専門家の意見や文献に基づいてトリガーを決めていたが，インターライ方式では利用者をフォロー（追跡）し，例えば「転倒」のCAPsの場合は，実際に転倒した者の過去の属性を統計的に解析することによって規定している．その結果，必要に応じて精緻なリスク調整を行う必要もあったので，トリガーする際にソフトのアルゴリズムを必要とするCAPsもある．なお，データベースはアメリカのデータだけでなく，カナダ，アイスランド，イタリアおよび日本などのほか，インターライを構成する30か国から現在も集められている．

インターライの総会は，隔年に開催されている．その際，組織としての活動報告のほか，急性期医療における要介護者のアセスメント，利用者のQOLやサービスの満足度の評価，救急医療における振り分け，などを目的とした新しいツールの開発と，各国で蓄積された膨大なデータベースを用いた論文の執筆について，それぞれに取り組むグループからの発表と討議を行っている．

［日本における展開］

日本では家長が家族を養う責任の一環で，高齢者のケアも専ら家族が担っていた．公的扶助は1874年の恤救規則によって初めて制度化され，その対象として極貧者，廃疾者，孤児などとともに老衰者も含まれ，米代が支給されたが，極めて限られた人数であった．同法は1929年に救護法に改められ，この中で極貧の老衰者に対して養老院が設置された．

養老院は1963年の老人福祉法の制定に伴い養護老人ホームに名称が改められ，併せて所得が必ずしも低くなくても，ケアが必要であれば入所できる特別養護老人ホーム（以下，特養）が創設された．また，同法によって在宅においても，今日のホームヘルパーのルーツである家庭奉仕員が創設された．しかし，いずれも対象は低所得の一人暮らし老人にほぼ限られていた．

高齢者ケアが大きく拡大したのは1973年の老人医療無料化である．無料化によって医療需要は大きく伸び，65歳以上の入院患者は20年で20倍に増えた．この中には急性期の入院も含まれていたが，大部分は老人病院における長期療養であった．当時，特養はまだ養老院の暗いイメージを継承し，数的にも不足していたので老人病院が特養の機能を代替した．

このように病院における施設ケアが中心になったが，CGAは行われず，提供されたケアはイギリスで同時期に改廃がほぼ完了した長期ケア病床に近い内容であった．しかも診療報酬におけるケアに対する費用補償が不十分であったため，「薬漬け，検査漬け」の医療が広まった．それを改善するため，1986年に一床8.0 m^2と包括報酬の老人保健施設，1990年に入院医療管理料によるマルメ，1992年に一床6.4 m^2の療養型病床群がそれぞれ創設され，こうした診療報酬などによる誘導で医療施設における長期ケアは徐々に改善した．

こうしたケアの質向上の動きの一環で，1996年にケアプランの作成が加算要件になった．当時はケアプランを作成する方法は，北海道で検証されたMDSしかなかったので，その成果を

報告書にまとめ厚生省監修で1994年に発刊された『高齢者ケアプラン策定指針』はたちまちベストセラーになった．そして介護保険の創設が決まると，居宅版であるMDS-HCの『在宅ケアアセスメントマニュアル』も注目され，それをバージョンアップしたMDS-HC2.0は爆発的に売れた．

その理由は，ケアマネジャー（以下，ケアマネ）に対する実務研修で厚生省が指定したケアプラン方式の1つになり，推奨されたことにある．すなわち，介護保険法の目的である「自立支援」における「尊厳を保持し，その有する能力に応じ自立した日常生活を営むことができる」という目標を具現化するには，CGAに準じたMDSによる転倒の危険性や社会的孤立などのニーズを体系的に評価する必要性があるという判断があった．こうした経緯でケアマネの実務研修でMDSおよびその居宅版であるMDS-HCが取り上げられ，知識と経験の優位性からケアマネの資格をとる職種も当初は看護職が過半数を占めていた．

しかし，日本にはCGAの基盤はなく，にわかに養成されたケアマネに期待しても無理であった．そのうえ行政による監査の焦点は人員配置などの要件順守に置かれることが現場に周知されたことも受けて，ケアマネの中心業務は給付管理であると認識されるようになった．そして，2006年より実務研修においてケアプラン方式に基づく研修がなくなると，MDS方式に対する関心はしだいに薄れた．

なお，2010年には『ケアプラン点検マニュアル』は確かに用意されたが，同マニュアルの主な目的は，ケアプランのサービス内容が，本人や家族の状態についての記載によって裏づけられているかどうかの確認に置かれており，アセスメント表による体系的な評価を求めていない．また，同マニュアルに従って点検するかどうかの判断は各市町村区に任されており，順守しない場合の罰則も特に設けられていない．

こうした経緯で，インターライ日本は厳しい状況に置かれたが，高齢者ケアを真剣に考える現場の皆様からご支援を引き続きいただいた．そこで，インターライ本部が2009年に，インターライ方式を刊行したことを受けて，インターライ日本として独自に居宅・施設・高齢者住宅の各版を1つのアセスメント表に統合し，各事業者の判断で各アセスメント項目を選択できるようにした『インターライ方式 ケア アセスメント』を開発し，2011年に刊行した．そして同書に居宅と施設で共通に使える新CAPsを含めた．MDSのユーザーが1日も早くインターライ方式に変わることを切に願っており，インターライ日本としてもソフトの拡充などで可能な限り支援してゆきたい．

昨今，「治る介護」などが注目されているが，対応前後の利用者の状態を，厳密にアセスメントしないと改善したかどうかを評価できず，また多職種協働のケアを実施するには共通言語が必要である．介護の分野には，医療と異なり，効果を測ることのできる血圧のような簡便な方法はないので，歩行や食事などのADLや気分の改善などを細かく把握しなければいけない．またサービスの有効性を担保するためには，まずは根拠に基づいて作成されたCAPsに従ってケアプランを作成するべきであろう．

[本書の構成]

　本書は，同マニュアルを使いこなすためのガイドブックとして刊行した．I部とII部に分かれ，I部の第1章「なぜインターライ方式なのか」では，インターライ方式の特徴をざっくり，わかりやすく解説し，併せてケアマネに対して提起されている課題への対応を示している．インターライ方式が初めてである方だけでなく，MDSユーザーの方にも改めて確認していただきたい章である．次いで第2章では，アセスメントからケアプランの作成までのプロセスを丁寧に解説し，第3章では居宅・施設から各2例(施設は特養，老健から各1例)の合計4例の事例を紹介する．ここまでをケアマネジャーと社会福祉士としての豊富な実務経験を有する高野龍昭さんに解説いただき，第4章において早尾弘子さんと土屋瑠見子さんに「よくある質問」に対する回答で細かい部分を補完いただいた．

　以上が基礎編で，続くII部の応用編では，まず第5章で，石橋智昭さんがインターライのアセスメント項目から計算される利用者の全体像を把握するスケールと，各事業者の質を評価するQIについて説明する．第6章と第7章は教育研修における実践であり，第6章では小野恵子さんが「在宅看護論」の学部教育の場においてオンラインでアセスメント表に記入する学習方法，7章では阿部詠子さんが研修の教材として，短期入所中に発症したせん妄をチームで把握し，対応した事例を提示する．そして最後の8章では，五十嵐歩さんが地域包括ケアにインターライ方式を取り入れることによって看護部を中心とした院内連携・地域連携が促進される可能性を事例として提示する．

　本書が皆様のインターライに対するご理解を深め，それぞれが抱えているニーズに応えることができれば幸いである．読み方として，本書の第1章をお読みのうえ，それぞれご関心のある章から開始されることをお勧めする．

2017年11月

池上直己

特定非営利活動法人　インターライ日本　理事長
聖路加国際大学大学院　特任教授
慶應義塾大学　名誉教授

目　次

発刊に当たって ──────────────────── (池上直己)　iii

第Ⅰ部　なぜ，どのようにインターライ方式を導入するか

第1章　なぜインターライ方式なのか ──────────── (高野龍昭)　2

1.1　インターライ方式の概要と特徴 ──────────────── 2
なぜアセスメント項目が多く，詳細な記入要綱が用意されているのか／インターライ方式の特徴　①詳細なアセスメント／インターライ方式の特徴　②「地域包括ケアシステム」の実践の場におけるアセスメント方法として有効

1.2　ケアマネジャーを巡る指摘 ──────────────── 12
「あり方検討会」などでの指摘／課題整理総括表・評価表の提示

1.3　不十分なアセスメント ─────────────────── 16
ケアマネジャーが用いているアセスメント様式／ケアマネジャーの「分析」における思考の脆さ

第2章　インターライ方式による
　　　　アセスメント・ケアプラン作成のコツ ─────── (高野龍昭)　21

2.1　インターライ方式によるケアプラン作成のプロセス ───────── 21

Step 1　アセスメント表による情報収集 ───────────── 23
アセスメント表の概観／アセスメント項目の特徴／アセスメントの時期と基準日／アセスメント(情報収集)の留意点／アセスメント(情報収集)の方法

Step 2　CAPの選定(トリガーの確認) ───────────── 32
トリガーとは／CAP選定の方法

Step 3　選定された全CAPから詳細に検討するCAP：「主要CAP」を選ぶ ── 34
どのCAPから検討するか〜主要CAPの選び方／CAPサマリー

Step 4　CAPガイドラインに沿って詳細に検討する ─────── 36
主要CAPとして選定した領域を1つずつ検討する／「Ⅱ　トリガー」を確認しリスクを検討する／「Ⅰ　問題」を参考に「全体のケア目標」を確認する／「Ⅲ　ガイドライン」の視点から問題の要因・危険度・改善の可能性を検討する

Step 5　課題(ニーズ)設定からケアプラン作成 ─────────── 38
課題(ニーズ)・目標・サービス内容の設定方法／インターライ方式における具体的な課題(ニーズ)設定と目標およびサービス内容(CAP検討用紙・CAPサマリー表の活用)

2.2　インターライ方式と課題整理総括表 ──────────────── 42

第3章　ケアプラン事例集　――――――――――――――（高野龍昭）45

3.1　はじめに　――――――――――――――――――――――― 45
3.2　事例　――――――――――――――――――――――――― 45
事例1　在宅の独居高齢者の事例　―――――――――――― 47
事例2　在宅の高齢者（高齢者夫婦世帯）の事例　―――――― 98
事例3　特別養護老人ホームにおける看取り期の事例　――― 123
事例4　介護老人保健施設での在宅復帰支援の事例　――― 146

第4章　よくある質問に対する回答　―――――――（早尾弘子／土屋瑠見子）169

4.1　インターライ方式の導入に関する質問　――――――――――― 169
これから始めようと考えている方　――――――――――― 169
旧MDS版を利用されている方　―――――――――――― 170
4.2　アセスメントに関する質問　―――――――――――――――― 171
全体に共通する質問　―――――――――――――――― 171
アセスメント領域別の質問　―――――――――――――― 173
A. 基本情報／B. 相談受付表／C. 認知／D. コミュニケーションと視覚／E. 気分と行動／F. 社会心理面／G. 機能状態／H. 失禁／I. 疾患／J. 健康状態／K. 口腔および栄養状態／L. 皮膚の状態／M. アクティビティ／N. 薬剤

第Ⅱ部　インターライ方式の活用例

第5章　ケアサービスの質の評価と改善　――――――――――（石橋智昭）186

5.1　アセスメントデータを質の管理に活用しよう！　――――――― 186
5.2　スケール：アセスメントデータから算出するスケールの活用　― 188
ADL-H【日常生活自立段階】／CPS【認知機能尺度】／DRS【うつ評価尺度】／Pain Score【痛み尺度】／事業所の特徴を可視化する／ニーズの変化に気づく
5.3　介護QI：アセスメントデータから算定する質の指標の活用　― 200
サービスの質の評価の現状／現場目線で考える「質の評価」／インターライQIの実際（⑧ADLの悪化，⑳介護者のストレスの継続）
5.4　PDCAサービスの質の改善への活用　――――――――――― 212
強みと弱みを知る／QIを質の改善に生かす／PDCAサイクルを回す

第6章　看護教育での活用　―――――――――――――――（小野恵子）220

6.1　歴史の浅さゆえの在宅看護教材の不足　―――――――――― 220
6.2　教材としてのインターライ方式の活用　――――――――――― 221
6.3　「在宅看護論」教育における「インターライ方式」の活用例　― 221

Step 1：事例の提示／Step 2：情報収集／Step 3：アセスメント／Step 4：スケール，CAP の理解／Step 5：ケアプラン作成／目標の設定〔Step 5-1：第1表 居宅サービス計画書(1)／Step 5-2：第2表 居宅サービス計画書(2)／Step 5-3：第3表 週間サービス計画表〕／Step 6：訪問看護計画書の作成／目標設定

6.4 訪問看護計画書の具体案 ──────────────────────── 234

第7章 施設の看護職員による活用 ──────────── （阿部詠子）236

7.1 はじめに―なぜいま，「せん妄」を取り上げるのか ─────────── 236
せん妄リスクが高い入所者の増加／看護師は3割程度しかせん妄を正しく認識できない／介護施設の看護師が実践でせん妄を学ぶ重要性

7.2 せん妄の原因と早期対応の重要性 ────────────────── 237
ショートステイ利用者のせん妄発症リスク／せん妄の早期発見と対応

7.3 せん妄の評価とアセスメントによる把握 ─────────────── 238
これまでのせん妄評価の方法とインターライ方式／CAPにおけるせん妄の疑われる症状から把握する／普段の様子の聞き取り情報は memo の活用を

7.4 6つのせん妄の原因と確認 ────────────────────── 239

7.5 せん妄の疑いが強い場合の対応 ──────────────────── 240

7.6 せん妄の事例 ─────────────────────────── 240

7.7 事例におけるせん妄の発症と対処 ─────────────────── 243

7.8 せん妄に対して早急に行うべき看護はなにか？ ─────────── 244
医療機関の受診と事実に基づいた医師とのやりとり／CAP上はBPSD（認知症の行動・心理症状）とどう区別されているのか？／併発している問題の状況を評価せよ／トリガーされたCAPを看護師の判断の根拠として活用し，力量を最大限に発揮する

7.9 改めてFさんの事例から知る，入所時の包括的なアセスメントの重要性
────────────────────────────────── 246
「普段の様子」の曖昧さと急性症状の進行の速さ／アセスメント自体がどの職種でも活用できる症状観察項目となっている／CAPの検討過程を研修に活用し，医療の質を高める／よい看護情報となるインターライ方式ケアアセスメント／看護師がせん妄を正しく認識できないとされる理由

第8章 地域包括ケアにおける活用 ─────────── （五十嵐歩）249

8.1 地域包括ケアとインターライ方式 ─────────────────── 249
8.2 仮想事例（Gさん）の概要 ─────────────────────── 249
8.3 急性期病院入院時の生活情報の把握 ────────────────── 252
8.4 病院内における情報共有 ─────────────────────── 254
8.5 地域医療連携における情報共有 ──────────────────── 257

8.6　在宅ケアにおける多職種連携 ──────────── 262
8.7　居住系施設における看取り ──────────── 263
8.8　今後の発展 ──────────────────── 266
　　　ICT の活用／地域の高齢者における活用

第Ⅰ部

なぜ、どのようにインターライ方式を導入するか

第1章 なぜインターライ方式なのか

第1章ではインターライ方式の概要と特徴について説明するとともに，わが国の介護支援専門員(以下，ケアマネジャー)に対する近年の指摘なども紹介しながら，ケアマネジャーの資質向上に資するアセスメント方式であることについて述べる．

1.1 インターライ方式の概要と特徴

インターライ方式は高齢者の長期ケア(介護)におけるアセスメントツールであり，「アセスメント表(およびその記入要綱)」と「CAP(臨床評価指針)」から成り立つ(**図表 1-1**)．また，それはケアマネジメントにおけるアセスメントの一般的な流れに対応しており，前者は情報収集に用いられ，後者は問題の背景・要因の分析や見通し・解決策の検討に用いられるものである(**図表 1-2**)．本節においては，その概要と特徴を解説する．

図表 1-1 インターライ方式の「アセスメント表」と「CAP」

アセスメント表	CAP (Clinical Assessment Protocol)
○高齢者のケアプランを作成するために最低限必要な客観的アセスメント項目を網羅． ○高齢者の状態像(病状や生活状況など)を事実としてとらえるためにまとめられたもので，その評価の基準を明確に示す詳細な記入要綱も提示． ○高齢者のケアマネジメントにおける包括的なアセスメント項目であると同時に，特定の問題や機能低下の危険性を示唆する「トリガー」(ひきがね，誘導項目)を含む． ○包括的で標準的な包括的老年科評価 (Comprehensive Geriatric Assessment)．	○現場の経験とエビデンスから，要介護高齢者に起こりやすい問題であって，かつケアによって対応が可能なものとして設定されている「領域」． ○多分野の専門家が協働して，問題の所在や原因，危険性，改善の可能性を探るための標準的な指針，さらにはケアの方向性や方法に関するヒントをまとめたもの． ○アセスメント表で捉えられた問題や機能低下の危険性や改善の可能性を，さらに詳細に検討・分析するように設計．

図表1-2 一般的なアセスメントの流れとインターライ方式のアセスメントの流れ

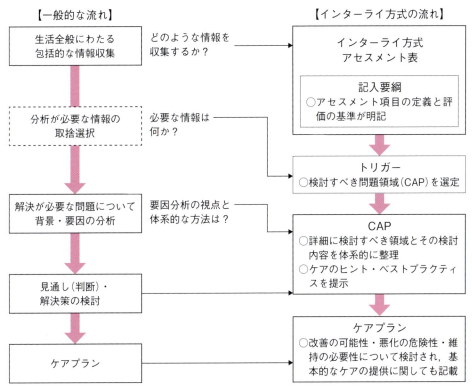

インターライ・ケア研究会編：インターライ方式によるケアプラン作成の方法〈講義資料と事例演習〉．インターライ・ケア研究会，27，2015より一部改変

1.1.1 なぜアセスメント項目が多く，詳細な記入要綱が用意されているのか

　インターライ方式は，老年医学分野での国際的な高齢者アセスメント方法である CGA (Comprehensive Geriatric Assessment：包括的老年科評価)を簡便な形で再現するために開発されている．包括的な評価を行うためのものであるから，必然的にアセスメント項目の数も多くなっている．

　高齢者に元気がなくなったのは，風邪などの病気のほか，うつ状態が原因である可能性もあり，また家族とけんかしたためである可能性もある．CGA でアセスメントする際，施設では多職種から構成されるチームがそれぞれ分担してアセスメントすることが可能だが，居宅ではケアマネジャーが1人で対応しなくてはならない．しかし，その際もインターライ方式を用いれば，CGA に近いアセスメントを行うことができる．こうした特徴を認識してアセスメントを行えば，今まで気づかなかった問題に気づくことができる．

　ちなみに，インターライ方式の旧版が MDS(Minimum Data Set：ミニマムデータセット)という呼称であったのは，CGA の包括的なアセスメントを行うために，最小限に必要な項目によって構成されていたからであった．

　こうした経緯からインターライのアセスメント項目の数は多く設定されているが，各項目の内容を理解できるようになれば，経験を重ねるたびに段々と短時間で対応できるようになる．特に再アセスメントの場合は，キーとなる項目に留意すれば大部分は確認だけで済むので，一見簡便に見えるほかのアセスメント方式よりも系統的に組み立てられていることもあり，むし

ろ短時間で終わることも多い．

次に，記入要綱が詳細である理由は，状態の変化を的確に把握するには，各々の判断のレベルを厳密に規定する必要があるためである．例えば，あるADLの項目を「一部介助」にまとめれば，そのときは簡単に評価できるが，数日後に再度評価しようとしても，状態が良くなったのか，あるいは悪くなったのかは把握できない．また，施設の場合，評価者が変わったために判断のレベルが変わって評価されることもある．このように評価の基準がぶれると，経過を追うことも，モニタリングすることもできない．

これに対してインターライ方式では，原則的にアセスメント基準日から過去3日間という厳密な観察期間を設け，介助の程度や気分の状態などを詳細に規定している．各々の基準に習熟すれば短時間で対応できるようになり，専門職としての技能レベルや，観察・判断の力量も経験を重ねるほど向上する．

1.1.2　インターライ方式の特徴　①詳細なアセスメント

インターライ方式は，ケアマネジャーや介護サービス担当者がCGAに準じた「アセスメントを詳細に行うことができる」手法を習得するために，特別な対応を必要としていない．

「アセスメント」とは，ケアマネジメント[1]や介護分野[2]，看護分野[3]でほぼ共通に，まず「①情報収集」を行い，それをもとにして次に「②分析」を実施して，利用者（患者）の課題（ニーズ）などを明らかにすることとされている．

これに沿ってインターライ方式の特徴を述べると，次のように説明できる[4]．

①情報収集

インターライ方式による「情報収集」は，在宅・施設・高齢者住宅で共通の22セクション（約330項目）からなるアセスメント表（図表1-3）を用いて行うものであり，以下の特徴がある．

1）包括的に情報を収集する

アセスメント表は，利用者の機能状態や疾患，心理社会面や支援の状況，環境などを包括的に把握するために，居宅・施設・高齢者住宅の各場面においてそれぞれ必要な項目が抽出されている．したがって，どの場面でも特定のセクションに偏ることのない情報収集が可能となる．

また，情報収集やアセスメント表の記載にあたっては，ケアマネジャーなどのケアプラン作成の責任者が1人で行ってもよいが，特に施設では，たとえば疾患や症状については看護職員が，機能状態については理学療法士や作業療法士が，薬剤情報については薬剤師が，心理社会面や支援状況についてはソーシャルワーカーや生活相談員などが分担して行い，それをケアプラン作成の責任者が集約するという方法をとることもできる．

2）多元的に情報を収集する

アセスメントとは，質問形式によって状態を確認する既存の方式とは異なり，本人の表情，状態などの観察，家族やケアスタッフからの情報収集，ケアスタッフの記録などを含めて，総合的に判断して行う必要がある．また，ケアマネジャーなどが会話の中で利用者の表情や反応から，言葉には表れてこない気持ちを洞察することも重要であり，特に認知症などでコミュニケーションが障害されている場合には必須である．そのうえで利用者に歩いてもらう，食事場

図表1-3　インターライ方式のアセスメント表の構成

アセスメントのセクション	居宅版	施設版	高齢者住宅版
A．基本情報	○	○	○
B．相談受付表	○	○	○
C．認知	○	○	○
D．コミュニケーションと視覚	○	○	○
E．気分と行動	○	○	○
F．心理社会面	○	○	○
G．機能状態	○	○	○
H．失禁	○	○	○
I．疾患	○	○	○
J．健康状態	○	○	○
K．口腔および栄養状態	○	○	○
L．皮膚の状態	○	○	○
M．アクティビティ	○	○	○
N．薬剤	○	○	○
O．治療とケアプログラム	○	○	○
P．意思決定権と事前指示	○	○	○
Q．支援状況	○	—	—
R．退所の可能性	—	○	—
S．環境評価	○	—	—
T．今後の見通しと全体状況	○	—	—
U．利用の終了	○	○	○
V．アセスメント情報	○	○	○

面を見せてもらうなどの一連の動作を観察することができれば日常生活の状態・状況をより的確に把握でき，その際に段差や床の状態などの住環境や食事の内容も併せて評価する．さらに口腔や皮膚の問題など，全身の機能低下をもたらす部位を観察することも必要な場合がある．

高齢者介護の分野では自分の思いをはっきりと話すことができる利用者はむしろ少ないので，情報収集の経験を重ねる中で観察のスキルを磨いていくことは，正しいアセスメントによる適切なケアプランやケアの実施につながる重要な課題である．また，家族やほかの介護者との会話ではデリケートな話題を扱うことが多いため，介護状況の話を聞きながらストレスや疲労などを推測する必要もある．さらに話題によっては，本人と家族や他の介護者とが別々にいる際に確認したほうがよい場合も想定される（例えば虐待に関することなど）．そのため情報収集の場面では，利用者の状況に応じた臨機応変な対応が必要である．

3）客観的な情報収集が可能となる

アセスメント表の記入・評価にあたっては，詳細で具体的な「記入要綱」が準備され，各アセスメント項目の定義と評価基準が明確に記されている．これにより，アセスメント実施者間・職種間の差をなくすように設計されている．

例えば，ADLに関する情報収集については，ケアマネジャーによってアセスメント結果にばらつきが大きい項目であるため，過去3日間に行われた支援の程度と頻度に基づく詳細な評価基準が設けられている．転倒については「本人が最終的に床や地面その他の低い場所についてしまう意図しない姿勢の変化」と定義づけることによって，その有無を正確に把握できる．

また，インターライ方式のアセスメント表は，さまざまな専門職種が日常的に使っている評価基準と共通化させ，職種間の情報共有を容易にするように企図されている部分もある．例えば，ADLの部分（アセスメント表の項目G2の部分：**図表1-4**）については，理学療法の分野で標準的に用いられているFIM（Functional Independence Measure：機能的自立度評価表）と互換性をもたせているし，栄養分野で基本的な指標であるBMI（Body Mass Index：肥満度指数）の値も自動算出される仕組みとなっているなど，職種間連携にあたっての優位性もある．

図表1-4 インターライ方式アセスメント表の「G2.ADL」の一部抜粋

G. 機能状態

G2. ADL
- 0 自立：すべての動作に身体援助，準備，見守りはなかった
- 1 自立，準備の援助のみ：物品や用具を用意したり，手の届く範囲に置くのみで，すべての動作において身体援助も見守りもなかった
- 2 見守り：見守り／合図
- 3 限定的な援助：四肢の動きを助ける，体重を支えずに身体的な誘導をする
- 4 広範囲な援助：利用者がタスクを50％以上実施し，1人の援助者による体重を支える（四肢を持ち上げることも含まれる）援助
- 5 最大限の援助：2人以上の援助者による体重を支える（四肢を持ち上げることも含まれる）援助，またはタスクの50％以上に及ぶ体重を支える援助
- 6 全面依存：すべての動作において他者がすべて行った
- 8 この動作はなかった

項目	内容	値
G2a.	入浴：背中を洗う，洗髪は含めない	1
G2b.	個人衛生：入浴とシャワーは含めない	0
G2c.	上半身の更衣	0
G2d.	下半身の更衣	0
G2e.	歩行	1
G2f.	移動	3
G2g.	トイレへの移乗	0
G2h.	トイレの使用：移乗は含めない	1
G2i.	ベッド上の可動性	0
G2j.	食事	1

②分析

インターライ方式での「分析」は，居宅・施設・高齢者住宅の各場面において要介護高齢者などに起こりやすい問題である 27 領域の CAP(Clinical Assessment Protocol：ケア指針，**図表 1-5**)を用いて行い，その特徴は以下のとおりである．

図表 1-5　インターライ方式 CAP(ケア指針)の構成

	領域	居宅版	施設版	高齢者住宅版
機能面	1. 身体活動の推進	○	○	○
	2. IADL	○	―	○
	3. ADL	○	○	○
	4. 住環境の改善	○	―	―
	5. 施設入所のリスク	○	―	○
	6. 身体抑制	○	○	―
精神面	7. 認知低下	○	○	○
	8. せん妄	○	○	―
	9. コミュニケーション	○	○	○
	10. 気分	○	○	○
	11. 行動	○	○	○
	12. 虐待	○	―	―
社会面	13. アクティビティ	―	○	
	14. インフォーマル支援	○	―	―
	15. 社会関係	○	○	○
臨床面	16. 転倒	○	○	○
	17. 痛み	○	○	○
	18. 褥瘡	○	○	○
	19. 心肺機能	○	○	○
	20. 低栄養	○	○	○
	21. 脱水	○	○	―
	22. 胃ろう	○	○	―
	23. 健診・予防接種	○	○	○
	24. 適切な薬剤使用	○	○	―
	25. 喫煙と飲酒	○	○	―
	26. 尿失禁	○	○	―
	27. 便通	○	○	―

1）トリガー項目によって利用者の課題（ニーズ）をCAPに結びつけて示す

各CAPには「トリガー（引き金）」と呼ばれるアセスメント項目（トリガー項目）が設定されている．アセスメント項目の多くは何らかのCAPのトリガー項目となっており，これらの項目の評価結果によって特定のCAPがそれぞれ"トリガー"され，それによって，当該領域を分析・検討する必要があることを示す．

このようにしてトリガーされたCAPについて，CAPごとに示されている指針に沿って課題（ニーズ）の分析・検討を行い，ケアプランに反映させることとなる．

例えば，「CAP8．せん妄」のCAPでの検討が必要となるトリガーは，アセスメント表による情報収集において，以下のアセスメント項目が当てはまる利用者となる．なお，事例を用いた展開を7章で解説している．

● **「CAP8．せん妄」のトリガー**

以下の1つ以上に当てはまる場合
- ☐ 普段とは違う（新しく始まった，悪化した，最近までの状態と異なる）以下の行動が見られる
  - ■ 注意がそらされやすい［C3a＝2］
  - ■ 支離滅裂な会話がある［C3b＝2］
  - ■ 1日のうちで精神機能が変化する［C3c＝2］
- ☐ 急な精神状態の変化［C4＝1］

（※［　］内はアセスメント表の項目と情報収集の結果を示している）

この場合，普段と違う行動や急な精神状態の変化が起こったことが情報収集されていれば，それらの状態がトリガーとなって，それらがせん妄によるものである可能性を示し，そうであるか否かの判断の方法や，せん妄であった場合の要因やリスク，改善の方法などを分析・検討する必要性が提示される．つまり，アセスメント担当者の力量や経験にかかわらず，標準的に示されるしくみが用意されている．

このトリガーのしくみは各国で蓄積されたアセスメントデータを分析することによって定められており，科学的な根拠に基づいているものである．たとえば「CAP3．ADL」のCAPの機能回復のトリガーは，各国から数万人の経過を追跡して収集したデータにおいて，改善した利用者の特性を統計解析することによって規定されている．

2）問題の要因を検討し，リスクの防止や改善を促進するためのヒントが示される

各領域のCAPには，それぞれの「問題状況が起こる背景や要因」「問題が悪化する危険性」「問題が改善する可能性」を検討するための指針や，ケアの方向性に関する臨床的知見がまとめられている．これらを活用することにより，利用者の問題状況を客観的に分析し，標準的なケアの指針を得ることが可能となる．また，他の職種（医師やリハビリテーション専門職など）に照会すべきポイントも示されてもいる．

なお，それぞれのCAPの記載内容は，次のようにほぼ共通化されている[5]．

Ⅰ 問題

　利用者の問題状況への理解を促している．当該CAPがなぜ重要なのか，どのような社会的背景によって問題とされているのかなどについて書かれている．それらを正しく理解することで当該CAPにおいて検討する方向が見えてくる（例えば，問題の解決，予防，機能の維持・回復など）．

　全体のケア目標：ケアによって達成されるべき目標水準が記載されている．

Ⅱ トリガー

　当該CAPについて検討されるべき危険因子や可能性因子をもつ対象者を見出すためのアセスメント項目と選定されるための条件（仕組み，アルゴリズム）を示している．

Ⅲ ガイドライン

　トリガーされた利用者に対して，根本にある問題を考え，障がいや支障となっていることの原因・回避すべき危険性，改善の可能性を把握するための視点が体系的に示されている．これらを把握することにより，ケアの専門職としての方針を判断することができる．また，研究成果（根拠）に基づくケアの方法（ベスト・プラクティス）が記載されている．

具体的にみると，たとえば「CAP18．褥瘡」の内容は次のような概要となっている．

Ⅰ 問題

　褥瘡の定義・原因，目標（褥瘡がない場合・褥瘡がある場合），褥瘡のステージ，一般的な予後とリスクが記載．

　全体のケア目標：予防，治療，悪化防止，モニターに関する目標（7項目）が記載．

Ⅱ トリガー

　治癒が目標の場合，悪化予防が目標の場合，発生予防が目標の場合のそれぞれのトリガー項目が記載．

Ⅲ ガイドライン

<u>潰瘍の管理方法</u>
　潰瘍のすべてについて記録（場所，ステージ，浸出液の有無と種類，臭いなど）
　かさぶたの有無，黄色の組織の有無（除去の方法，外科・内科的治療の使用の判断）
　感染があるようにみえるか（状況を医師に伝える．抗生物質の使用など）
　肉芽形成されているか（治癒に不可欠）
　治癒の兆候が見られなかった場合，合併要因を検討
　　　❏ 無症候性の細菌レベルの上昇，悪臭など

```
❏ 骨髄炎
❏ 糖尿病や悪性腫瘍，ステロイドの使用など
❏ 体位変換，体圧分散，軽減のマットレスの使用
❏ 低栄養の是正，タンパク質の摂取　　など
```
褥瘡を発生させる危険性への対応
　外的要因の評価
　　❏ 圧迫
　　❏ ずれや摩擦
　　❏ 浸軟
　内的要因
　　❏ 精神状態の変化
　　❏ 移動ができない
　　❏ 失禁
　　❏ 低栄養
　　❏ 末梢循環の障害や糖尿病
　　❏ 非活動

　つまり，インターライ方式は，アセスメントの基本的過程に沿い，「①情報収集」のうえで「②分析」を行うという体系的・構造的な仕組みになっている点に特色がある．

　具体的にみると，包括的で客観的な情報収集のためのアセスメント表と，問題の分析・検討のための標準化されたケア指針がセットになっており，その両者はトリガー項目によってつながり，その結果，分析に必要な問題領域が根拠に基づいて示される．その結果，問題解決型のケアマネジメントを実施できる．なお，この詳細的な方法・流れについては第2章（p.21）で後述する．

1.1.3　インターライ方式の特徴 ②「地域包括ケアシステム」の実践の場におけるアセスメント方法として有効

　わが国の介護・医療分野では，「地域包括ケアシステムの構築・深化」に向けた動きが活発である．「地域包括ケアシステム」にはさまざまな概念や実践があるが，「個人の心身の状態・取り巻く環境に応じた"切れ目のない"医療や介護，生活支援サービスの地域単位での提供体制」という通底した意味があろう．

　こうした動向に合わせて，介護サービスの利用者は，医療機関（入院）と在宅の間で，施設と在宅の間で，さらには高齢者住宅（サービス付き高齢者向け住宅や住宅型有料老人ホームなど）の間での移動が頻回に起こるようになってきた．また，1人の利用者に対して多職種によるケアが提供され，職種間連携も一層重要視されるようになってきている．

　このとき，利用者の居場所（在宅・施設等の種別）によって，あるいはアセスメント担当者によって，情報収集の重みづけやその項目，分析のための視点が大きく異なっていればさまざまな支障が生じる．また，データを共有するうえでも大きな障害となる．

そこで，日本版インターライ方式の発刊にあたっては，わが国が目指す地域包括ケアシステムのもとでのニーズに応えるために，施設・在宅を統合したアセスメント方式のほうがより有用と考えられたことから，インターライ本部の許諾を得て，世界で初めて居宅・施設・高齢者住宅の各版を統合し，CAPも加えたアセスメント・マニュアルとして1冊に取りまとめた．具体的には，次のような特徴を有している．

①アセスメント表

まず，アセスメント表においては，居宅・施設・高齢者住宅の各版で共通に用いられるアセスメント項目を共通のもの（コア項目：全体の約8割）として設定し，それに各版に必要となる固有の項目をモジュール形式（追加的な項目）として，統合を行った．これにより**図表1-3**に示したように多くの領域がすべての版で共通となった（ただし，共通の領域の中にも，居宅版・施設版にそれぞれ固有なセクション・項目・選択肢がある）．

このように3つの版のアセスメント表を統合したことにより，さまざまな居住場面において利用者を共通の"ものさし"でアセスメントすることが可能となっており，コア項目については以前の居住場所におけるアセスメント結果を参照することができる[6]．

②CAP

CAPについては，各国共通のオリジナル版では在宅・施設・高齢者住宅の各アセスメント表の本とは分けられて独立していたが，日本版ではCAPも含めて1冊にまとめた．大部分のCAPは居宅と施設で同じであるが，一部はいずれかにおいてのみトリガーされる．すなわち，計27領域のCAPのうち，居宅では1領域，施設では5領域，高齢者住宅では13領域が除外されている（**図表1-5**）．

それぞれのCAPは各領域の専門家によって策定されているが，特定の専門職の視点に偏らない包括的で標準的な内容となっている．その活用・検討の過程で，アセスメント担当者が福祉職の場合は医療的知識を補うように，医療職の場合には福祉的な知識を補うことが可能である．また，これらの項目が"共通言語"（どんな職種であっても概念や意味が異ならない言葉）によって書かれているため，職種間で情報を共有することも容易である．

③スケールの算出

インターライ方式を用いると，国際的に用いられている以下の4つのスケールがアセスメント表の情報から自動算出され，利用者のそれぞれの特性・状態を定量的に把握できる．その結果，職種ごとに感じる重症度や支援の必要度の差を一定程度は共通化できる．なお，この他に，BMI値もソフトによって自動算出される．これらはわが国で用いられている要介護度や自立度（障害・認知等の程度）よりも広範で精緻に利用者の状態変化が把握でき，併せて施設・事業所ごとの利用者の構成や特徴，および変化も可視化できる．それぞれのスケールの詳細は第5章で解説している．

- ADL-H ＝ 日常生活動作の機能障害の尺度（0〜6の7段階）
- CPS ＝ 認知機能の障害の尺度（0〜6の7段階）
- DRS ＝ うつの状態の尺度（0〜14の14段階）
- Pain Score ＝ 痛みの状態の尺度（0〜4の4段階）

（いずれも数値が大きくなるにしたがって重度の状態を表す）

これまでわが国においては、ケアマネジメント・ケアプラン作成のアセスメント方式は在宅・施設を分けて、あるいは施設の種別ごとに開発されてきたものが大多数である。しかし、地域包括ケアシステムを目指す時代を迎え、そうした場所を行き来する利用者が増加するなかでは、従来のアセスメント方法では支障をきたすことになる。また、職種ごとに視点の異なるアセスメントが行われると、包括的にケアを提供するうえで障害となり、多職種連携が阻害される。

しかし、インターライ方式は「統合化された包括的なアセスメント方式」であるので、これらの問題は解決される。こうした観点から、地域包括ケアシステムのもとで求められているアセスメント方式であると言える。

1.2 ケアマネジャーを巡る指摘

インターライ方式は前述のような特徴を有する一方、わが国でケアマネジャーが使用している多くのアセスメント方式は、思いつきによる我流の「情報収集」の域を抜け出せていない傾向がある。このようなアセスメント方式で収集された情報は粗く、あいまいな評価に終わるものが大部分である。さらには、「分析」のための指針を備えたものはほとんど存在しない(**図表1-6**)。

本節では、その結果として生じたケアマネジャーに対する指摘と近年の課題について解説し、それらがインターライ方式の採用により軽減・解決する理由を述べる。

図表1-6　インターライ方式によるケアプラン作成のプロセスと特徴

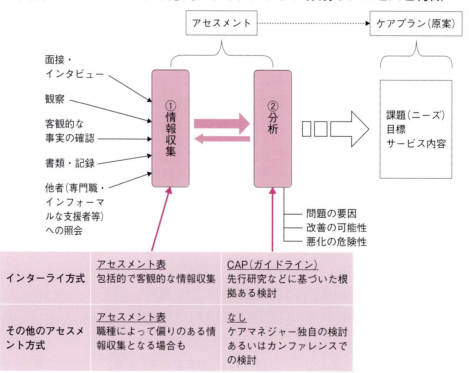

1.2.1 「あり方検討会」などでの指摘

わが国のケアマネジャーに対しては，2006年の介護保険制度改正前後から，その力量に関する疑義が繰り返し呈されてきた．このときの改正においては，ケアマネジャーの専門性の確立という観点から，研修体制の強化を図るとともに，資格の更新制を導入して更新時の研修を義務付け，スーパービジョンを担う主任ケアマネジャーの資格創設といった見直しを行ったが，その後も，医療依存度が高い利用者や独居世帯の利用者，認知症の利用者が増加するなど，ケアマネジメントの質の高さがより求められる状況になってきている．

とりわけ近年では，厚生労働省に設置あるいは研究事業において編成された研究会(「地域包括ケア研究会」や「介護支援専門員(ケアマネジャー)の資質向上と今後のあり方に関する検討会」など)の報告で，非常に手厳しい指摘がなされてきた．

後者の検討会における総括的な報告[7]においては，特にケアマネジャーのアセスメントに対する指摘として，以下がある．

- 利用者像や課題に応じた適切なアセスメント(課題把握)が必ずしも十分でない．
- サービス担当者会議における多職種協働が十分に機能していない．
- ケアマネジメントにおけるモニタリング，評価が必ずしも十分でない．
- 重度者に対する医療系サービスの組み込みをはじめとした医療との連携が必ずしも十分でない．

これらのほとんどはインターライ方式の活用によって是正・改善される．以上の総括的な報告のもととなった別の報告書(ケアマネジャーの作成したケアプランに詳細な検討を加えたもの)[8]から，ケアマネジャーのアセスメントに関する指摘のうち5つを抜粋して，インターライ方式による対応について説明する．

＊指摘の例①利用者の通院・服薬の状況の把握が不十分である

利用者の服薬内容などによってさまざまな課題や留意事項が生じるにもかかわらず，その把握が不十分であるという指摘である．また，多くの利用者は慢性疾患を抱えており，その医学的管理の状況が予後や心身機能に大きく影響するにもかかわらず，その把握がなされていないという指摘でもある．併せて，高齢者にとっての通院は，そのための移動手段や通院時の同行の必要性など，さまざまな問題を内包するものでもある．

これについてインターライ方式では，アセスメント表において服薬の内容やその順守の状況，受けている治療の内容や受診状況を把握(N. 薬剤，O. 治療とケアプログラムなど)し，CAPによって受診が必要となる状態の検討や適切な薬剤使用，薬剤による問題発生に留意することが促される仕組みとなっている．通院手段についても，送迎や付き添いの必要性(B10, B11)や外出時の交通機関の利用状況(G1h)を把握することができる仕組みとなっている．

＊指摘の例②日常生活のスケジュールが記載されていない事例が多い

介護サービス計画書(ケアプラン)の第3表に記載すべき「主な日常生活上の活動」が全く記載されていない事例が多く，食事や排泄の時間帯・その回数を把握できていないのではないかという指摘である．こうした情報は，居宅サービスの訪問時間帯を決める際の基礎となる情報

であったり，食事や排泄，睡眠の状況などチームケアにおいて多職種が共有すべき基本的な情報であるにもかかわらず，そもそもケアマネジャーがそれらの情報収集を怠っているという疑念が示されている．

　これについてインターライ方式では，「アセスメント基準日」が定められ，その日を基準に過去3日間の状態や生活上の行動・行為などを詳しく評価することが求められる．その過程で，日常生活の状況が必然的に詳細に把握され，サービスの必要性の判断や職種間連携に必要な情報として用いることが可能である．

＊指摘の例③要介護となった主な原因疾患は把握できているが，それをケアプランに記載できていない

　主な原因疾患だけでなく，さらに踏み込んでその疾患によりどのような問題が生じ，生活のうえでどんなリスクがあるのか，あるいは疾患自体の要因を把握・検討しているのかが疑問に思われるケアプランがあるという指摘である．

　これについてインターライ方式では，たとえば「アルツハイマー型認知症がある」という情報が収集されれば，そのことによってどんな認知機能の状態であるのか，行動にどんな問題が生じているのか，その頻度はどうかなどを詳しく確認して検討を加える仕組みとなっている．あるいは，ADL低下が起こっているような場合については，その原因疾患を確認したうえでそれを悪化させるような要因を把握し，多職種と連携しながら対策を講じる検討を行う構造になっている．また，まずは実際に生じている問題点を情報収集し，その原因となっている疾患を職種間連携などによって把握して改善策を検討することが促される仕組みも講じられている．

＊指摘の例④医療ニーズに関する課題の整理が不足

　医療的な問題から生じる課題を，利用者・家族の生活全般の中でどのように位置づけるか，あるいはそれをどのように解決していくのかを，ケアマネジャー1人で考えることは難しい場合があるという指摘である．わが国のケアマネジャーの実務者の7割は社会福祉専門職（介護福祉士や社会福祉士）[9]であることが影響した問題であり，医療的な課題をケアプランの上でどのように位置づけるべきかといった点も含めて主治医などから意見を聞き，整理することが望ましいと結論づけている．

　これについてインターライ方式では，アセスメント表による情報収集において，項目によっては医師や看護職員，リハビリテーション専門職に確認することを求めている．あるいはCAPによる検討において，医師などへの連絡や照会を求めるべきポイントが示されている．これにより，職種によるアセスメントの差異を平準化・標準化させる仕組みが講じられている．さらにはCAPのなかで医療的な問題に関する具体的な解決策や優先性を示している箇所も少なくない．

＊指摘の例⑤認知症および廃用症候群の事例における状態像に応じたサービスの整理が不十分

　認知症であれば，例えば独居であるにもかかわらず転倒リスクに対する対応がニーズとして検討されておらず，廃用症候群であれば「改善可能性が高い」とされていて回復可能な状態と

見込まれるにもかかわらず，リハビリテーションなどの生活機能の改善に向けたサービスの利用が少ないといった指摘である．

これについてインターライ方式では，何らかの転倒リスク(転倒の既往や認知機能の低下など)があれば，必ずCAPの検討で俎上に載せられることになるし，改善可能性のあるADL機能の低下がある場合も同様である．リスク防止や改善可能な状態へのアプローチの必要性が漏れなく示されるところにインターライ方式の特徴の1つがある．

ここでの指摘の多くは以下の諸点を求めていると言えるが，いずれもインターライ方式によって相当程度の対応が可能であるものと思われる．
・詳細で包括的な情報収集と根拠のある分析によるケアプラン
・医療との連携を的確に行うアセスメント
・リスク防止と心身機能や生活機能の改善を促すケアプラン

1.2.2 課題整理総括表・評価表の提示

これらの課題の指摘を行った報告[10]などを基にして，2016年度のケアマネジャーに関するいわゆる法定研修(実務研修・専門研修，主任介護支援専門員研修など)の研修課程が見直されるに至った．

それに先駆ける形で，指摘された課題に対応する1つの方策として，2014年に厚生労働省老健局からケアマネジャーや保険者に対し，「課題整理総括表」と「評価表」が提示された．ただし，いずれもケアマネジャーの日常業務での使用を義務づけているわけではなく，研修会・事例検討やサービス担当者会議・地域ケア会議，主任介護支援専門員によるケアマネジャーへの指導の際などに活用が望まれるものという位置づけに留まる[11]．

このうち「課題整理総括表」については，以下のような目的・概要が示されている．

・目的
　利用者の状態などを把握し，情報の整理・分析などを通じて課題を導き出したアセスメントの過程について，多職種協働の場面などで説明する際に適切な情報共有に資することを目的として策定された．
・概要
　専門職である介護支援専門員としてどのような考えで利用者の課題(ニーズ)を導き出したのかを表現するための様式である．特に，課題整理総括表の「見通し」欄を整理することをきっかけに多職種間の連携やOJTにおける助言・指導などを実施しやすくすることをねらいとしている．また，利用者の状態などを把握し，情報の整理・分析を通じて課題を導き出した過程について，多職種協働の場面などで説明する際の1つの様式例である．作成のタイミングとしては，アセスメント表による情報収集・分析が終わり，ケアプラン原案を作成する前のタイミングが望ましいとされている．

以上から明らかなように，ケアマネジャーによるアセスメントの過程に疑義が呈され，あら

ためて課題整理総括表で，ケアマネジャーが各々の手法により作成されたアセスメント表から，どのようにケアプラン第2表の課題(ニーズ)が策定されたのかを問われることになっている．

課題整理総括表の作成過程についてみると，①利用者の現状を「事実」として把握し，②「事実」のなかの問題状況について「要因」を特定し，③そこから改善や悪化に関する「見通し」を立て，それをもとに具体的な支援内容とその到達点を明らかにさせるものとなっている．この過程は，そのままインターライ方式によるアセスメントの過程に対応している．

すなわち，この①の過程はインターライ方式の包括的なアセスメント表による情報収集と評価で詳しく行われ，②の過程はトリガーの仕掛けとCAPの検討で，③の過程はそのままCAPによる検討で焦点化される事項である．したがって，インターライ方式を的確に活用すれば，課題整理総括表は容易に記載・完結できるのである(これについては第2章第2節で紹介する)．

ケアマネジャーの近年の研修会では，課題整理総括表を用いたものが増えており，そこでは多くのケアマネジャーが「要因が特定できない」「見通しが書けない」と苦労し，結局「課題整理総括表が書けない・難しい」と嘆いている．しかし，インターライ方式を用いれば，アセスメント過程を的確に導き，情報収集と課題(ニーズ)の分析を行うことも可能となる．とりわけ，「自立した日常生活の阻害要因」欄と「見通し」欄の記載は，CAPによる検討を適切に行っていれば，簡単に記載ができるはずである．

1.3 不十分なアセスメント

わが国のケアマネジメントやケアマネジャーに対する厳しい指摘が相次いでいることを前述したが，本節ではその実態(ケアマネジメントにおける不十分なアセスメント)について，筆者の経験を基に述べる．結論から言えば，アセスメントの力量の向上のために，インターライ方式が大きな役割を果たすことが可能である．

1.3.1 ケアマネジャーが用いているアセスメント様式

2015年度に行われた全国的な調査によると，ケアマネジャーがアセスメントに用いている様式は，多いものから順に以下のように報告されている[12]．

　①法人・事業所独自の様式　　　29.8%
　②居宅サービス計画ガイドライン　24.7%
　③MDS-HC 2.0　　　　　　　　　15.2%
　　(インターライ方式はこれとは別に0.5%と報告)

とりわけ筆者が問題と考えているのは，上記①のアセスメント様式である．筆者は，ケアマネジャーの研修会や事例検討，スーパービジョンなどを担当する際，ケアマネジャーの所属事業所で独自に定めたアセスメント表にしばしば出会う．そのほとんどはわずか2，3ページほどであり，情報収集の項目もいわゆる「課題分析標準項目」(法令でケアマネジャーに最低限必要とされる23のアセスメント項目)[13]をカバーしたに過ぎないものが多い．また，収集した情報の評価方法も，たとえばADLやIADLであれば「自立」「一部介助」「全介助」，BPSD(認知症の行動・心理症状)であれば「ない」「ときどきある」「よくある」といった非常に粗い基準の

ものが大多数である．さらには，評価期間を定めたものを見たことがない．

　上記の調査結果は，そうした粗いアセスメント表を用いているケアマネジャーがわが国の標準であることを示していると言ってよいだろう．この事実が前節で述べたようなケアマネジャーに対する厳しい指摘につながったとも考えられる．例えば，2～3ページほどのアセスメント表を用いている限り，高齢者の生活にさまざまな影響を及ぼす薬剤（処方薬など・その順守も含む）や疾患に関する情報収集をルーティン化できない．ADLなどの日内変動・日間変動の感度が鈍くなり，生活行為の実施状況の情報収集も大雑把となるため，個別具体的な支援方法を検討する材料に乏しい．

　その結果，利用者個々の具体的な状態像の把握も困難となり，医療関係者との連携のポイントが見極められないし，悪化の危険性や改善の可能性を検討することも行われなくなる．また，評価期間が定まっていないために，数年前に起こった一時的なBPSDや，数十年前の既往（たとえば癌の手術）に引きずられる傾向も現れる．すなわち，ケアマネジャーの情報収集の力が，2～3ページのアセスメント表を用いている場合では阻害されていると考えられる．

　極めて簡便な事業所独自のアセスメント表を用いる最大の理由は，ケアマネジャーが多忙であり，手間のかかる詳細な情報収集を避けるためであるが，それを続けている限り前節の指摘が改善されることはあるまい．

　これに対して，インターライ方式のアセスメント表が国際的にも検証された包括的・客観的かつ詳細な情報収集を可能とするものであり，これを積極的に用いることでケアマネジャーの力量向上の一助になると思われる．

　確かにインターライ方式のアセスメント表は項目数が多く，精緻な記入要綱を遵守する必要があるので，ケアマネジャーは敬遠しがちである．しかし，こうした労を敬遠している限り，現状は改善しない．インターライ方式がもつケアマネジャーに対する教育的機能に着目し，事例を通じてこのアセスメント方式を経験し，情報収集の必要性を習得すれば，さほどの負担とも感じなくなるであろう．

1.3.2 ケアマネジャーの「分析」における思考の脆さ

　アセスメントには，問題の「分析」が欠かせない要素である．一般に，「分析」とは「ある物事を分解して，それを成立させている成分・要素・側面を明らかにすること」[14]とされているが，ケアマネジャーには「分析」に必要なプロトコール（基本的な知識とそれに基づいた標準的な対応策）の教育が決定的に不足している．そのためにケアプランが的外れなものとなっているケースが少なくない．以下，2つの実例を示してみる．

1）転倒あるいは歩行の不安定な状態の分析

　転倒が問題となっていたり，歩行にふらつきがあるような事例の場合，ケアプランの短期目標欄に「下肢の筋力を強め歩行を安定させることができる」，サービス内容欄に「下肢筋力増強の訓練を行う」とし，サービス種別に通所サービスを位置づけているものが非常に多い．

　そうした事例を研修会やスーパービジョンの場で筆者が再検討してみると，たとえば，視覚障害の進行（白内障など）で段差が認識できずに転倒していたり，補助具（杖など）が不適切で歩

行を不安定にさせていたり，薬剤(抗不安薬や降圧薬)が新たに処方されたことで状態を悪化させていたりする場合がある．「下肢筋力の増強」は，こうした転倒(歩行不安定)という事象を発生させた要素・側面を見誤っているものと言える．

このような対応がなされている理由は，2006年度の介護保険制度改正以降，高齢者に対する介護予防のための運動器機能向上事業(筋力トレーニングなど)を重視するようになったことが影響している可能性もあるが，それ以上にケアマネジャー自身がプロトコールを有していないことに起因する．さらには，生じている問題について原因を追究しようとしない(その知識が不足している)姿勢が背景にあると言わざるをえない．

これについては，インターライ方式の「CAP16. 転倒」をひもとけば，まずそのガイドラインにおいて転倒などに関して以下のような要因が示され(一部のみ抜粋)，これらの影響の有無の確認を求めている．

- 身体能力の制約(バランス，足取り，体力，筋力の持久性など)
- 視覚障害
- 認知障害
- 起立性低血圧
- 不整脈
- 薬剤(抗不安薬など)
- 環境要因(家屋の状況や補助具，靴など)
- 身体活動の低さ
- 関節炎やその他の痛み
- パーキンソン病やてんかん，アルコール依存症，脳卒中などの疾患
- ビタミンD欠乏

言うまでもなく，「下肢筋力の増強」は上記のうち「身体活動が低く」なって筋力の持久性が低下している場合には的確な支援となるが，その他の要因の場合には別の支援策を検討する必要がある．

ケアマネジメントの分析において，こうした視点から問題の要因を検討するスキルが身につけば，転倒などのリスク防止と心身機能や生活機能の改善を促すケアプランを作成することが可能となる．ケアマネジャー自らが検討するのが難しい場合，CAPは医師やリハビリテーション専門職，看護職員などの協力を仰ぐべきポイントも示している．この意味で，インターライ方式のCAPがケアマネジャーのアセスメント(特に分析)に果たす役割は大きいであろう．

2)閉じこもりがちな高齢者の状態の分析

いわゆる「閉じこもりがちな高齢者」について，廃用症候群のリスク防止の観点からなんらかの活動や社会交流を促すことが重要視されている．そのため，そうした高齢者に対するケアプランでは，短期目標欄に「他者との交流が増える」，サービス内容欄に「レクリエーションの

実施」「会話を楽しむように促す」といったものをよく目にする．

著者の経験では，そうしたケアプランを作成したにもかかわらず，サービス利用を拒まれ，その利用者を「支援困難ケース」とラベリングしているようなケアマネジャーにしばしば出会う．たとえば，利用者は2年前に配偶者を亡くし，そののち立て続けに親しい友人が亡くなるという経験をしており，外出を好まない心理状態にあることがわかる場合がある．これについても，画一的な知識(高齢者の閉じこもりは廃用症候群を引き起こすので社会関係や身体活動を行うべき)という観点から分析がなされ，的外れなケアプランとなっている一例がある．

これに対して，インターライ方式では「CAP15. 社会関係」がトリガーされ，ガイドラインに基づく検討が求められる．そこでは，まず，本人が孤独であるのはいつからか(元来から孤独を好んだり活動が好きではない場合もあることを確認する)，それを悩んでいるか否かを確認したうえで，社会関係が阻害される要因として次のことに関する検討を求めている．

・健康要因
　ADL や IADL の低下，転倒や痛み・倦怠感，気分や行動の問題，コミュニケーション能力(視覚や聴覚，認知)の変化
・環境要因
　居住環境の変化，家庭環境やソーシャルネットワークの最近の変化(親しい人の死など)，格式ばらずに交流のできる人が周囲にいない
・薬剤の副作用
　社会交流を阻害する可能性のある薬剤

そのうえで，CAP には要因ごとに支援の方向性や具体策が記載されており，サービス内容の検討が可能な仕組みとなっている．例えば，親しい人を亡くして(気分が低下して)社会関係が失われている場合には，(他者との交流を増やすのではなく)気分障害を軽減することに焦点化すべきであることや，本人が親しい人の死を客観的に受け止めることのできる支援を行うことの提案が CAP に記載されている．つまり，画一的に「他者との交流」が増えることがよいという判断には至らず，個別具体的な分析とケアプラン作成が可能となる．

このように，分析とケアプラン作成を個別的に行う指針としてインターライ方式は役立つものであり，ケアマネジャーに対する教育的ツールとしての機能も有するのである．

引用・参考文献
1) 白澤政和，渡辺裕美，福富昌城『ケアマネジメント(福祉キーワードシリーズ)』17，中央法規出版，2002.
2) 介護福祉士養成講座編集委員会『新・介護福祉士養成〈9〉講座　介護過程』18-35，中央法規出版，2009.
3) 茂野香おる，今井宏美，榎本麻里，ほか《系統看護学講座》〈専門分野Ⅰ〉[基礎看護学[2]]基礎看護技術Ⅰ第16版』207-208，医学書院，2015.
4) 天野貴史，石橋智昭，池上直己「『インターライ方式』ケアアセスメントの特徴と利点―多職種連携と切れ目のないケアプランを可能に」『訪問看護と介護』17(4)，327-331，2012.
5) インターライケア研究会『インターライ方式によるケアプラン作成の方法[講義資料と事例演習](4版)』

20, 北海道総合研究調査会, 2016.
6) 前掲書4), 330.
7) 介護支援専門員(ケアマネジャー)の資質向上と今後のあり方に関する検討会「介護支援専門員(ケアマネジャー)の資質向上と今後のあり方に関する検討会における議論の中間的な整理」5, 2013. http://www.mhlw.go.jp/stf/shingi/2r9852000002s7f7.html(last accessed 2017/07/27)
8) 日本総合研究所「介護支援専門員の資質向上と今後のあり方に関する調査研究 ケアプラン詳細分析結果報告書(平成23年度老人保健事業推進費等補助金老人保健健康増進等事業)」17-25, 2012. https://www.jri.co.jp/page.jsp?id=21140(last accessed 2017/7/27)
9) 三菱総合研究所「居宅介護支援事業所および介護支援専門員の業務等の実態に関する調査研究事業報告書」16-17, 2016. http://www.mri.co.jp/project_related/roujinhoken/uploadfiles/h25/h25_08.pdf(last accessed 2017/7/27)
10) 前掲書7).
11) 厚生労働省老健局「課題整理総括表・評価表の活用の手引き」2014. http://www.mhlw.go.jp/stf/seisakunitsuite/bunya/0000054119.html(last accessed 2017/7/27)
12) 前掲書9), 137.
13) 厚生労働省老健局「介護サービス計画書の様式及び課題分析標準項目の提示について 別紙4『課題分析標準項目について』(平成11年11月12日付け老企第29号厚生省老人保健福祉局企画課長通知)」1999.
14) 新村出編『広辞苑 第6版』2511, 岩波書店, 2008.

第2章
インターライ方式によるアセスメント・ケアプラン作成のコツ

> 第2章では，インターライ方式を活用したアセスメントの過程とケアプランの作成方法を詳細かつ具体的に説明する．

第1章で述べたように，インターライ方式は「アセスメント表」と「CAP」から成り立つ．本章ではそれらを用いてどのようにアセスメントを行うのかについて述べ，ケアマネジャーにとってのケアプラン作成のコツを説明する．なお，本章はインターライ・ケア研究会が作成した研修用テキスト[1]をもとに，大幅に加筆修正を行ったものである．

ここでは，第3章の事例1(Aさん)のアセスメントの過程を例に示しながら，ケアプラン作成の流れを述べる．

2.1 インターライ方式によるケアプラン作成のプロセス

インターライ方式では，図表2-1のようにStep 1からStep 5の過程によりケアプランを作成していく．本節では，その過程に沿ってインターライ方式によるケアプラン作成のプロセスを説明する．

図表 2-1　インターライ方式によるアセスメント・ケアプラン作成のプロセス

[プロセス] / [利用する書類・帳票]

Step 1 アセスメント表による情報収集 — 相談受付表

① アセスメント表の確認
② 基準日に基づいて情報収集

Step 2 CAP の選定（トリガーの確認） — アセスメント表

① アセスメント表のシステムへの入力 — システム対応

Step 3 選定された全 CAP から詳細に検討する CAP：「主要 CAP」を選ぶ

① 3 つの視点から 2〜3 の CAP を選定
　本人・家族の訴えが強い問題を含む CAP
　危険性が高いと判断される CAP
　最近悪化している問題を含む CAP
② 選定した CAP のトリガーを確認し「CAP 検討用紙」に記入

Step 4 CAP ガイドラインに沿って詳細に検討する

① CAP「Ⅱ トリガー」を確認し，問題状況やリスクを確認する
② CAP「Ⅰ 問題」から問題状況を理解し，全体のケア目標から課題検討と目標の方向性を理解する
③ CAP「Ⅲ ガイドライン」の視点と手順に沿って利用者の状態を確認する
④ 検討結果を「CAP 検討用紙」に追加情報とともに記入する

◆ケアマネジャーとしての判断（見通し）と利用者の納得（自己意識，意欲）

CAP サマリー
・トリガーされるすべての CAP を整理
・課題が解決されたか，残されているか，維持されているかを把握
・各スケールの値が自動的に記載

CAP 検討用紙
・問題の所在，原因，危険性，可能性
・ケアの方向とケアの内容

Step 5 課題（ニーズ）設定からケアプラン作成

① 生活上の解決すべき課題（ニーズ）の設定
② 目標の設定
③ ケア・サービス内容の検討
④ 各種計画表のアウトプット
　サービス計画表(1)(2)
　週間サービス計画表または日課計画表
　課題整理統括表

原案を利用者に提示
説明と合意を得てケアプランを確定

サービス計画書(1)(2) ／ 週間サービス計画表または日課計画表

Step 1 〔アセスメント表による情報収集〕

(1) アセスメント表の概観

　アセスメント表のセクションはAからVまである．これに沿って情報収集を行うことになるが，事前にひと通り目を通しておくことが必要である．

　アセスメント項目には特有の記号・番号が割り当てられ，セクション(大項目)にはアルファベット大文字が，中項目には数字が，小項目にはアルファベット小文字が付されている(小項目はないものもある)．例えば，セクション(大項目)「F. 心理社会面」のうち，中項目の「1. 社会関係」のなかに小項目の「a. 長期にわたって関心のある活動への参加」というアセスメント項目があり，それを「F1a」と付記している．

　アセスメント表への記入方法は，チェックマークもしくは多肢選択による選択肢の記入が大部分である．ただし，数項目(「本人のケア目標」や「相談受付時までの経過」など)は自由記述的に文章を記入するものもある．また，参考情報を詳しく追記したいときなどは，各アセスメント項目にメモとして補記することもできる．

　各アセスメント項目の記入にあたっては，前述のとおり「記入要綱」が詳細に準備され，それぞれの項目についての「目的」「定義」「方法」「記入」といった点について精緻に規定されているので，それを参照する必要がある．

　インターライ方式が初めてである場合は，アセスメント表や記入要綱を最初から読むよりは，よく知っている利用者を頭に描き，チェックしやすそうな節から開始することを勧める．そうすることで，今まで気づいていなかった点，確認すべき点が明らかになり，記入要綱に記載されている内容もわかるようになる．また，MDSを使ってきた経験のある場合には，どの項目が，どのようにバージョンアップしたかを理解することができる．

(2) アセスメント項目の特徴

　アセスメント表においてはチェックマークもしくは多肢選択による番号を情報収集の結果として記載するのが原則であり，その特徴的な項目について説明を加える．

＊C1. 日常の意思決定を行うための認知能力

　アセスメント表には4～5段階の評価をする項目が多い．「C1. 日常の意思決定を行うための認知能力」もその1つである．この項目で特に重要なのが，「1. 限定的な自立」「2. 軽度の障害」「3. 中等度の障害」の3段階の差を区別して情報収集することである．「1」は「新たに通所サービスに行くことになったとき，判断できず混乱があるような状態(慣れたら落ち着く)」であり，「2」は「買い物に行くことは判断ができるが，通所サービスに行くときになるとそれがうまく判断できず混乱が見られるような状態」である．さらに「3」は「通所サービスのみならず，買い物や食事など外出の際にはいつも理解できず混乱が見られるような状態」である．

　これらの項目において，混乱や判断力の低下が，通常の日課において見られるのか，あるいは特別な状況であるのかを見極めることで，いつ援助すべきか(援助しなくてもよいときはい

つか)などが評価できるようになる.

　ちなみに,事例1のAさんの場合,ケアマネジャーなどの見知らぬ人が訪問したときや,新しいサービス利用についての判断を求められるような場合に,うまく判断ができず混乱があるような状態であったので,「1」と記入している.

C. 認知

C1. 日常の意思決定を行うための認知能力　　　　　　　　　　　　　　　　　　　　　　　　　　$\boxed{1}$
　0　自立:首尾一貫して理にかなった判断ができる
　1　限定的な自立:新しい事態に直面したときのみいくらかの困難がある
　2　軽度の障害:特別な状況において,判断力が弱く,合図や見守りが必要である
　3　中等度の障害:常に判断力が弱く,合図や見守りが必要である
　4　重度の障害:判断できないか,まれにしか判断できない
　5　認識できる意識がない,こん睡:セクションGへ

＊E1. うつ,不安,悲しみの気分の兆候

　アセスメント表においては,その時点の状態を評価するだけでなく,一定期間内の頻度を問うものもある.「E1. うつ,不安,悲しみの気分の兆候」はその1つである.

　E1は,「E1a. 否定的なことを言う」から「E1k. 人生の喜びを失っているという非言語を含む表現(快感喪失)」の11項目により構成され,各々について過去3日間に観察された頻度を把握する.「0」は過去3日間にはなかった場合で,「1」はそうした兆候があるものの過去3日間には見られなかった場合となり,「2」「3」ではそれぞれ過去3日間に1,2日みられた,3日間毎日見られた場合となる.

　このように兆候や行動の有無だけではなく,頻度も問うのは,それによって重症度が把握でき,対応の必要性も変わってくるからである.

　これについて事例1のAさんの場合,「長生きしても仕方ない」(否定的なことを言う),「腰と足が痛くて痛くて…」(繰り返し体の不調を訴える),「次はいつ買い物にいけるかしら」(たびたび不安,心配事を訴える),痛みと不安で表情が暗い(悲しみ,苦悩,心配した表情),知人友人とあうことが減った(社会的交流の減少),「もう楽しいことはなにもないねぇ」(快感喪失)といったことがアセスメント基準日から過去3日間に1,2日は起こっていることから,E1a・E1d・E1e・E1f・E1j・E1kは「2」と記入している.また,家事(特に調理)をすることが大好きだったが,現在はほとんど行わない(興味をもっていた活動をしなくなる)ことから,E1iは「3」と記入している.

E. 気分と行動

E1. うつ，不安，悲しみの気分の兆候
過去3日間に観察された兆候．気分は問わない［可能なら本人に聞く］
- 0　ない
- 1　あるが，過去3日間には見られていない
- 2　過去3日間のうち1，2日見られた
- 3　過去3日間毎日見られた

E1a.　否定的なことを言う	2
E1b.　自分や他者に対する継続した怒り	0
E1c.　非現実な恐れがあることを思わせる非言語を含む表現	0
E1d.　繰り返し体の不調を訴える	2
E1e.　たびたび不安，心配ごとを訴える（健康上の不安を除く）	2
E1f.　悲しみ，苦悩，心配した表情	2
E1g.　泣く，涙もろい	0
E1h.　ひどいことが起こりそうだと繰り返し言う	0
E1i.　興味を持っていた活動をしなくなる	3
E1j.　社会的交流の減少	2
E1k.　人生の喜びを失っているという非言語を含む表現（快感喪失）	2

＊G2. ADL

　ADLは，アセスメントを実施する者によってばらつきが大きい項目である．インターライ方式では，このばらつきを極力少なくさせつつケアプランに反映されるよう，評価基準を詳細に定めている．その概要は次のとおりである．

- 「G2a. 入浴」から「G2j. 食事」までの10項目のADLについて，まず過去3日間の実際の状況をすべて把握する（たとえば，1日3回・朝昼夕の食事をとっていれば，合計9回の食事の動作を把握）．
- このとき，1つひとつのADLを動作分割により把握し，自分で行っている動作，支援を受けている動作をみていく（たとえば，食事の場合，食物をテーブルに出す・スプーンや箸を準備する・出されたものを判断し，スプーンに載せる・それを口に運ぶ・それを飲み込む…という各動作を個別にみる）．
- 評価は，過去3日間で最も依存的であった場面で，自分で実施している動作，援助を受けている動作に着目する．
- そのとき，毎回同じ援助レベルで動作が行われていれば，該当する「0」から「6」を記入する．しかし，援助レベルが異なっている場合には，記入要綱を参照して該当するものを記入する．この場合，以下のフローチャート（**図表2-2**）を参照するとよい．

図表2-2　G2. ADL評価のフローチャート

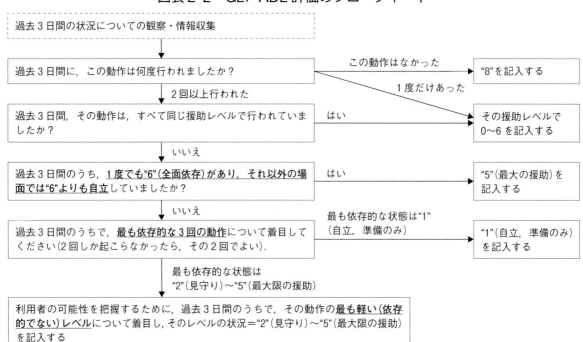

　このように詳細な情報収集や観察を行うと，「本人の能力」と「実際に受けているケア」のギャップに気が付くことがある．そのときには，そのギャップを埋めるようにケアプランの内容を考えていく必要がある．

　なお，過去3日間の動作をすべて把握する必要性については，①疾患などにより動作のレベルに日内変動・日間変動などが生じる場合（関節リウマチやパーキンソン病，うつ，痛みの状態，服薬などの影響）があったり，②支援者の有無によって動作のレベルが異なる場合（日中は独居であるものの朝夕は家族がいて支援が提供されているようなケースなど）がある場合などに，正確にADLの全体像を把握するために欠かせない視点となる．

　これについて事例1のAさんの場合は，アセスメント基準日から過去3日間の状況は次のように把握された．

入浴：3日間に1回実施（シャワーのみ）．長男が訪問して，湯温の調整，タオルや石鹸の準備を行っている（G2aは「1」）．

個人衛生：3日間に6回実施（洗顔や歯磨きなど）．すべて自分で実施（G2bは「0」）．

更衣：3日間に6回実施．下半身は痛みを感じながらも，すべて自分で実施（G2c・G2dは「0」）．

歩行：屋内は，長男が訪問時に，本人の歩行時の支えとなる家具の配置を確認するなどしているのみで，自分で行っている．かなり緩慢である（G2eは「1」）．

移動：3日間に10回程度実施．玄関の段差や浴室の段差について，自分でゆっくりと移動することが多いが，長男が訪問時には，腕を支える介助をしている（G2fは「3」）．

トイレへの移乗：3日間に20回程度実施．手すりを使用しながら自分で行っている（G2gは「0」）

トイレの使用：自分で行っているが，トイレットペーパーの設置や確認は長男が行っている

(G2h は「1」).

ベッド上の可動性：痛みはありながらも，常に自分で行っている(G2i は「0」).

食事：自分で行っている．ただし，長男の訪問時には，長男が食事をテーブルに運んだり，パック製品の包装を開けたりする介助を行っている(G2j は「1」).

G. 機能状態

G2. ADL

過去3日間に起きた当該 ADL のすべての動作に基づいて評価する．1度でも6があり，他の場面ではより自立していた場合，5を記入，それ以外の状況は，最も依存的であった動作に着目する．その中で最も依存的な状態が1であれば1，そうでなければ2から5より最も依存していない援助レベルを記入する

0 自立：すべての動作に身体援助，準備，見守りはなかった
1 自立，準備の援助のみ：物品や用具を用意したり，手の届く範囲に置くのみで，すべての動作において身体援助も見守りもなかった
2 見守り：見守り／合図
3 限定的な援助：四肢の動きを助ける，体重を支えずに身体的な誘導をする
4 広範囲な援助：利用者がタスクの50％以上実施し，1人の援助者による体重を支える(四肢を持ち上げることも含まれる)援助
5 最大限の援助：2人以上の援助者による体重を支える(四肢を持ち上げることも含まれる)援助，またはタスクの50％以上に及ぶ体重を支える援助
6 全面依存：すべての動作において他者がすべて行った

G2a.	入浴：背中を洗う，洗髪は含めない	1
G2b.	個人衛生：入浴とシャワーは含めない	0
G2c.	上半身の更衣	0
G2d.	下半身の更衣	0
G2e.	歩行	1
G2f.	移動	3
G2g.	トイレへの移乗	0
G2h.	トイレの使用：移乗は含めない	1
G2i.	ベッド上の可動性	0
G2j.	食事	1

＊N 全薬剤のリスト

インターライ方式のアセスメント表では，利用者が使用している処方薬と市販薬のすべてを把握することを求めている．そのうえで，その種類数や薬剤アレルギーの情報も把握し，さらには居宅版においてはその順守状況(処方されたとおりに薬を使用しているか否か)についても把握することとなる．

ケアプラン作成のためのアセスメント方式でここまでの情報収集を求めるものは珍しく，福祉職が多くを占めるわが国のケアマネジャーにとっては必要性の薄い項目のように感じられるかもしれない．しかし，薬剤は高齢者の心身機能や日々の暮らしに大きな影響を及ぼすことが多く，BPSD や転倒，尿失禁などの直接の原因となることすらある．こうしたことから，イン

ターライ方式ではすべての利用者に関し，ケアプラン作成にあたって薬剤の情報収集を求めている(各薬剤の心身機能や暮らしへの影響については，CAPにおいて検討の必要性が示される).

近年は高齢者に対する重複処方や多剤併用(ポリファーマシー)，残薬の問題が注目されており，今日的にも重要なアセスメント項目と言えるだろう．

なお，事例1のAさんにおいては，処方されている薬剤として内服薬4種類(降圧薬，胃粘膜保護薬，消炎鎮痛薬，緩下剤)・外用薬1種類(消炎鎮痛薬)，薬剤アレルギーはなく，順守状況は良好と把握されている．

(3) アセスメントの時期と基準日

1. アセスメントの時期

アセスメントは，サービスの開始時(初回)以降，定期・著変時・終了時に行う．

定期アセスメントの間隔は事業所ごとに統一した基準で実施することが基本である．介護保険制度においては，要介護認定期間の更新のタイミングで定期アセスメントを行うケース(運営基準のうえでの最長期間)が多い実態にあるが，利用者ごとの状態とその安定性によって基準を定めるべきである．

「著変時」については，何を「著変」として捉えるかは各事業所の判断によるが，1つのADL領域の段階が2つ以上変わった場合，あるいは2つ以上のADL領域でそれぞれ1つ以上段階が変わった場合を1つの目安とすべきである．また，当該居宅介護支援事業所や施設で「終了」として扱われ，病院に入院し，その後退院して戻ったときにアセスメントを行う必要があるが，その場合も「著変時」のアセスメントの対象となる．

2. アセスメント基準日

情報収集を行うその日を基準として，そこから過去3日間の状態を観察して記録することが基本である．ただし，観察期間は，アセスメント項目によっては基準日から過去7日間や14日間・30日間・90日間など，問題状況に応じて評価すべき期間が異なっているものもある．

なお，1人のケアマネジャーが1回(あるいは3日以内)の訪問や面接などですべての情報を把握することは難しい場合もある．このときには，最終的に情報収集を完結できた日を基準として過去3日間の状態をアセスメント表に記載することとなる．

事例1のAさんについては，3月23日にケアマネジャーが初回訪問，その後に3月24日に病院を再訪問(リハビリテーション専門職や医療ソーシャルワーカーなどから情報収集)し，さらに3月28日・30日に訪問して情報収集が完結できた．この場合，アセスメント基準日を3月30日として，その日を含めた過去3日間(3月28日・29日・30日)の状態をアセスメント表に記載をしている(**図表2-3①**)．

しかしながら，一旦はアセスメント基準日を定めてアセスメント表を記載したものの，補足的に後日再度訪問する場合もあるだろう．たとえば，3月30日に基準日を設定して情報収集し

たが，情報が不足していたりあやふやだったりしたために4月4日に再度訪問したような場合は，4日の補足的な訪問時には，基準日の3月30日を含む過去3日間の状況について遡って情報を収集しなければならないこととなる（**図表2-3②**）．

このように明確かつ厳格な期間を設定するのは，利用者の状態を客観的に把握するためである．期間が不明確であれば，例えば暴言や痛みなど，過去にあった強く印象に残る出来事によって利用者の現状把握にバイアスがかかり，誤って評価をするようなことが起こってしまう危険性がある．

なお，90日間の変化を評価するようにしている項目は，「転倒」など長期的なケアの視点を持つべきであるので，このように期間が設定されている．

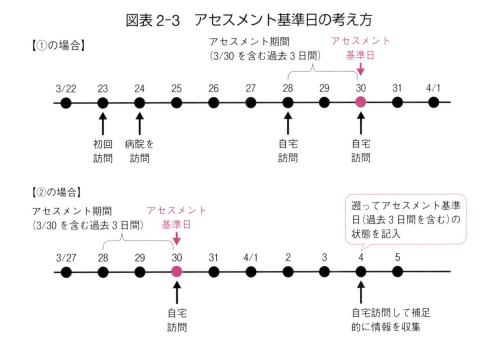

図表2-3　アセスメント基準日の考え方

（4）アセスメント（情報収集）の留意点

アセスメント・情報収集にあたって，インターライ方式では次のような留意点がある．客観化された情報収集ツールではあるが，単に機械的にアセスメント表に記載するのではなく，面接相談の特性に合致させたり，生活状況やその背景に視野を広げながらアセスメントを行う必要がある．

1．情報収集の順序

アセスメント表の項目は，基本的にはアセスメントしやすい順番に並んでいるが，必ずしも，冒頭から順番に聞いたり確認したりする必要はない．本人が最も困っている項目から聞いていき，関連のある項目の話題へと拡げていくといった方法でもよい．

たとえば，事例1のAさんの場合，まずは一番の訴えであった痛み（J6）とADL（G2），IADL（G1）を先に確認し，そののちに全体的な情報収集を行っていった．

2. 障害の程度を判定するのではなく，生活への影響の程度を判断する

　機能の障害などが，高齢者の「生活にどのような影響を持っているか」を判断するのが基本である．

　Aさんのアセスメントの場合，「認知能力」は，認知障害の程度を判定するのではなく「日常においてどのような活動をどの程度自分で判断できるか」を評価するものとなっているし，アクティビティは単に行っているか否かではなく，「好みであるが行っていない」ことに着目することを求めている．

3. 介護力を判断する

　インフォーマルな支援者(家族など)については，健康状態や介護に関する意向だけでなく，利用者のニーズに照らして適切に援助を提供できているか，介護を続けることができるかどうか，ストレスを感じているかなどで評価をする．

　Aさんに関しては，近隣に住む会社員の長男について，ADLやIADLの支援，今後の介護への意向などを把握している．

4. ケアの効果判断を明確にできること

　「G2. ADL」では，ケアや生活リハビリテーションによって「5. 最大の援助(2人以上の援助者による体重を支える援助，または動作の50％以上，体重を支える援助)」から「4. 広範な援助(動作の50％以上は自分で実施し，体重を支える援助)」，「3. 限定的な援助(四肢の動きを助ける援助，体重を支えない身体的な誘導)」に自立度が高くなることがある．こうした詳細な評価によって，ケアの方法・効果や利用者の変化を明示することが可能となる．ちなみに，わが国で汎用されているアセスメント方式の大部分は，この3.～5.をすべて「一部介助」として評価しており，大雑把な評価基準となっている．

　このように動作分割(1つのADLの動作を，一連のものとして捉えるのではなく，細かく分けて捉え直すこと)によりアセスメントすることで，特に，「2」から「5」は実施している動作に注目するため，アセスメントを通して評価者自身がADLの向上を確認でき，向上に役立つケアを認識することができる．また，再アセスメント時にその変化がケアの効果の1つの判断基準になる．

　Aさんに関しては，「G2f. 移動」については，痛みなどのため長男の支援を受ける場面があるため「3(限定的な援助)」となっているが，実際には「0(自立)」の場面もある．今後の支援によって評価がどのように変化するかを追跡することで，ケアの効果を測ることもできる．

(5) アセスメント(情報収集)の方法

　アセスメントにおける「情報収集」とは，評価者が利用者に対して質問し，回答やそのときの印象を単に記録するだけでは決してない．利用者のみならず，必要に応じて家族やケアス

タッフからも，その表情や仕草などにも考慮して総合的に評価すべきである．その際の留意点や具体的方法は以下のとおりである．

1. 観察をしながら評価する

　自分の目で観察しながら，先入観をなくし，あるがままの状態を評価する．アセスメント用紙を利用者の目の前に持ち出さずに評価を行っていくことが基本ではあるが，インターライ方式に不慣れなうちは，利用者などに承諾を得たうえで，アセスメント表を見ながら情報を収集することがあってもよい．

2. 本人や家族にそのまま聞かないほうがよい場合もある

　「介護者に恐れを抱いているか」といった項目などは率直に聞くことによって把握できるかもしれないが，原則的に本人と家族を分けて注意深く聞くべきである．このように「介護者の状況」などにはデリケートな問題が多い．直接聴き取ることが難しいものについては，家族の構成や介護者の仕事の状況を聞きながら，評価者がストレスや疲労感を判断・推測することも必要である．

3. 関わっている他のスタッフから情報を聞きとる

　必ずしもケアマネジャー1人ですべての情報を収集する必要はない．自分以外の専門職のアセスメント内容に関する情報も有用である．たとえば，IADLの項目は作業療法士に，ADLの項目は理学療法士に，薬剤に関する項目は薬剤師に照会するといった方法も推奨される．こうした情報交換がチームアプローチの始まりともなる．

　Aさんの事例では，ケアマネジャーが通院中の医療機関を訪問し，担当の理学療法士にADL面の情報を収集してアセスメントの参考にしている．

　このようにして，他職種から事前に情報が得られた場合には，わかっている情報をアセスメント表にあらかじめ記入しておき，訪問・面接時は確認するだけでもよい．

4. 総合的に判断する

　さまざまな情報からケアマネジャーが総合的に判断することが必要である．また，アセスメントに関わるさまざまな情報（エピソード）を大事にすることも，ケアプラン作成のヒントになることが多い（エピソードなどに関する個別具体的な情報があれば，メモとして残しておくと分析の際の参考になり，ケアプランの根拠も示しやすい）．

　例えば，Aさんの事例において，「C．認知」のメモは「C1．日常の意思決定を行うための認知能力」についてのものであり，長男から聞き取った「入院前よりも判断力が衰えており，介護サービスの説明にはしっかりとした判断ができない様子」といった記載は，利用者の状態を把握するうえでも，長男の対応を知るうえでも有用である．

Step 2 〔CAPの選定（トリガーの確認）〕

（1） トリガーとは

　アセスメント表による情報収集が終わると，検討すべきCAPが選定される．このようにアセスメント表からCAPを導くために，トリガー（引き金）という仕組みが組み込まれている．

　この「トリガー」は，それぞれのCAPに示されている問題について，検討を必要とする高齢者を把握するための危険因子・改善因子であり，各CAPの検討すべき「目的」に沿ってアセスメント項目の中から設定されている．

　例えば，「CAP16．転倒」について検討を必要とする利用者は，以下の2つのパターンであり，それぞれ検討を必要とする利用者を把握するために，アセスメント項目のなかにトリガー（当該CAPを検討すべき「引き金」）が設定されている．

---

①過去に複数回転倒しているハイリスクグループ
　→①のトリガー＝過去30日間に2度以上転倒した（J1＝3）
②過去の転倒が1回の中等度リスクグループ
　→②のトリガー＝過去30日間に1度転倒，もしくは過去31日から90日の間に転倒した（J1＝1か2）

　事例1のAさんについてみると，トリガーされたCAPの1つに「CAP16．転倒」がある．Aさんの場合，「J1＝1」（過去31日から90日の間に転倒した）がチェックされていたため，②（中等度リスクグループ）のパターンに該当したのでこのCAPがトリガーされた．

（2） CAP選定の方法

　トリガーは，アセスメント表に記入された情報によってコンピュータ・ソフトもしくはクラウド・システムで自動的に導かれ，検討すべきCAPが提示される．

　MDSではこのトリガーのアルゴリズムが比較的シンプルであったことから，それを「問題領域選定表」の形で示して手作業でも選定が可能であったが，インターライ方式ではアルゴリズムが精緻化されて複雑になったため，手作業では実質的に不可能であり，システムによってCAPを選定する．

　Aさんの場合，アセスメント表の記載内容から，以下の13の領域のCAPがシステム上で選定された．

図表 2-4　事例 1（A さん）でトリガーされた CAP の一覧

選定された CAP	トリガー項目
1. 身体活動の推進	G1fA＝8，G2f＝3，G4a＝2，G5a＝1，G5b＝1
2. IADL	G1aB＝3，G1bB＝3，G1gB＝3，G1hB＝4，G5a＝1，G5b＝1，G6＝2，ADLH＝2，CPS＝2
3. ADL（改善）	C3a＝0，C3c＝0，C4＝0，C5＝2，G6＝2，I1a＝0，I1s＝0，J1＝1，J7b＝0，J7c＝0，O4aB＝1，O5a＝1，T2＝2，ADLH＝2，CPS＝2
5. 施設入所のリスク	B5a＝0，C1＝1，C2a＝0，D1＝1，D2＝1，E3a＝0，E3b＝0，E3c＝0，E3d＝0，E3e＝0，E3f＝0，G2b＝3，G2f＝3，G2g＝1，G3a＝1，G4b＝2，G6＝2，H1＝2，I1c＝0
7. 認知低下（悪化予防）	C3a＝0，C3b＝0，C3c＝0，C4＝0，C5＝2，D1＝1，D2＝1，E1e＝2，E1h＝0，E3a＝0，E3c＝0，I1c＝0，I1d＝0，J7c＝0，T2＝2，CPS＝2
9. コミュニケーション（改善）	C1＝1，D1＝1，D1＝1
10. 気分（高リスク）	DRS＝4
14. インフォーマル支援	A12a＝1，F4＝3，G1aB＝3，G1bB＝3，G1gB＝3，G1hB＝4
15. 社会関係	D2＝1，F2＝1，F3＝1，F4＝3，CPS＝2
16. 転倒（中リスク）	J1＝1
17. 痛み（中リスク）	J6a＝3，J6b＝2
23. 健診・予防接種（診察あり）	A2＝2，O1a＝1，O1b＝0，O1c＝1，O1d＝1，O1e＝0，O1f＝1，O1g＝0，O1h＝0，O5c＝6
26. 尿失禁（改善）	C1＝1，G2e＝1，G6＝2，H1＝2，H2＝0，I1a＝0，I1s＝0，J3m＝0，O2l＝0

註）上記が 1 つでも該当すればトリガーされるわけではなく，例えば ADL（改善）ではトリガー項目が 2 つ以上該当した場合である．

Step 3 〔選定された全CAPから詳細に検討するCAP：「主要CAP」を選ぶ〕

(1) どのCAPから検討するか〜主要CAPの選び方

通常，CAPは複数選定される．数領域の場合もあれば，20領域前後にも及ぶ場合もある．このとき，本来的には選定されたCAPすべてにわたって検討することが望ましい．しかし，実際に検討してみると，その過程で，課題が設定されないことや緊急な問題ではないことなどが明らかになることがある．また，複数のCAPで原因や課題が同じ場合もある．

そこで，CAPを検討する際は，選定されたCAPのなかから，評価者が「主要なCAP」として2領域ないしは3領域を選んで，詳細に検討する．

この「主要なCAP」は，以下の3つの視点から選定する．

1) 本人・家族の訴えが強い問題を含むCAP

　アセスメント表の「A10．本人のケア目標」での情報収集内容（本人の希望や主訴）を踏まえながら検討する．

2) ケアマネジャーあるいは福祉・医療の専門職として危険性が高いと判断されるCAP

　専門的見地からリスクを見据えて，悪化の防止を図る観点から検討する．

3) 最近悪化している問題を含むCAP

　一般に，最近悪化した問題は改善の可能性が高く，一方で本人の気分（不安感）や生活への悪影響が大きい．こうした観点から重要なものを検討する．

こうして2つか3つの主要なCAPを検討することで，優先的に解決すべき課題に対応し，それ以外のCAPに関連する問題の解決にもつながる場合がある．また，本人やサービス担当者にとっても負担の少ない，現実的なプランになる．

事例1のAさんの場合，選定された13のCAPから，上記3点の視点に基づいて「CAP17．痛み（中度優先）」「CAP16．転倒（中リスク）」「CAP2．IADL」の3つの「主要CAP」を選びだし，これを詳細に検討することとした．

(2) CAPサマリー

「CAPサマリー」は，各利用者の全体像を「見える化」することを目的としつつ，アセスメントの概要を簡潔に整理するための帳票である．このCAPサマリーを定期的に記載することで，解決された課題，残された課題，継続している課題などが整理されていく．

この具体的な使い方は以下のとおりである．

①選定されたCAPの「トリガー」欄に○印を入れる（コンピュータ・ソフトもしくはクラウド・システムで自動記入）．

②「状態」欄に，トリガーされた状態を簡潔，かつ具体的に記載する．

③当該CAPの関することをケアプランに反映させる場合，どのような方法・ケアの方向を盛り込むかについて，「ケアへの反映，方法」欄に簡潔に記載する．

ただし，CAPサマリーを記入するためには，トリガーされるすべてのCAPの目的を理解し，利用者の状態像に照らして検討することが本来必要である．そうしたレベルの知識と方法を十分に得られるようにCAPによる学習を繰り返し，1つひとつのCAPの理解を高めながら「CAPサマリー」を使用するべきである．

例えば，事例1のAさんについては，「CAP16．転倒」について，CAPの内容をしっかりと検討したうえで，転倒の具体的な状況と転倒防止のために必要となるケアの方向性を以下のように記載している．

図表2-5　CAPサマリー表の一部抜粋（CAP16．転倒）

臨床面

CAP	トリガー	優先順位	状態	ケアへの反映，方法
16 転倒	○（中リスク）	2	1か月ほど前に自宅の玄関内で転倒している．痛みのためにバランスを崩したような状況．	再転倒の防止のために住環境を検討する．痛みの緩和を図りながら，活動性を向上させるための支援を行う．

Step 4 〔CAPガイドラインに沿って詳細に検討する〕

(1) 主要CAPとして選定した領域を1つずつ検討する

　主要CAPとして選定した3つ程度の領域について，1つひとつのCAPの記載内容をひもときながら，問題状況の詳細な分析を行っていく．各CAPは，第1節に示したとおり，「Ⅰ 問題」，「Ⅱ トリガー」，「Ⅲ ガイドライン」によって構成されている．検討する際，まずは各CAPがこうした構造になっていることを理解しておく必要がある．

(2) 「Ⅱ トリガー」を確認しリスクを検討する

　該当するCAPがなぜトリガーされたのか，確認をしておく必要がある．それが問題状況を深く理解することにつながる．多くのCAPは，トリガーされた理由によって，いくつかのグループ(高リスクや中リスクなど)に分かれて示されている．それぞれのグループごとに検討することで，方向性を明確にすることができる．なお，当該CAPに該当する比率や，回復ないし悪化の危険性は，インターライのデータベースがエビデンスとなっている．

　例えば，Aさんの事例で選定され検討することとなった「CAP16. 転倒」では，以下のようにトリガーされた理由が2つのグループに分けて示されている．

---

①過去に複数回転倒しているハイリスクグループ[J1＝3]
　《諸外国での該当割合》
　居宅サービス利用者：12％，介護施設入居者：7％，一般高齢者：3％
　この基準でトリガーされた利用者のうち，施設では40％が以後90日間に転倒している．
　同様に居宅サービス利用者では65％が転倒している．

②過去の転倒が1回の中等度リスクグループ[J1＝1か2]
　《諸外国での該当割合》
　居宅サービス利用者：15％，介護施設入居者：15％，一般高齢者：10％
　この基準でトリガーされた利用者のうち，施設では25％が次の90日間に転倒している．
　同様に居宅サービス利用者では40％が転倒している．

　この場合，①ハイリスクの場合は再転倒のリスクが相当高く，②の中等度リスクの場合は再転倒のリスクが①よりも低いが，注意が必要であることが示されている．

(3) 「Ⅰ 問題」を参考に「全体のケア目標」を確認する

　各CAPの冒頭に示されている「Ⅰ 問題」の箇所を確認し，当該CAPの対象としている状態像における問題状況を適切に理解していく．さらに，「全体のケア目標」を参照し，課題の検討と目標・サービス内容の方向性を理解する．例えば，Aさんの事例で検討する「CAP16. 転倒」に対して，次のような概要が記載されている．

> **I 問題**
> - 転倒は高齢者にとって罹患率や死亡率の大きな原因であり，より若い層にとっても重要な傷害の原因となっている．
> - このCAPにトリガーされない人々の転倒リスクに対するケアとして，運動やバランス，せん妄，薬剤の相互作用に着目する必要がある．
> - 一般に6ヵ月間で予測される転倒率は，介護施設で40%，居宅サービス利用者で35%，一般高齢者で20から30%である．なお，これら転倒者の大部分は1回限りであり，重症，特に大腿骨の骨折に至る転倒は1割に満たない．
> - 転倒は，身体機能の低下やせん妄，薬剤の副作用，脱水や感染症といったその他の状態を表す指標であることもある．
> - このCAPは，転倒に対して系統的に評価する方法および今後の転倒予防のための戦略，ケアプランの案を提供する．
>
>
>
> **全体のケア目標**
> - 転倒の根本的リスク要因を特定する
> - 安全な環境の中で，安全な方法で，活動量を増加する
> - 転倒と失禁，身体機能の間に存在する悪循環を認識する
> - 転倒の予防そのものが目標ではなく，身体活動量を増進し，QOLを向上するより大きな目的の一部である

(4) 「Ⅲ ガイドライン」の視点から問題の要因・危険度・改善の可能性を検討する

　各CAPの「Ⅲ ガイドライン」に示す視点と手順にそって個々の利用者の状態を確認し，ケアの方向性やケア内容を考える．インターライ方式に慣れるまでは，CAPを読みながら利用者の個別・具体的な状況やあらためて情報を収集したことを，次のStep 5で示す「CAP検討用紙」のような形で書きとめておくとよい．

　このガイドラインは，各利用者の状況を頭のなかに置きながら詳細に検討を加えることで，利用者に生じている問題の要因やリスク，改善の可能性を明らかにすることができるように設計されている．ガイドラインを活用することは，まさにCAPの領域ごとに問題を分析することとなり，ケアプラン作成に直接結びつく過程である．

　本来CAPはアセスメント表により情報収集した後に分析を行うものであるが，CAPによって追加の情報収集が必要であることが示されることがある．このときには，日頃よく接しているケアスタッフに聞いたり，その他の専門職に照会・相談したりすることが必要となる場合もあり，また本人の詳しい状況をケアマネジャーが確認すべきときもある．いずれにしても，ケアマネジャーとして問題の焦点を理解し，判断することを欠かせない．

Step 5 〔課題(ニーズ)設定からケアプラン作成〕

(1) 課題(ニーズ)・目標・サービス内容の設定方法

　各CAPに示されているガイドラインを用いて詳細に検討を加えたあと，ケアプラン作成を行うこととなる．そこでは，課題(ニーズ)・目標・サービス内容などを定めることが必要となる．具体的には，検討の結果から，まず「課題(ニーズ)」を設定し，次にその課題が解決・軽減されたのちに本人が到達すべき望ましい状態を「目標」として定める．そして，その目標に到達するために必要となる具体的な支援内容を「サービス内容」として示していくこととなる．

　まず，ここではそれらの設定にあたってケアプラン作成の一般論として理解しておくべきことを述べる．

1. 課題(ニーズ)の設定

　ケアプラン作成において，アセスメントの結果から「解決すべき生活全般の課題(ニーズ)」を定めるにあたって，一般的に理解をしておくことは以下のとおりである．

1)「生活全般の解決すべき課題(ニーズ)」とは

　ケアマネジメントとは，利用者が「望む生活」や，元々送っていた「生活」(いわゆる「その人らしい生活」)を阻害し，または制限している問題状況を解決し，より自立した生活が送れるようにすることであると言える．あるいはケアマネジメントとは，そのような「生活障害」をできる限り取り除き，望む生活の実現に近づけるよう，継続的な支援を行うことと言える．

2)「課題(ニーズ)」は「生活障害の克服」から「生活機能の回復」へ

　ケアマネジメントにおける「課題(ニーズ)」はできるだけICFモデル[2]の「活動」「参加」レベルで設定するよう心がけるべきである．しかし，要介護状態の高齢者の場合は，「褥瘡」や「栄養状態」などICFモデルでいう「心身機能・身体構造」で課題(ニーズ)が設定される場合も少なくない．その際も，ケアマネジメントのサイクルを念頭にケアを行い，目標が達成されると課題も変わっていくことを理解し，再アセスメントする際にはそのような課題(ニーズ)を変更し，「活動」と「参加」を心がけてケアプランを見直す必要がある．

3)「課題(ニーズ)」を設定する方法

　課題(ニーズ)を設定するときの基本的な考え方は次のとおりである．

- ケアプランに記される「課題(ニーズ)」は「利用者本人が解決すべきと認識したこと」であり，自立支援の観点から本人の意思決定が重要である．
- ケアマネジャーは，専門的な立場から課題(ニーズ)について利用者・家族の理解を深めていくよう助言する．そのために，どのような支援を受けることで，できることが増えていくか，できないことに対しては，どのような支援を受けられるか，利用者の自立に向けた意欲の向上に役立つ情報を伝えることが必要である．
- 課題(ニーズ)の優先順位は，利用者と相談しながら決めて書く．

2. 目標の設定

ケアプラン作成においては，前述の「課題(ニーズ)」に対応して，必要な支援を受けたのち，本人がどのような状態に到達するのかという目標を定めることになる．介護保険制度ではそれを「長期目標」と「短期目標」の2段階で設定することを求めている．この目標の設定にあたって，一般的に理解しておかなければならないことは次のとおりである．

1) 長期目標

長期目標は課題(ニーズ)ごとに設定する．このとき，専門家としての判断も踏まえ，達成の可能性も見据えながら，利用者の希望に沿った生活がかなえられる状態，そして努力して達成を目指すべき状態を長期目標として設定する．なお長期目標は，ICFモデルでいう「参加」を意識することが望ましい．

2) 短期目標

短期目標は，課題(ニーズ)を解決し，長期目標の達成につながるような当面の目標となる状態を設定する．具体的には，検討されたケアやサービスを行うことによって達成されると予測される利用者の姿を短期目標とする．

このとき，利用者が何を目指せばよいか具体的にわかるように設定する．段階的に達成でき，また生活の場を広げてさまざまな場面でできるように設定する．なお，課題(ニーズ)ごとに短期目標は1つとは限らない．1つの課題に複数の背景や要因がある場合，背景や要因ごとに短期目標を設定することができる．また，モニタリングの際に，この短期目標が達成されているか否かを評価できるように具体的に設定することが重要である．

3. サービス内容の設定

サービス内容は，短期目標を達成するために介護サービス事業者(あるいはサービス担当者・インフォーマルな支援者)などが実施する「ケアの内容」で示すようにする．決してサービスの種別ごとに記載しないように注意する必要がある．なお，利用者本人が「できること」に関しては，本人が実施することと，サービス担当者がそれを見守る，声かけするなどと区別するように書くべきである．さらに，利用者本人や家族，その他のインフォーマルサービスも位置づけるように検討すべきであり，市町村などが実施している地域支援事業や老人福祉事業，他制度による支援策や市場サービスも必要に応じて位置づけていく．

(2) インターライ方式における具体的な課題(ニーズ)設定と目標およびサービス内容(CAP検討用紙・CAPサマリー表の活用)

どのようなアセスメント手法を用いるとしても，課題・目標・サービス内容をケアプラン上に設定する際には前述した諸点を理解しておく必要がある．そのうえで，インターライ方式ではどのようにしてそれらを設定していくのか以下に述べていく．インターライ方式で特徴的なものとしてCAP検討用紙とCAPサマリーという様式が示されているので，その解説も行う．

1. 課題（ニーズ）設定と長期目標，短期目標

インターライ方式では，課題の設定と長期目標・短期目標の設定を，ほぼ同時に行うように設計されており，サービス内容もそれと同時に定めることが可能な場合もある．そのための帳票が「CAP検討用紙」である．これは，分析におけるケアマネジャーの思考プロセスを整理し，課題と目標を導き出すことのできる書式となっている．

インターライ方式に慣れ，CAPに記載してあることが概ね理解できるまでは，この帳票を用いながら分析するように努めるのが望ましい．「CAP検討用紙」は思考プロセスを整理するためのものであり，書き方にこだわる必要はなく，簡素にメモとして活用することも可能である．また，サービス担当者会議の際の資料にすることもできるので，それぞれの実践現場でさまざまな活用方法を工夫することが期待される．

この「CAP検討用紙」の内容を要約するための様式が「CAPサマリー表」である．しかし，インターライ方式による一連のアセスメントに慣れるまでの間は「サマリー表」を用いず，まずは「CAP検討用紙」を用いて分析を行うことを勧める．そして，CAPの内容を十分に理解できるようになってから「CAPサマリー表」を用いるようにする．

2. サービス内容の検討

サービス内容については，課題(ニーズ)に照らして利用者が短期目標で設定された状態になるために何が必要なのか検討し，そのために必要な支援内容を具体的にわかりやすく記載をする．インターライ方式では，CAP検討においてさまざまな方向性が提示され，CAP検討用紙の「ケアの方向性及びケア内容を検討する（短期目標を設定）」欄にヒントがまとめられる．ケアマネジャーはそれを具体化するためにさらに検討を加え，必要かつ効果的と思われるサービス内容を示していく．

3. CAP検討用紙とCAPサマリー表

以下，この「CAP検討用紙」の使い方について，事例1・Aさんの「CAP16．転倒」における検討の実例にあわせて図示する（**図表2-6**）．なお，詳細な実例については第3章（p.82～89）を参照して欲しい．

図表 2-6 CAP 検討用紙の使い方

3. 目標の確認
CAP を検討する背景を「I. 問題」に従って確認し，「全体のケア目標」を見定める．課題を設定する際に役立つ

1. 検討した CAP の番号と名称を記入する

4. CAP ガイドラインにあるアセスメントを行い，要因・悪化の危険度・改善の可能性を検討する．それに基づいて，各々に対する対応を考える

CAPs ・トリガーとその具体的状況	ガイドライン	
	ガイドラインに沿って問題の要因や危険性・可能性を検討（課題を設定する）	ケアの方向性およびケア内容を検討する（短期目標を設定する）
CAP16. 転倒 ＊中等度リスク J1＝1 ・過去30日間にはなかったが31〜90日間に転倒した	【アセスメントとケアプラン】 ・転倒のリスク要因として，痛みに伴うバランスと足取りの悪さ，活動の低下に伴う持久性の低下が考えられ，転倒した玄関の環境（手すりの位置）も要検討である． ・屋外用のシルバーカーが現在の身体機能と合っていない．自宅内でスリッパを使用している． 【アセスメント結果とケアマネジャーによる判断】 ・転倒は，痛みに伴う歩行・立位バランスの悪さ，玄関の手すりの位置，歩行・立位の持久性の低下が関係していると思われた． ・活動性を向上させるとともに，自宅内での転倒予防が必要である． ・屋外での当面のリスクとして，シルバーカーが本人にとって不適切な機種となっていることから，変更する必要がある． 【本人の反応】 ・歩行などの訓練と同時に，特に自宅内での危険に注意しないといけない． ⇩ 【生活全般の解決すべき課題（ニーズ）】 ・転倒をしないようにしたい．	・転倒した玄関の手すりを再検討する必要がある． ・運動の機会を設け，歩いた距離を記録するような必要がある． ・バランス，筋力，柔軟性の運動プログラムを設ける必要がある． ⇩ 【長期目標】 ・屋外での活動ができるようになり，買物や友人との交流を楽しめるようになる． 【短期目標】 ・自宅内での転倒をしない．

2. トリガーを記入し，その具体的な状況を記入する

（トリガーの性格により，リスク検討に違いがある）

6. ケアマネとしての判断をわかりやすく伝え，利用者に自分の課題を表現してもらう

7. 長期目標は，課題に対応する目標で，長期的に目指す姿を設定する．短期目標は，短期に達成が可能なものとする．なお，上で検討したケアにより予測される本人の姿であることを確認する

5. 検討した要因，悪化の危険性，改善の可能性を判断根拠に，4. で考えた「検討の方向性」をケアマネとして判断する

なお,「CAPサマリー表」の記入をする場合は,以下のような手順となる.実際の記載例については,第3章の事例1・Aさんの書式(p.90～91)を参照して欲しい.

①「トリガー欄」に○印が付いたCAPを確認し,トリガーのグループ分け(「改善」「維持」など)についても確認する.
②検討すべきCAPについて,優先すべきものの順位を「優先順位」欄に記載する.
③CAPを用いて検討した内容のうち,そのCAPで示されている問題状況に関し,原因や個別具体的な状況,課題(ニーズ)につなぐことができるような現況を「状況」欄に要約して記載する.
④CAPを用いて検討した内容のうち,そのCAPで示された問題状況を解決・軽減するために,ケアの方向性や具体的な支援方法に関して「ケアへの反映,方法」欄に要約して記載する.

このように詳細に分析したのち,インターライ方式を活用したケアプラン(原案)が作成されることとなる.事例1・Aさんのケアプラン(第1表～第3表)は第3章(p.93～95)を参照して欲しい.

2.2　インターライ方式と課題整理総括表

本章の最後に,このように作成したケアプランに対して,「課題整理総括表」[3]の作成・提出が必要となった場合の対応について説明を加える.

この課題整理総括表の作成は,前節で述べたようなインターライ方式による一連のアセスメントが的確に終了していれば極めて簡便に行うことができる.具体的には,アセスメント表やCAP検討用紙に記載した内容を活用して,課題整理総括表の書式に以下のように記入すればよい.

1)「状況の事実」の「現在」欄
・利用者の心身の状態や環境について現状(事実)として把握した結果を記載する欄である.
・ここには,インターライ方式のアセスメント表で把握した情報を基に転記すればよい.この欄の基準(「自立・見守り・一部介助・全介助」など)よりもインターライ方式のアセスメント表の基準のほうが詳細であるので,記入は簡便に済む.

2)「自立した日常生活の阻害要因(心身の状態,環境等)」欄
・1)で「自立」あるいは「支障なし」以外が選択されている項目の要因を分析したうえで,より根本的で重要な要因を最大6項目程度に絞り込んで記載する欄である.
・ここには,インターライ方式のCAP検討用紙の「ガイドラインに沿って問題の要因や危険性・可能性を検討(課題を設定する)」欄の記述のなかから,適宜絞り込んで記載する.要因としてとらえられた記述のなかから重要なものをピックアップして転記すればよいだろう.

3)「状況の事実」の「要因」欄
・1)で「自立」あるいは「支障なし」以外が選択された項目について,その要因として考えられるものを,「自立した日常生活の阻害要因(心身の状態,環境等)」欄から選択し,記載した

番号(丸数字)を記入する欄である．
- CAP 検討用紙の「ガイドラインに沿って問題の要因や危険性・可能性を検討(課題を設定する)」欄を参照し，2)で転記したもののうち，「状況の事実」「現在」欄に記載されたような問題や支障を生じさせている要因として当てはまるものを選んで「要因」欄に丸数字を記載すればよい．

4)「状況の事実」の「改善／維持の可能性」欄
- 「自立」あるいは「支障なし」以外を選択した項目について，必要な援助(インフォーマルな支援を含む)を利用した場合に「現在」の状況が改善／維持する可能性の有無を検討し，「改善」「維持」「悪化」のいずれかに○印を記入する欄である．
- この欄については，CAP 検討用紙の「ケアの方向性およびケア内容を検討する(短期目標を設定する)」欄を参照し，改善・維持・悪化のいずれの見通しとなるものとして詳細に検討されているのかを判断して○印を記入する．各 CAP のトリガーの状況によって問題領域ごとに「改善」「維持」あるいは「高リスク」「中リスク」と示されている場合もあるので，それを参考にすることもできる．

5)「状況の事実」の「備考」欄
- 1)あるいは 4)に関して補足すべき情報を記入する欄である．たとえば，1)において「支障あり」とした場合にその具体的な支障の内容を補記したり，「一部介助」や「全介助」とした場合に支援の内容を補記する．また，4)において「維持」や「悪化」が見込まれる項目に関し，現在利用しているサービス内容や必要な生活環境を補記し，なぜそのような可能性があると判断したかの根拠も補う．
- この欄については，アセスメント表のメモ欄や CAP 検討用紙の「ガイドラインに沿って問題の要因や危険性・可能性を検討(課題を設定する)」欄の記述を参照して記載する．この「備考」欄に記載すべきようなことはインターライ方式による情報収集と分析の過程ですべて把握されているはずである．

6)「見通し」欄
- 2)の各項目の解決に向けて，多職種からのアドバイスを受けつつ，「どのような援助を実施することにより(必要と考えられる援助内容)」，「状況がどのように変化することが見込まれるか(援助を利用した場合に到達が見込まれる状態)」を，ケアマネジャーとして判断した仮説を記載する欄である．
- この欄には，CAP 検討用紙の「ケアの方向性およびケア内容を検討する(短期目標を設定する)」欄を参照し，改善などのために必要な具体的援助内容やそれによって到達が見込まれる状態を記入する．インターライ方式では，CAP での詳細検討においてこうしたことは概ね把握されており，CAP 検討用紙には詳細な記載がすでに行われているはずであり，それを転記すればよい．

7)「利用者及び家族の生活に対する意向」欄
- 利用者及び家族が望む生活の意向のうち，課題を抽出するうえで重要と思われる情報を整理して簡潔に記載する欄である．ここの記載内容は課題の抽出にかかわりが大きいと思われる内容のみでよいものとされている．
- この欄には，アセスメント表の「A．本人のケア目標」「B4．相談受付内容」を確認したり，

各アセスメント項目のメモ欄やCAP検討用紙の全体を参考にしながら，利用者や家族の希望および意向を整理して記入すればよい．

8)「生活全般の解決すべき課題(ニーズ)【案】」欄

- 6)の記入内容を踏まえて課題(ニーズ)を記入する欄である．情報の収集・分析が終わった後に課題整理総括表を作成することから，ここで記載するものは，利用者・家族などから収集した情報の分析に基づいてケアマネジャーが捉え，専門職としての判断で利用者やサービス担当者に提案する合意前の案であって差し支えないものとされる．
- この欄には，CAP検討用紙の「ガイドラインに沿って問題の要因や危険性・可能性を検討(課題を設定する)」欄で最後にまとめた「生活全般の解決すべき課題(ニーズ)」を転記する．

9)「※6(優先順位)」欄

- 8)の記載についての優先順位を踏まえ，数字を記入する(当該期間のケアプランに反映しないこととした課題については，「―」印を記入する)欄である．
- この欄には，主要CAPを選び出す際に検討した優先性を基に，番号などを記入する．

第3章では，事例1のAさんのアセスメントにより作成された課題整理総括表を示しているので参照して欲しい(p.96)．

引用・参考文献

1) インターライケア研究会『インターライ方式によるケアプラン作成の方法[講義資料と事例演習](4版)』12-36，北海道総合研究調査会，2016．
2) 障害者福祉研究会『ICF 国際生活機能分類―国際障害分類改訂版』中央法規出版，2002．
3) 厚生労働省老健局「課題整理総括表・評価表の活用の手引き」2014．http://www.mhlw.go.jp/stf/seisakunitsuite/bunya/0000054119.html(last accessed 2017/7/27)

第3章

ケアプラン事例集

この第3章では，インターライ方式を用いて実際にケアプランを作成した4つの事例を示す．これらの事例により，アセスメント表による情報収集からCAP選定，CAPを用いたケアプラン作成の流れと実際を理解していただきたい．

3.1 はじめに

本章ではインターライ方式を用いてケアプラン作成を行った事例について，その作成過程と書式・記入例も含めて紹介をする．紹介するのは4つの事例であり，その概要は以下のとおりである．

これらの事例は，いずれも筆者が講師などを担当した研修会や事例検討会などでケアマネジャー(実務者)から示された実際の事例を原型としており，本書執筆にあたってケアプラン作成の教材となるように新たに作成したものである．

このうち，事例1については，第2章で解説したインターライ方式を用いたケアプラン作成の過程に忠実に沿い，書式などを詳細に示している．一方，事例2から事例4については，CAPによる詳細な検討の過程については「CAPサマリー表」のみ掲載するなど，簡略化して示している．

3.2 事例

*事例1：在宅の独居高齢者の事例(p.47)
- 利用者　Aさん(76歳・女性・要介護2)
- 概要　　腰椎すべり症と下肢の痛みで入院し，その退院後の在宅生活の支援について，居宅介護支援事業所のケアマネジャーがケアプランを作成した事例．

*事例2：在宅の高齢者(高齢者夫婦世帯)の事例(p.98)
- 利用者　Bさん(83歳・男性・要介護4)

- 概要　脳梗塞後遺症と脳血管性認知症により，妻の介護と訪問介護や通所介護を利用して在宅生活をしていたものの，最近になってADLが低下したため，居宅介護支援事業所のケアマネジャーがその機能改善を目的としたケアプランを作成した事例．

＊事例3：特別養護老人ホームにおける看取り期の事例(p.123)
- 利用者　Cさん(81歳・女性・要介護5)
- 概要　アルツハイマー型認知症と胸髄損傷により在宅介護が困難となって数年前から特別養護老人ホームに入居していたが，誤嚥性肺炎による数回の入院ののちに経口摂取困難となった事例．医師から終末期であることの説明を受け，家族らの希望により穏やかに看取るためのケアプランを施設ケアマネジャーが作成した事例．

＊事例4：介護老人保健施設での在宅復帰支援の事例(p.146)
- 利用者　Dさん(84歳・男性・要介護2)
- 概要　脳血管性認知症により妻の介護を受けつつ通所介護を利用していたが，認知症の行動・心理症状(BPSD)の悪化により在宅介護困難となって介護老人保健施設に入所した．それらの改善を図り，家庭復帰を促すためのケアプランを施設ケアマネジャーが作成した事例(ケアプラン実施後のリ・アセスメント時の状況についても提示)．

事例1　在宅の独居高齢者の事例

事例の概要と経過

　Aさん(女性・76歳)は地方の都市で生まれ，中学卒業後に地元で就職し23歳の頃に結婚した．2人の息子(長男：51歳・次男：48歳)に恵まれたが，夫とは10年ほど前に死別し，現在は自宅(公営住宅の1階・2DK)に一人暮らしをしている．介護や家事の支援は必要ない状態であったが数年前から屋外での歩行は補助具(いわゆるシルバーカー)を使用していた．

　長男は独身(会社員)で，Aさんの自宅から徒歩10分ほどのアパートに住んでいる．次男は結婚し，家族とともに他県に居住している．Aさんはずっと専業主婦として暮らしてきた．若い頃は近隣の友人たちとの交流が盛んであったが，地域全体の高齢化に伴い，ここ数年は友人との交流も減少している．

　従来から高血圧症があり，定期的な通院(4週間に1度)をしていたが，4，5年前からは腰痛(腰椎すべり症)とそれに伴う両下肢痛(坐骨神経痛)もあり，整形外科にも通院していた．

　平成28年12月28日から腰痛と両下肢痛が増悪して歩行などが困難となり，翌29日に長男の付き添いで外来を受診して入院(整形外科)した．入院後は保存的に加療し，疼痛コントロール(薬物療法)や理学療法などによる治療を受けた．その後，痛みなども軽快したため，平成29年2月15日に自宅へ退院した．その後は，週1回の外来通院(タクシー利用)により理学療法を受けている．

　入院中の1月21日に医療ソーシャルワーカーの支援によって要介護認定申請を行っており，退院直後の2月21日に要介護2の認定結果が通知された．しかし，自分自身で自宅の中をある程度は動け，長男の訪問による家事の支援も可能なことから，介護サービスなどは利用しないまま生活していた．

　3月の半ばに，Aさんが「外来での理学療法への通院に身体的・経済的負担が大きい」と病院の医療ソーシャルワーカーに相談したところ，近隣の居宅介護支援事業所を紹介された．担当のケアマネジャーは3月23日にアセスメントのために自宅を訪問した(その際には長男も同席)．その後，ケアマネジャーが3月24日に本人が通院中の病院へ訪問(本人とともに担当の理学療法士・医療ソーシャルワーカーと面接)，再度28日，30日と自宅訪問・面接を行い，ケアプランを作成し，4月2日からケアプランの実行・サービス提供が始まることとなった．

初回アセスメント時の概要

1)疾患

　腰椎すべり症，坐骨神経痛，高血圧症，便秘症(外来通院により内服薬・外用薬の処方がある)

2)ADL

　歩行：自宅内は家具や壁，手すりなどを使ってゆっくりと歩行する．屋外は歩行器(シルバーカー)を使ってゆっくりと歩行するが，腰痛・下肢痛のため，100m弱で小休止をしながら歩く．動作はかなり緩慢である．なお，退院直後の2月20日頃に自宅の玄関内でバランスを崩して転倒したことがある．

食事：自分で摂取できる．

更衣：上半身については問題なく自分でできるが，下半身の更衣は，痛みが出ないように座ってゆっくりと行う．なお，入院中の2月上旬までは，下半身の更衣は全介助を受けていた．

入浴：浴槽をまたぐことができず，シャワーのみとなっている．身体を洗うことは自分で行っているが，下半身や背中などは実際にはうまく洗えない．入院中の1月下旬までは洗身は全介助を受けていた．

排泄：トイレで行うが，夜間にしばしば尿失禁がある（歩行が緩慢なため間に合わない状況）．なお，入院中の1月中旬まではベッド脇にポータブルトイレを置きそれを使用していた（その頃は移乗動作にも介助を受けていた）．

整容：自分で行うことができる．

3）IADL

調理：長時間の立位が難しく，簡単なもので済ませるようにしている．入院前はしっかりと行えていた．

洗濯：自分では困難なため，長男の支援を受けている．入院前は自分ですべて行っていた．

掃除：自分では困難なため，長男の支援を受けている．入院前は自分ですべて行っていた．

買い物：近隣の日用品・食料品店まで300mほどの道のりを片道15分ほどかけて徒歩で移動して行っている（2，3日に1度）．入院前はほぼ毎日，片道7〜8分ほどだった．

金銭管理・電話：自分で行うことができる．

4）コミュニケーション

視覚・聴覚・言語の機能：日常生活上の問題はない．

認知：記憶や理解力に問題はないが，退院後は新しい出来事に対する判断力がやや低下している様子がみられる．

5）心理社会面

心理面：痛みや独居の不安から，「この先は大丈夫だろうか」という訴えが多い．

社会面：社交的であったが，近年は友人との交流が少なくなっている．

6）住環境

住居：公営住宅の1階で，バリアフリー住宅ではないものの，玄関やトイレ，浴室には手すりが設置されている．

交通：最寄りのバス停まで1km弱の距離があり，現在は外出（通院など）にはタクシーを利用することが多い．

7）経済面

収入：老齢基礎年金（月額約7万円）と長男・次男からの仕送り（月額各3万円）で生計を立てている．

8）主訴

本人：痛みとうまく付き合いながら自宅で生活を続けたい．自宅の内外での動きをスムーズにしたい．

長男：できる範囲の支援は行うが，自分も仕事があるので，本人の心身の状態を悪化させないように支援をして欲しい．

＊アセスメント基準日（初回）：平成29年3月30日

居宅版 インターライ方式 アセスメント表

A. 基本情報

A1. 氏名
A

A2. 性別 [2]
1 男性
2 女性

A3. 生年月日
1940-05-29
年　　月　　日

A4. 婚姻状況 [4]
1 結婚したことがない
2 結婚している
3 パートナーがいる
4 死別した
5 別居中，事実上婚姻関係にない
6 離婚した

A5. 介護保険証番号
A5a. 保険者番号
0000
A5b. 被保険者番号
0000

A6. 事業所番号
0000

A7. 要介護度 [4]
0 現在有効の認定結果はない
1 要支援1
2 要支援2
3 要介護1
4 要介護2
5 要介護3
6 要介護4
7 要介護5

A8. アセスメントの理由 [1]
1 初回アセスメント
2 定期アセスメント
3 再開時アセスメント
4 著変時アセスメント
5 終了時アセスメント
6 終了時の記録のみ
7 その他

A9. アセスメント基準日
2017-03-30
年　　月　　日

A10. 本人のケア目標

痛みとうまく付き合いながら，今よりも活動的な生活をしたい．

A11. アセスメント時の居住場所 [1]
1 自分の家／アパート／賃貸の部屋
2 高齢者住宅：有料老人ホーム(特定施設入居者生活介護無し)
3 高齢者住宅：有料老人ホーム(特定施設入居者生活介護有り)
4 認知症対応型共同生活介護
5 小規模多機能型居宅介護
6 介護老人福祉施設
7 介護老人保健施設
8 介護療養型老人保健施設
9 介護療養型医療施設
10 回復期リハビリテーション病棟／病院
11 精神科病院／病棟
12 緩和ケア病棟
13 上記(9〜12)以外の病院
14 精神障害者施設
15 知的障害者施設
16 ホームレス(シェルター利用の有無は問わない)
17 刑事施設
18 その他

A12. 同居形態
A12a. 同居者 [1]
1 一人暮らし
2 配偶者のみ
3 配偶者とその他と

居宅版 インターライ方式 アセスメント表

　4　（配偶者なし）子供と
　5　（配偶者なし）親や保護者と
　6　（配偶者なし）兄弟と
　7　（配偶者なし）その他親族と
　8　（配偶者なし）親族以外と

A12b. 90日前（または前回アセスメント時）と比較して同居形態の変化　[0]
　0　いいえ
　1　はい

A12c. 利用者や家族，身内は，利用者は他のところに住む方がよいのではないかと思っていいる　[0]
　0　いいえ
　1　はい，他の居住場所
　2　はい，施設入所

A13. 退院後の経過期間　[0]
　0　過去90日間に入院していない
　1　31～90日前に退院した
　2　15～30日前に退院した
　3　8～14日前に退院した
　4　退院したのは7日以内
　5　現在入院中

A メモ

昨年12月末に腰痛と下肢痛が現れて入院し，今年2月15日に退院している．

B. 相談受付表

※このセクションは，初回アセスメント時のみ

B2. 受付日
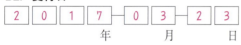
　年　　月　　日

B3. 相談受付時までの経過

昨年12月29日に腰痛と下肢痛がひどくなり，12月30日に受診して入院となる．疼痛コントロールと機能訓練を行い，痛みも軽くなり，2月15日に退院．近隣に住む息子（51歳・独身）の支援を受けつつ生活していた．在宅サービス等の利用はなく，通院も2週間に1回程度である．買物（外出）はゆっくりと自転車を押しながら行ける程度である．なお，身体の動きが悪くなって，入院中の1月21日に要介護認定の申請をし，2月21日に要介護2の認定を得た．

B4. 相談受付内容

介護保険でリハビリテーションが受けられると聞いたので利用したい．

B5. 過去5年間の利用履歴（短期は含まず）
　0　いいえ
　1　はい
　B5a. 介護施設，療養病院／病棟　[0]
　B5b. 認知症対応型共同生活介護，小規模多機能型居宅介護　[0]
　B5c. 高齢者住宅：有料老人ホーム（特定施設入居者生活介護有り・無し含む）　[0]
　B5d. 精神科病院，精神科病棟　[0]
　B5e. 精神障害者施設　[0]
　B5f. 知的障害者施設　[0]

B9. 教育歴　[3]
　1　未就学：小学校中退含む
　2　小学校卒：高等小学校・新制中学中退も含む
　3　高等小学校・新制中学校卒：旧制中学・新制高校中退も含む
　4　旧制中学・新制高校卒：専門学校・専修学校中退も含む
　5　専門学校・専修学校卒：旧制高校・短大中退も含む
　6　旧制高校・短大卒：大学中退も含む
　7　大学卒：大学院中退も含む
　8　大学院修了

B10. 医療機関受診時の送迎　[4]
　1　家族
　2　友人
　3　施設等の職員
　4　その他：送迎支援必要ない場合を含む

居宅版 インターライ方式　アセスメント表

B11. 受診中の付き添いが必要　[1]	B メモ
0　いいえ 1　はい	受診はタクシーで行っている（片道1,500円程度）．受診中の付き添いは院内ボランティアに依頼している．

C. 認知

C1. 日常の意思決定を行うための認知能力　[1]
- 0　自立：首尾一貫して理にかなった判断ができる
- 1　限定的な自立：新しい事態に直面したときのみいくらかの困難がある
- 2　軽度の障害：特別な状況において，判断力が弱く，合図や見守りが必要である
- 3　中等度の障害：常に判断力が弱く，合図や見守りが必要である
- 4　重度の障害：判断できないか，まれにしか判断できない
- 5　認識できる意識がない，昏睡：セクションGへ

C2. 記憶を想起する能力
- 0　問題なし
- 1　問題あり

- C2a. 短期記憶：5分前のことを思い出せる，あるいはそのように見える　[0]
- C2c. 手続き記憶：段取りを踏んで行うべきことを合図がなくても初めから手順を踏んでほとんどすべてできる．　[0]
- C2d. 状況記憶：よく顔を合わせる介護者の名前や顔を認識し，かつよく訪れる場所（寝室や台所など）の位置がわかっている　[0]

C3. せん妄の兆候
［注：正確なアセスメントのためには，過去3日間の利用者の行動を知る家族らと会話する必要がある］
- 0　行動はない
- 1　行動はあるが，それは普段と同じである
- 2　行動はあり，普段の様子と違う：新たに出現した，悪化した，数週間前とは違うなど

- C3a. 注意がそらされやすい：集中力がない，話がそれるなど　[0]
- C3b. 支離滅裂な会話がある：会話が無意味で無関係，もしくは話題が飛ぶ，思考が脱線するなど　[0]
- C3c. 精神機能が1日の中で変化する：時々良かったり，悪かったりする　[0]

C4. 精神状態の急な変化：通常とは異なり，不穏になった，無気力になった，起き上がれなくなった，周囲の環境への認識が変わった，などの変化　[0]
- 0　いいえ
- 1　はい

C5. 過去90日間（または前回アセスメント以降）の意思決定能力の変化　[2]
- 0　改善した
- 1　変化なし
- 2　悪化した
- 8　判定不能

C メモ

長男によると，入院前と比べて判断力などが少し衰えたようだとのこと．介護サービスの説明などにしっかりとした判断ができない様子である．

D. コミュニケーションと視覚

D1. 自分を理解させることができる　[1]
- 0　理解させることができる：容易に考えを表現できる
- 1　通常は理解させることができる：十分に時間が与えられていないと，言葉を思い出したり，考えをまとめるのが困難．しかし，本人の考えを引き出す必要はない
- 2　しばしば理解させることができる：言葉を

居宅版 インターライ方式　アセスメント表

見つけたり，考えをまとめるのに困難．通常は本人の考えを引き出す必要がある
3 時々は理解させることができる：その能力は具体的な欲求に限られる
4 ほとんど，あるいは全く理解させることはできない

D2. 他者を理解できる能力（理解力）　[1]
補聴器を用いている場合は使用した状態で．
0 理解できる：明解な理解力
1 通常は理解できる：会話の大部分は理解している．ほとんど，あるいは全く言い直す必要はない
2 しばしば理解できる：一部を理解できないことがあるが，言い直しによって，しばしば会話を理解できる
3 時々は理解できる：単純で直接的なコミュニケーションには適切に反応する
4 ほとんどまたは全く理解できない

D3. 聴覚

D3a. 聴力　[0]
補聴器を用いている場合は使用した状態で．
0 適切：普通の会話，社会的交流，テレビ，を見ることに何の問題もない
1 軽度の障害：状況によって困難がある（相手が静かにしゃべったり，2メートル以上離れているときは困難，など）
2 中等度の障害：通常の会話を聞くのに問題があり，周りを静かにすると良く聞こえる
3 重度の障害：すべての状況で困難がある（話し手が大声を出したり，非常にゆっくり話す必要がある）
4 ほぼ聴こえない

D3b. 補聴器の使用　[0]
0 いいえ
1 はい（右耳のみ）
2 はい（左耳のみ）
3 はい（両耳）

D4. 視覚

D4a. 視力　[0]
眼鏡や拡大鏡等を使用した状態で
0 適切：新聞や本の細字も含めて細かい部分まで見える
1 軽度の障害：見出しは見えるが，新聞や本の普通の文字は見えない
2 中等度の障害：新聞の見出しは見えないが，周囲の物体を識別できる
3 重度の障害：周囲の物体を識別しているかわからないが，目で動体を追っているようである．明かりや色，形を識別できるだけも含まれる
4 視力がない：視力がない．目は物体を追わないように見える

D4b. 眼鏡，コンタクトレンズ，拡大鏡などの使用　[1]
0 いいえ
1 はい

D メモ

文字などを読むときは老眼鏡を使用している．

E. 気分と行動

E1. うつ，不安，悲しみの気分の兆候
過去3日館に観察された兆候．原因は問わない（可能なら本人に聞く）
0 ない
1 あるが，過去3日間には見られていない
2 過去3日間のうちに1～2日に見られた
3 過去3日間毎日見られた

E1a. 否定的なことを言う　[2]
E1b. 自分や他者に対する継続した怒り　[0]
E1c. 非現実な恐れがあることを思わせる非言語を含む表現　[0]
E1d. 繰り返し体の不調を訴える　[2]
E1e. たびたび不安，心配ごとを訴える（健康上の不安は除く）　[2]
E1f. 悲しみ，苦悩，心配した表情　[2]
E1g. 泣く，涙もろい　[0]

居宅版 インターライ方式 アセスメント表

E1h. ひどいことが起こりそうだと繰り返し言う	0	
E1i. 興味を持っていた活動をしなくなる	3	
E1j. 社会的交流の減少	2	
E1k. 人生の喜びを失っているという非言語を含む表現(快感喪失)	2	

E2. 利用者自身が応えた気分

0 過去3日間にはない
1 過去3日間にはないが，しばしばそのように感じる
2 過去3日間のうちに1，2日あった
3 過去3日間毎日あった
8 答えられない(したくない)

"過去3日間どのくらい○○がありましたか"と聞く

E2a. 普段楽しんできたことに興味や喜びが沸かなかったこと	1
E2b. 不安だったり，落ち着かない感じ	1
E2c. 悲しく，落ち込んで，絶望する感じ	1

E3. 行動の問題

観察された兆候．原因は問わない

0 ない
1 あるが，過去3日間には見られていない
2 過去3日間のうちに1～2日見られた
3 過去3日間毎日見られた

E3a. 徘徊	0
E3b. 暴言	0
E3c. 暴行	0
E3d. 社会的に不適切な迷惑な行為	0
E3e. 公衆での不適切な性的行動や脱衣	0
E3f. ケアに対する抵抗	0
E3g. 無許可の退居・家出またはその恐れ	0

E4. 最近3日間における生活満足度(心身の健康度，日常生活の充実度や趣味活動への参加など) 〔3〕

0 とても満足
1 満足
2 ある程度満足
3 どちらとも言えない
4 あまり満足していない
5 とても不満である

E メモ

「私はこの先，大丈夫なのだろうか」と否定的な言動がある．腰と下肢の痛みの訴えが繰り返されている．かつては友人と買い物先で毎日のように会っていたが，近年は減少しており，退院後は途絶えている．

F. 心理社会面

F1. 社会関係

[可能な限り，本人に聞く]

0 全くない
1 30日以上前にあった
2 8日から30日前にあった
3 4日から7日前にあった
4 過去3日間にあった
8 判定不能

F1a. 長期にわたって関心のある活動への参加	1
F1b. 家族や友人の訪問	4
F1c. 家族や友人とのその他の交流	1
F1d. 家族や友人との葛藤や怒り	1
F1e. ある家族や近い知り合いに対する恐れ	0
F1f. ネグレクト(遺棄)，粗末に扱われる，虐待される	0

F2. 孤独 〔1〕

自分はさみしいと思っていると言うか，それを表す

0 いいえ
1 はい

F3. 過去90日間(または前回アセスメント以降)の社会的活動の変化 〔1〕

社会的，宗教的，あるいは仕事や趣味の活動への参加が減っている．もし減っているならそれで悩んでいる

0 減っていない
1 減っているが，悩んでいない
2 減っており，悩んでいる

F4. 日中，1人きりでいる時間 〔3〕

0 1時間未満

居宅版 インターライ方式 アセスメント表

1 1～2時間
2 2時間以上8時間以内
3 8時間以上

F7. 過去90日間の大きなストレス `0`

深刻な病気にかかった，近い関係の人の中に重病にかかった人がいたり，亡くなった人がいた，家を失った，収入や資産が激減した，泥棒や詐欺の被害にあった，運転免許を失ったなど．

0 いいえ
1 はい

F8. 強み(ストレングス)
F8c. 家族との強い支援的な関係 `1`
0 いいえ
1 はい

F メモ

長男が2日に1回程度訪問している．長男の支援が思うように受けられないと不満がたまる．独居の不安と寂しさがある．

G. 機能状態

G1. IADLの実施状況と能力

(A)実施：過去3日間に家や地域で日常の活動としてどの程度実施したか
(B)能力：その活動を出来る限り自立して実施できる仮定の能力．アセスメントする者の推測が必要である．

0 自立：援助も準備も見守りも必要ない
1 準備のみ
2 見守り：実施時の見守り／合図が必要
3 限定された援助：ときに援助が必要
4 広範囲な援助：活動を通して援助が必要であるが，そのうち50％以上は自分で実施する
5 最大限の援助：活動を通して援助が必要であり，自分で実施しているのはそのうち50％未満である
6 全面依存：アセスメント期間内すべて他者にやってもらった
8 本活動は1度も行われなかった：注：実施ではありえるが，能力の欄にはこの選択肢はない

	(A)	(B)
G1a. 食事の用意：献立を考える，材料を用意する，調理する，配膳する	0	3
G1b. 家事一般：皿洗い，掃除，布団の上げ下げ，整理整頓，洗濯など	3	3
G1c. 金銭管理：どのように請求書の支払いをし，貯金残高を管理し，家計の収支勘定をし，クレジットカードの管理をしているか．	0	2
G1d. 薬の管理：薬の時間を思い出す，袋や薬ケースを開ける，1回服用量を取り出す，注射を打つ，軟膏を塗るなど．	0	0
G1e. 電話の利用：必要に応じて数字部分を大きくした電話機を使ったり音の拡大装置など使ってもよい．	0	0
G1f. 階段：1階分の階段(12～14段)を上り下りできるか．半分まで(2～6段)しかできない場合，自立とはしない．	8	4
G1g. 買い物：どのように食べ物や日用品の買い物をしているか(店までの移動は含めない)．	0	3
G1h. 外出：どのように公共の交通機関を使ったり，自分の運転(車の乗り降りも含む)によって外出するか．	4	4

G2. ADL

過去3日間に起きた該当ADLのすべての動作に基づいて評価する．1度でも6があり，他の場面ではより自立していた場合，5を記入．それ以外の状況は，最も依存的であった動作に着目する．その中で最も依存的な状態が1であれば1．そうでなければ2から5より最も依存していない援助レベルを記入する．

0 自立：すべての動作に身体援助，準備，見守りはなかった．
1 自立，準備の援助のみ：物品や用具を用意したり，手の届く範囲に置くのみで，すべての動作において身体援助も見守

居宅版 インターライ方式 アセスメント表

りもなかった
2 見守り：見守り／合図
3 限定的な援助：四肢の動きを助ける，体重を支えずに身体的な誘導をする
4 広範囲な援助：利用者がタスクの50％以上を実施し，1人の援助者による体重を支える（四肢を持ち上げることも含まれる）援助
5 最大限の援助：2人以上の援助者による体重を支える（四肢を持ち上げることも含まれる）援助，またはタスクの50％以上に及ぶ体重を支える援助
6 全面依存：すべての動作において他者がすべて行った
8 この動作はなかった

G2a. 入浴：背中を洗う，洗髪は含めない　1
G2b. 個人衛生：入浴とシャワーは含めない　0
G2c. 上半身の更衣　0
G2d. 下半身の更衣　0
G2e. 歩行　1
G2f. 移動　3
G2g. トイレへの移乗　0
G2h. トイレの使用：移乗は含めない　1
G2i. ベッド上の可動性　0
G2j. 食事　1

G3. 移動／歩行

G3a. 主な室内移動手段　1
　0 器具なしで歩行
　1 器具を使用して歩行：杖，歩行器，松葉づえ，車いすを押す
　2 車いす，電動車いす，電動三輪車（スクーター）
　3 寝たきり

G3b. 4メートルの歩行時間　1　5
　利用者が第一歩を地面につけたときに計測を開始．4メートルを超えた時点の秒数を記入する．
　テストを始めたが終了できなかった場合，77
　テストを拒否した場合，88
　テストをしなかった場合（1人で歩けない場合），99

G3c. 歩行距離　3
　過去3日間において，支援を必要に応じて受けた状態で，途中1度も座ることなく歩くことができた最長距離
　0 歩かなかった
　1 5m未満
　2 5～49m
　3 50～99m
　4 100m以上
　5 1km以上

G3d. 車いす自操距離　8
　過去3日間に車いすを1度自己操作して移動した最長距離
　0 車いすを押してもらった
　1 電動車いすや電動三輪車（スクーター）を利用した
　2 5m未満　自己操作した
　3 5～49m　自己操作した
　4 50～99m　自己操作した
　5 100m以上　自己操作した
　8 車いすは使用しなかった

G4. 活動状況

G4a. 過去3日間において体を動かした時間の合計（散歩など）　2
　0 なし
　1 1時間未満
　2 1時間以上2時間未満
　3 2時間以上3時間未満
　4 3時間以上4時間未満
　5 4時間以上

G4b. 過去3日間に家（建物）の外に出た日数（短時間でもよい）　2
　0 1日もない
　1 過去3日間は出ていないが，通常は3日間のうちに出ている
　2 1～2日間
　3 3日間

G5. 身体機能の潜在能力

　0 いいえ
　1 はい

G5a. 本人は自分の身体機能が向上すると信じている　1
G5b. ケアスタッフは本人の身体機能が向上すると信じている　1

居宅版 インターライ方式　アセスメント表

G6. 過去 90 日間（または前回アセスメント以降）の ADL の変化　[2]
- 0　改善した
- 1　変化なし
- 2　悪化した
- 8　判定不能

G7. 自動車の運転
- 0　いいえ，または運転していない
- 1　はい

G7a. 過去 90 日間に車を運転した　[0]

G7b. 過去 90 日間に運転した場合，運転を制限したり，やめたほうがいいと誰かに言われた様子があった　[0]

G メモ

長時間の立位はつらいため，家事全般について実際には支援が必要である．自宅内は伝い歩き，外出時はシルバーカーを使用している．歩行時は約 100 m ごとに小休止する．買物に出かける際に，片道 20 分程度（300 m くらい）の歩行をする．退院後，歩行のスピードが衰えている．

H. 失禁

H1. 尿失禁　[2]
- 0　失禁していない
- 1　カテーテルや瘻があり，失禁しない
- 2　まれに失禁する
- 3　ときに失禁する
- 4　頻繁に失禁する
- 5　失禁状態
- 8　尿の排泄はなかった

H2. 尿失禁器材（オムツやパッドは除く）　[0]
- 0　なし
- 1　コンドームカテーテル
- 2　留置カテーテル
- 3　膀胱瘻，腎瘻，尿管皮膚瘻

H3. 便失禁　[0]
- 0　失禁しない：完全なコントロール，瘻なし
- 1　瘻があり，失禁しない：過去 3 日間瘻を用いてコントロールされている
- 2　まれに失禁：過去 3 日間失禁がないが，失禁したことがある
- 3　ときに失禁：毎日ではないが失禁
- 4　頻繁に失禁：毎日失禁するが，いくらかコントロールされている
- 5　失禁状態：コントロールはない
- 8　排便はなかった：過去 3 日間に排便はなかった

H4. オムツやパッドの使用　[0]
- 0　なし
- 1　あり

H メモ

夜間に数日に 1 回くらい尿失禁があり，下着と衣類を汚すことがある．

I. 疾患

疾患コード
- 0　なし
- 1　主診断である：現時点の主な診断（1 つ以上も可）
- 2　診断があり，治療を受けている：治療には，投薬，療法，創傷のケアや吸引などその他専門技術を必要とするケアが含まれる
- 3　診断があり，経過観察されているが，治療は受けていない

I1. 疾患

筋骨系

I1a. 過去 30 日間（または前回アセスメント以降）の大腿骨骨折　[0]

I1b. 過去 30 日間（または前回アセスメント以降）のその他の骨折　[0]

神経系

I1c. アルツハイマー病　[0]

I1d. アルツハイマー病以外の認知症　[0]

I1e. 片麻痺　[0]

I1f. 多発性硬化症　[0]

居宅版 インターライ方式 アセスメント表

I1g. 対麻痺	0
I1h. パーキンソン病	0
I1i. 四肢麻痺	0
I1j. 脳卒中／脳血管障害	0

心肺系

I1k. 冠動脈疾患(CHD)	0
I1l. 慢性閉塞性肺疾患(COPD)	0
I1m. うっ血性心不全(CHF)	0
I1n. 高血圧症	2

精神

I1o. 不安症	0
I1p. 双極性障害	0
I1q. うつ	0
I1r. 統合失調症	0

感染症

I1s. 肺炎	0
I1t. 過去30日間の尿路感染症(UTI)	0

その他

I1u. がん	0
I1v. 糖尿病	0

I2. その他の診断

診断名	疾患コード(1～3)
腰椎すべり症	1
坐骨神経痛	1

I メモ

通院は現在のところ週1回，タクシー利用にて1人で行っている．

J. 健康状態

J1. 転倒 1
- 0 過去90日間に転倒していない
- 1 過去30日間にはなかったが，31～90日間に転倒した
- 2 過去30日間に1度転倒した
- 3 過去30日間に2度以上転倒した

J2. 最近の転倒 0
[注：前回アセスメントから30日経っている場合や初回アセスメントの場合は，J3へ]
- 0 過去30日間には転倒していない
- 1 過去30日間に転倒した

空白（初回アセスメントや，前回アセスメントが30日以上前の場合）

J3. 問題の頻度
過去3日間にみられた頻度
- 0 なし
- 1 あるが過去3日間には見られなかった
- 2 過去3日間のうち1日見られた
- 3 過去3日間のうち2日見られた
- 4 過去3日間毎日見られた

バランス

J3a. 支えなしでは立位になることが難しいか，できない	4
J3b. 立位での方向転換が難しいか，できない	4
J3c. めまい	0
J3d. 不安定な歩行	4

心肺

J3e. 胸痛	0
J3f. 気道内分泌物の排出困難	0

精神

J3g. 異常な思考	0
J3h. 妄想	0
J3i. 幻覚	0

神経

J3j. 失語症	0

消化器系

J3k. 胃酸の逆流	0
J3l. 便秘	1
J3m. 下痢	0
J3n. 嘔吐	0

睡眠障害

J3o. 入眠または睡眠の継続困難	0
J3p. 睡眠過多	0

その他

J3q. 誤嚥	0
J3r. 発熱	0
J3s. 消化管出血，尿性器出血	0
J3t. 不衛生	0
J3u. 末梢浮腫	0

居宅版 インターライ方式　アセスメント表

J4. 呼吸困難（息切れ）　[0]
- 0　症状はない
- 1　休息中にはないが，非日常的な活動により生じる
- 2　休息中にはないが，日常的な活動により生じる
- 3　休息中にもある

J5. 疲労感　[1]
日々の活動（ADL や IADL など）を終えることができない程度
- 0　なし
- 1　軽度：体がだるく，疲れやすいが，通常の日々の活動を行うことはできる
- 2　中等度：通常の日々の活動を始めるが，体のだるさや疲労感のため終えることができない
- 3　重度：体のだるさや疲労感のため，通常の日々の活動のうちいくつかは始めることすらできない
- 4　通常の日々の活動を始めることが全くできない：体のだるさや疲労感のため

J6. 痛み
［注：頻度，程度，コントロールについて尋ねる．利用者を観察し，利用者と接する周囲の人に聞く］

J6a. 痛みの頻度　[3]
- 0　痛みはない
- 1　あるが，過去3日間はなかった
- 2　過去3日間のうち1〜2日あった
- 3　過去3日間毎日あった

J6b. 痛みの程度：最も重度のもの　[2]
- 0　痛みはない
- 1　軽度
- 2　中等度
- 3　重度
- 4　激しく，耐え難いことがある

J6c. 痛みの持続性　[3]
- 0　痛みはない
- 1　過去3日間に1回だけあった
- 2　断続
- 3　持続

J6d. 突破する痛み　[0]
- 0　いいえ
- 1　はい

J6e. 痛みのコントロール：現在痛みのコントロールが効いている程度（本人の視点から）　[3]
- 0　痛みはない
- 1　痛みはがまんできる範囲であり，とくにコントロールは行っていないか，または変更の必要はない
- 2　コントロールは適切に効いている
- 3　コントロールは効くが，常に実施できていない
- 4　コントロールを行っているが，十分に効いていない
- 5　痛み時のコントロール方法はないか，効いていない

J7. 状態の不安定性
- 0　いいえ
- 1　はい

J7a. 認知，ADL，気分，行動を不安定にするような病態や症状がある（不安定，変動，悪化）　[0]

J7b. 急性症状が発生したり，再発性や慢性の問題が再燃した　[0]

J7c. 末期の疾患であり，余命が6ヶ月以下である　[0]

J8. 主観的健康感　[2]
「一般的にご自分の健康状態をどう思いますか」と聞く
- 0　とても良い
- 1　良い
- 2　まあまあ
- 3　良くない
- 8　答えられない（答えたくない）

J9. 喫煙と飲酒

J9a. 毎日喫煙　[0]
- 0　吸わない
- 1　過去3日間は吸っていないが，普段は毎日吸っている
- 2　吸う

J9b. 飲酒　過去14日間に最も飲んだ1回量　[0]
- 0　飲んでいない
- 1　1杯
- 2　2〜4杯

居宅版 インターライ方式 アセスメント表

3　5杯以上

Jメモ

1か月ほど前（退院直後の2月20日頃）に，自宅内で転倒して「尻もち」をついた．腰部や下肢に，しびれる感じの痛みがいつもあると言う．

K. 口腔および栄養状態

K1. 身長と体重
- K1a. 身長（cm）　1 5 5
- K1b. 体重（kg）　　5 8

K2. 栄養上の問題
- 0　いいえ
- 1　はい
- K2a. 過去30日間に5％以上か180日間に10％以上の体重減少　0
- K2b. 脱水である，またはBUN／クレアチニン比が20以上　0
- K2c. 1日1リットル未満の水分摂取　0
- K2d. 水分排泄量が摂取量を超える　0

K3. 栄養摂取の方法　0
- 0　正常（いかなる種類の食物も飲み込んでいる）
- 1　自分で加減
- 2　固形物を飲み込むのに調整を要する
- 3　液体を飲み込むのに調整を要する
- 4　裏ごしした固形物ととろみをつけた液体しか飲み込むことができない
- 5　経口摂取と経管栄養／経静脈栄養の混合
- 6　経鼻経管栄養のみ
- 7　腹部の栄養のみ
- 8　経静脈栄養のみ
- 9　この活動はなかった

K5. 歯科口腔
- 0　いいえ
- 1　はい
- K5a. 義歯使用（取り外しのできる補綴物）　0
- K5b. 自分の歯が折れている，欠けている，ゆるい，ほか正常でない　0
- K5d. 口の渇きを訴える　0
- K5e. 咀嚼困難を訴える　0

K6. 栄養管理（ダイエットタイプ）の必要
- 0　いいえ
- 1　はい
- K6a. 食物形態の加工（ソフト食，刻み，とろみ等の必要性）　0
- K6b. 低塩分　1
- K6c. カロリー制限　0
- K6d. 低脂肪　0
- K6e. その他　0

Kメモ

1日に6〜7杯のお茶などの摂取をしている．高血圧のため，塩分に気をつけている．差し歯が4本あるが口腔の問題は見受けられない．

L. 皮膚の状態

L1. 最重度の褥瘡　0
- 0　褥瘡はない
- 1　持続した発赤部分がある
- 2　皮膚層の部分的喪失
- 3　皮膚の深いくぼみ
- 4　筋層や骨の露出
- 5　判定不能：壊死性の痂（か）皮で覆われているなど

L2. 褥瘡の既往　0
- 0　いいえ
- 1　はい

L3. 褥瘡以外の皮膚潰瘍　0
静脈性潰瘍，動脈性潰瘍，動静脈混合性潰瘍，糖尿病性の足潰瘍など
- 0　いいえ

居宅版 インターライ方式 アセスメント表

  1 はい

L4. 重要な皮膚の問題   0

 外傷，2度や3度の火傷，回復過程の手術創など
  0 いいえ
  1 はい

L5. 皮膚の裂傷や切り傷   0

 手術創以外
  0 いいえ
  1 はい

L6. その他の皮膚の状態や変化   0

 挫傷(打ち身)，発疹，痒み，斑点，帯状疱疹，間擦疹(あせも)，湿疹など
  0 いいえ
  1 はい

L7. 足の問題   0

 外反母趾，槌状趾(ハンマートゥ)，つま先の重複，変形，感染，潰瘍など
  0 足の問題はない
  1 足の問題はあるが，歩行に支障はない
  2 足の問題があるため，歩行に支障がある
  3 足の問題があるため，歩行できない
  4 足に問題があるが，他の理由で歩いていない

L メモ

M. アクティビティ

M2. 好む活動と関与(現在の能力に適応)
  0 好みではない，過去3日間行っていない
  1 好みである，行っていない
  2 好みである，過去3日間に行った

M2a.	カード，ゲーム，クイズ	0
M2b.	コンピュータ，インターネット関係	0
M2c.	会話，電話	2
M2d.	創作活動	0
M2e.	ダンス，舞踊	0
M2f.	人生についての議論／回顧(回想法)	0
M2g.	運動	2
M2h.	庭仕事，畑仕事	0
M2i.	他者の手助け	1
M2j.	音楽や歌	0
M2k.	ペット	0
M2l.	読書，執筆	0
M2m.	宗教活動	0
M2n.	旅行や買い物	1
M2o.	屋外の散歩	2
M2p.	テレビ，ラジオ，ビデオ／DVD鑑賞	2
M2q.	料理／お菓子作り	0
M2r.	パズル／クロスワード	0

M2s. その他1

M2t. その他2

M4. 興味・関心
  0 いいえ
  1 はい

 M4a. より多くのレクリエーションに参加することに興味がある 0

 M4b. 転倒予防プログラムに参加することに興味がある 1

 M4c. 記憶力改善のためのプログラムに参加することに興味がある 0

 M4d. 身体機能向上プログラムに参加することに興味がある 1

M メモ

友人や長男との会話，外出を好む．かつては近隣の独居高齢者の自宅を訪問していた．また，大きなショッピングモールに出かけるのが好きだった．現在身体機能を回復させるような訓練等の機会を希望している．

居宅版 インターライ方式 アセスメント表

N. 薬剤

N1. 全使用薬剤のリスト

過去3日間に使用したすべての処方薬,非処方薬(市販薬)のリスト

各薬剤について

N1a. 薬剤名

N1b. 1日量

N1c. 単位(cc, ml, mg, g, 滴, 押し, 枚, 単位など)

N1d. 経路

　1　経口(経口, 舌下)

　2　注射(静注, 皮下注, 筋注)

　3　外用(坐薬[坐剤, 軟膏剤, 浣腸など], 点眼, 点鼻, 外皮[塗布, 貼付, スプレーなど], 口腔[含嗽, 噴霧など])など

　4　経管(経鼻, PEG[胃ろう]など)　その他

N1e. 回数(1回/日, 3回/日など, 頓用の場合, 過去3日間に使用した回数)

N1f. 頓用

　0　いいえ

　1　はい

a. 薬剤名	b. 1日量	c. 単位	d. 経路	e. 頻度	f. 頓用
ベニジピン塩酸塩錠	4	mg	1	1/d	0
レバミピド錠	200	mg	1	2/d	0
モービック錠	10	mg	1	1/d	0
マグミット錠	500	mg	1	1/d	0
パテルテープ	20	mg	3	1/d	0

N2. 薬のアレルギー　　`0`

　0　わかっている薬剤アレルギーはない

　1　ある

N3. 処方薬の順守　　`1`

　0　常に従う

　1　80％以上は従っている

　2　80％未満しか従っていない, 処方薬を取りに行き損ねたことも含む

　8　薬剤は処方されていない

N メモ

O. 治療とケアプログラム

O1. 健診・予防接種

　0　いいえ

　1　はい

O1a. 過去1年間の血圧測定	1
O1b. 過去5年間の大腸内視鏡検査	0
O1c. 過去1年間の歯科検査	1
O1d. 過去1年間の眼科検査	1
O1e. 過去2年間の聴力検査	0
O1f. 過去1年間のインフルエンザワクチン	1
O1g. 過去2年間のマンモグラフィーか乳房検査(女性のみ)	0
O1h. 過去5年間か65歳以降の肺炎ワクチン	0

O2. 特別な治療・ケア(過去3日間)

　0　計画も, 実施もされなかった

　1　計画されたが, 実施されなかった

　2　過去3日間のうち1〜2日実施した

　3　過去3日間毎日実施した

治療

O2a. 抗がん剤療法	0
O2b. 透析	0
O2c. 感染管理	0
O2d. 経静脈的薬物投与	0
O2e. 酸素療法	0
O2f. 放射線療法	0
O2g. 吸引	0
O2h. 気管切開口のケア	0
O2i. 輸血	0
O2j. 人工呼吸器	0
O2k. 創のケア	0

居宅版 インターライ方式 アセスメント表

プログラム

O2l. トイレ誘導	0
O2m. 緩和ケアプログラム	0
O2n. 体位変換／姿勢保持	0

O3. 過去7日間のサービス

	実施回数 (A)	合計時間(分) (B)
O3a. 訪問介護	0	0
O3b. 訪問看護	0	0
O3c. 通所介護／リハ	0	0
O3d. 食事／配食	0	0

O4. リハビリテーション

	計画日数 (A)	実施日数 (B)	合計時間(分) (C)
O4a. 理学療法	1	1	20
O4b. 作業療法	0	0	0
O4c. 言語療法	0	0	0

O5. 受診・入院(過去90日間の回数を記入)

O5a. 入院	0 1
O5b. 救急外来(入院に至ったものは含まない)	0 0
O5c. 医師の診察	0 4

O8. 身体抑制

O8a. 身体抑制　　0
　0　いいえ
　1　はい

O メモ

外来通院時に機能訓練を受けている．

P. 意思決定権と事前指示

P1. 意思決定権

P1a. 法定後見人等　　0
　0　いいえ
　1　はい

P メモ

Q. 支援状況

Q1. インフォーマルな援助者

(主)(副)

Q1a. 本人との関係　　1　9
　1　子，義理の子
　2　配偶者
　3　パートナー
　4　親／後見人
　5　兄弟
　6　その他の親戚
　7　友人
　8　近所
　9　いない

Q1b. 同居　　0　8
　0　いいえ
　1　6ヶ月未満
　2　6ヶ月以上
　8　いない

過去3日間のインフォーマルな援助分野
　0　いいえ
　1　はい
　8　いない

Q1c. IADL の援助　　1　8
Q1d. ADL の援助　　1　8

居宅版 インターライ方式 アセスメント表

Q2. インフォーマルな援助者の状況
　　0　いいえ
　　1　はい
　Q2a. インフォーマルな援助者(たち)はこれ以上ケアを続けられない　　[0]
　Q2b. 主なインフォーマル援助者は苦悩, 怒り, うつを表現する　　[0]
　Q2c. 家族や近い友人は利用者の病気によって憔悴している　　[0]

Q3. 過去3日間のインフォーマルな援助量　　[2]
　過去3日間に家族, 友人, 近所の人などがIADLやADLの援助に費やした時間

Qメモ
長男が2日に1回程度で自宅を訪問して家事面などのサポートをしている.

S. 環境評価

S1. 屋内の環境
　一時的に施設に滞在している場合も, 家の環境についてアセスメントする
　　0　いいえ
　　1　はい
　S1a. 家の荒廃　　[0]
　S1b. 不潔　　[0]
　S1c. 不十分な冷暖房　　[0]
　S1d. 安全の欠如　　[0]
　S1e. 家や家の中の部屋への手段が制限されている　　[0]

S2. バリアフリー仕様の住宅に居住　　[0]
　　0　いいえ
　　1　はい

S3. 周辺環境
　　0　いいえ
　　1　はい

　S3a. 緊急通報, 電話回線, 緊急アラーム装置など.　　[0]
　S3b. 援助なしで行ける日用品の店がある　　[1]
　S3c. 日用品の配達を頼むことができる　　[0]

S4. 経済状況　　[0]
　過去30日間にお金がないことが理由で, 利用者は次の項目のうち, 1つを得るためにほかの1つをあきらめなければならなかった. 十分な食事, 住むところ, 服, 処方薬の購入, 十分な暖房や冷房, 必要な治療.
　　0　いいえ
　　1　はい

Sメモ
清潔とはいえないものの, 一定程度の掃除などは行われている.

T. 今後の見通しと全体状況

T1. 過去90日間(または前回アセスメント以降)におけるケア目標の達成　　[0]
　　0　いいえ
　　1　はい

T2. 90日前(または前回アセスメント時)と比較した全体の自立度の変化　　[2]
　　0　改善した(セクションUまで飛ばす)
　　1　変化なし(セクションUまで飛ばす)
　　2　悪化した
　[注:次の3つの項目は悪化した場合のみ記入する. それ以外の場合はセクションUへ進む]

T3. 悪化する前に自立していたADLの数(G2の入浴[G2a]～食事[G2j]の10項目)　　[1][0]

T4. 悪化する前に自立していたIADLの数(G1の食事の仕度[G1a]～外出[G1h]の8項目)　　[8]

T5. 増悪原因の起こった時期　　[4]

居宅版 インターライ方式　アセスメント表

0　過去7日以内
1　8～14日前
2　15～30日前
3　31～60日前
4　60日前より以前
8　増悪原因ははっきりしない

Tメモ

U. 利用の終了

（注：終了時のみ記入）

U1. 終了日
☐☐☐☐-☐☐-☐☐
　　　年　　　月　　日

U2. 今後の居住場所　　　1

1　自分の家／アパート／賃貸の部屋
2　高齢者住宅：有料老人ホーム（特定施設入居者生活介護無し）
3　高齢者住宅：有料老人ホーム（特定施設入居者生活介護有り）
4　認知症対応型共同生活介護
5　小規模多機能型居宅介護
6　介護老人福祉施設
7　介護老人保健施設
8　介護療養型老人保健施設
9　介護療養型医療施設
10　回復期リハビリテーション病棟／病院
11　精神科病院／病棟
12　緩和ケア病棟
13　上記(9～12)以外の病院
14　精神障害者施設
15　知的障害者施設
16　ホームレス（シェルター利用の有無は問わない）
17　刑事施設
18　その他

Uメモ

V. アセスメント情報

V1. アセスメント担当者のサイン
TT

V2. アセスメント完成日
2017-03-31
　　　年　　　月　　日

Vメモ

事例1：CAPの選定（トリガーの確認）

Aさんに関し，アセスメント表に記入された情報から，全26領域（在宅版）のCAPのなかから，以下の13領域がトリガーされ，検討すべきものとして提示された．

トリガーされたCAPの一覧

	CAP	トリガー（選定）	トリガー項目
機能面	1. 身体活動の推進	○	G1fA=8, G2f=3, G4a=2, G5a=1, G5b=1
	2. IADL	○	G1aB=3, G1bB=3, G1gB=3, G1hB=4, G5a=1, G5b=1, G6=2, ADLH=2, CPS=2
	3. ADL	○（改善）	C3a=0, C3c=0, C4=0, C5=2, G6=2, I1a=0, I1s=0, J1=1, J7b=0, J7c=0, O4aB=1, O5a=1, T2=2, ADLH=2, CPS=2
	4. 住環境の改善		
	5. 施設入所のリスク	○	B5a=0, C1=1, C2a=0, D1=1, D2=1, E3a=0, E3b=0, E3c=0, E3d=0, E3e=0, E3f=0, G2b=3, G2f=3, G2g=1, G3a=1, G4b=2, G6-2, H1=2, I1c=0
	6. 身体抑制		
精神面	7. 認知低下	○（悪化予防）	C3a=0, C3b=0, C3c=0, C4=0, C5=2, D1=1, D2=1, E1e=2, E1h=0, E3a=0, E3c=0, I1c=0, I1d=0, J7c=0, T2=2, CPS=2
	8. せん妄		
	9. コミュニケーション	○（改善）	C1=1, D1=1, D1=1
	10. 気分	○（高リスク）	DRS=4
	11. 行動		
	12. 虐待		
機能面	13. アクティビティ	（在宅版なし）	
	14. インフォーマル支援	○	A12a=1, F4=3, G1aB=3, G1bB=3, G1gB=3, G1hB=4
	15. 社会関係	○	D2=1, F2=1, F3=1, F4=3, CPS=2
臨床面	16. 転倒	○（中リスク）	J1=1
	17. 痛み	○（中リスク）	J6a=3, J6b=2
	18. 褥瘡		
	19. 心肺機能		
	20. 低栄養		
	21. 脱水		
	22. 胃ろう		
	23. 健診・予防接種	○（診察あり）	A2=2, O1a=1, O1b=0, O1c=1, O1d=1, O1e=0, O1f=1, O1g=0, O1h=0, O5c=6
	24. 適切な薬剤使用		
	25. 喫煙と飲酒		
	26. 尿失禁（改善）	○（改善）	C1=1, G2e=1, G6=2, H1=2, H2=0, I1a=0, I1s=0, J3m=0, O2l=0
	27. 便通		

事例1：詳細に検討するCAPの選定

トリガーされた13のCAPのなかで，現在のAさんにとって重要なCAP，そしてケアマネジャーとして重要だと考えるCAPを次の3つに絞り込んだ．その背景や理由は以下のとおりである．

*CAP17．痛み（中度優先）

Aさんは腰椎すべり症・坐骨神経痛の増悪による入院で要介護状態に至っており，今後の悪化リスクを考えると，現在の痛みにうまく対応することが大切である．また，痛みによってさまざまな活動も制限されており，気分にも影響していると考えられる．痛み評価尺度（Pain Score）も「2（中程度の痛み）」である．こうしたことから，疼痛緩和を図るのためのケアプランを作成して対応することが必要と思われる．

*CAP16．転倒（中リスク）

Aさんは退院後に自宅の玄関で転倒している．本人も転倒について用心深くなっており，それに対する不安も大きい．しかしながら，痛みの管理や歩行訓練，適切な補助具を利用することでそのリスクを防止できる可能性も高い．在宅生活の継続を考えるとき，転倒の発生やAさん自身の不安が高まるとさまざまな問題が生じる懸念がある．

*CAP2．IADL

長男の2日に1回程度の訪問によって家事の支援を受けている．長男の負担を増やさないためにもAさんのIADLの実施能力を改善させることが重要である．平成28年12月下旬の入院までは自分でIADLのすべては実施できており，痛みへの対処が一定程度可能となれば，家事などの実施も比較的容易ではないかと思われる．

なお，「CAP17．痛み」を検討することで「CAP9．コミュニケーション」「CAP10．気分」「CAP26．尿失禁」にも対応できると考えられ，「CAP16．転倒」を検討することで「CAP1．身体活動の推進」「CAP3．ADL」「CAP15．社会関係」の改善にもつながると考えられる．また，「CAP2．IADL」を検討することで「CAP5．施設入所のリスク」「CAP14．インフォーマル支援」の検討も行うことが可能と思われる．なお，「CAP23．健診・予防接種」については，Aさんが定期的に受診を行っていることから，主治医に照会するにとどめ，ケアプランのうえでは検討を要さないものと考えられた．

このような判断から，主要なCAPを上記の3つに絞り込んだ．

事例1：選定したCAPの検討

次に，主要な3つのCAPに関し，それぞれのCAPの本文を参照しながら詳細検討を行った．その検討の方法をイメージできるように，以下にCAPの本文を示したうえで，Aさんに関連する部分に下線を引き，欄外にAさんの個別具体的な状況や問題の要因・悪化の危険性・改善

の可能性などについてわかったことを書き出して，それらについてのケアの方向性や具体的方法を記した．ケアマネジャーはこのようにしてCAPを用いながら分析を深めていく．

　ここに示したものはそうした検討をわかりやすく示すものであり，実際の日常業務でこうした資料を作成するわけではない．実際には，後に示すCAP検討用紙あるいはCAPサマリーを用いて詳細検討の結果をまとめていくこととなる．

　このCAP検討用紙は，ケアマネジャーとしての判断を導いたうえで，それを利用者に説明して，利用者とともに課題(ニーズ)や目標を確定していくためのいわば「メモ」とも言えるものである．

CAP 17　痛み

I　問題

　痛みは，「からだに生じた，あるいは生じた可能性のある損傷によって起きた感覚的・感情的な不快感」である．また「言語でコミュニケーションができないことは，本人が痛みを感じ，適切な鎮痛治療が必要である可能性を否定しない」(International Association for the Study of Pain—IASP) とされる． → 腰椎すべり症による痛みが生じている．

　痛みは，筋骨格系（関節炎，骨折，末梢循環疾患による傷害，創傷など），神経系（糖尿病性ニューロパチー，帯状疱疹など），がんを含めたさまざまな身体系統や組織の損傷の影響を受ける．ただし，痛みの程度（重症度）は主観の問題であり，組織や身体系統の損傷の種類や程度と必ずしも比例しない． → 腰部と両下肢にしびれるような痛みが続いている．

　この CAP でアセスメントする関連事項の中には，痛みの発症時期，痛みの程度，現在の治療の様子，痛みの訴えが認知やコミュニケーション障害によって阻害される程度が含まれる．

　痛みがあることはまた，他の苦悩を増強させ，その結果，無力感の高まり，不安，うつ，活動の低下，食欲低下，睡眠障害などを引き起こす．つまり，痛みの管理は，鎮痛そのものを越えて，QOL や身体機能に焦点をあわせたケアや治療までその範疇に入る． → 「私はこの先，大丈夫なのだろうか」「つらい」「楽しいことは何もない」といった訴えが多く，活動量も少なくなっている．

　痛みは適時に対応されなければならない．とくに最近始まった痛みの場合には重要である．痛みの管理は，多職種が本人や家族，介護者とかかわるべきである．さらに効果をもたらすためには，インフォーマルな介護者や本人が，痛みやその前兆を適時に医師やその他のケアチームのメンバーに伝える必要がある． → A さんの生活の質に留意し，低下した歩行機能にも焦点を合わせる必要がある．

→ 痛みには，医師・PT・本人のみが関わっている．多職種や家族が関わるべきである．

→ 歩行時に特に痛む．

全体のケア目標
- 痛みの原因を特定し，治療する
- 日常生活や活発な社会生活を営む能力を最適化する
- 苦痛を和らげる
- 治療の効果と副作用をモニターする
- 痛みとその他の問題，たとえばうつやひきこもり，機能低下などとの関連を認識する．痛みの管理は，身体活動や QOL を促進するというより大きな目的の一部とすべきである

→ 痛みを和らげ，歩行や買い物，知人との交流をスムーズに行えるようになる．

II　トリガー

　痛みの CAP は，介護施設，居宅ケア，高齢者住宅，亜急性期，また地域保健における保健指導時に活用できる．目標は，痛みとそれが原因となっている問題をアセスメントし，適時な管理をすることである．

　この CAP でトリガーされる利用者は，治癒の可能性によってではなく，痛みの程度に基づいて 2 つのグループに分かれる．どちらのグループであっても，完全に痛みが無くなることは少なく，この CAP の主な目的は一般状態の改善である． → 痛みをなくすことよりも，むしろ歩行や外出，知人との交流について検討をする．

◉最優先—重度，過酷な，あるいは耐えがたい痛みがある（頻度は問わない）[J 6 b＝3 か 4]

《諸外国での割合》
居宅サービス利用者：25％，介護施設入居者：5％，一般高齢者：4％

　介護施設ではトリガーされた利用者の 45％が次の 90 日間に痛みが改善し，15％では痛みが完全になくなっている．居宅サービス利用者の改善率は 15％であり，完全に痛みが無くなるのは 5％である．

◉中度優先—中等度か軽度と言い表される痛みがある [J 6 a＝③かつ J 6 b＝1 か②] → 「中等度のリスク」としてトリガーされている．

《諸外国での割合》
居宅サービス利用者：25％，介護施設：12％，一般高齢者：15％

介護施設でトリガーされた利用者の 35% が次の 90 日間に改善し，15% は痛みが完全になくなっている。居宅サービス利用者の改善率は 14% であり，完全に痛みがなくなるのは 7% である．

→ 痛みが軽減される可能性はある．

III ガイドライン

痛みの精査

痛みの頻度と程度　痛みを管理するため，綿密なアセスメントには以下が含まれる

1) 痛みの程度，場所，頻度，性質について経過の詳細の聞き取り
2) 精密な身体検査の実施
3) 適切な検査の実施
4) 痛みが感情や嗜好に与えている影響の程度を判断
5) 本人の行動の観察
6) 現在行われているケア・治療を見直し，効果と副作用をアセスメントする

- 痛みのパターンの変化や新たな痛みの発現を，すでにある状態が原因であると思い込まないこと．新たな痛みや既存の痛みのパターンが変化したときはいつでも，新たに綿密なアセスメントをし直すべきである．
- 痛みは高齢者や慢性疾患を抱えて暮らす人々にはよくみられるものであるので，5番目のバイタルサイン（呼吸，脈拍，体温，血圧が他の4つのバイタルサイン）として，定期的に確認すべきである．
- インターライアセスメントを記入した後，本人が使いやすいと思う補助的なアセスメントツール（例は下記）を使って，痛みの重症度を尋ねる．質問はシンプルで具体的であるべきで，痛みについての本人の表現は額面通りにとらえるべきである．もし質問の意味を理解できなければ，よりシンプルな言葉や違った表現を用いる．痛みの症状の経過を確認するために，インターライアセスメントの設問項目や補助的なアセスメントツールを定期的に使用する．経過表に記録することで，ケアや治療の効果を評価する．補助的なアセスメントツールの例は，視覚アナログスケール VAS（10 cm のライン上に，本人が痛みの程度を示す：下図），数値的評価スケール NRS（痛みがないのを0，最悪の状態を10として痛みはどのくらいか），口頭での記述スケール（少し痛い，まあ痛い，ひどく痛い，過酷である，耐えがたい），フェイススケール（笑っている顔から苦悶の表情まで見せる）などがある．言語化が困難な人専用のツールも開発されている．

→ 1) いつもしびれるような痛みがある．我慢できなくはないが，やる気が失せてしまう．お尻の上から太腿の外側，すねの外側にかけて痛む．足の親指が痛むときも多い．右足のほうが痛い．

→ 2)〕入院中に MRI 検査があり，
　 3)〕腰椎の4番と5番の間で骨がずれていると指摘．

→ 4) 痛みによって意欲が低下し，気持ちも滅入ってしまう．

→ 5) 右足を引きずるようにゆっくりと歩く．屋外では，100 m ほど歩いて小休止しないと続けて歩けない．

→ 6) 内服薬と外用薬による対応が行われている．

→ 痛みを定期的にモニターする必要がある．

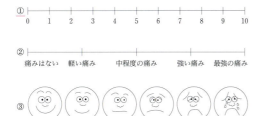

① 0 1 2 3 4 5 6 7 8 9 10

② 痛みはない　軽い痛み　中程度の痛み　強い痛み　最強の痛み

③ 0 1 2 3 4 5

3 歳以上の患者に望ましい．それぞれの顔は，患者の痛み (pain hurt) がないのでご機嫌な感じ，または，ある程度の痛み・沢山の痛みがあるので悲しい感じを表現していることを説明してください．0＝痛みが全くないから，とても幸せな顔をしている，1＝ほんの少し痛い，2＝もう少し怖い，3＝もっと痛い，4＝とっても痛い，5＝痛くて涙を流すほどではないけれども，これ以上の痛みは考えられないほど痛い．今どのように感じているか最もよく表している顔を選ぼう，患者に求めてください．

Wong-Baker FACES Pain Rating Scale
Hockenberry, MJ, Wilson, D: Wong's Nursing Care of Infants and Children, ed. 8, St. Louis, 2007, Mosby.

→ 本人によると「入院前は"3"，入院時は"10"，今は"6"」．

- 鎮痛薬を使用している人には，定期的に痛みの再アセスメントを実施することが勧められる．こうすることによって鎮痛薬の適量設定が可能となる．

→ 鎮痛薬を用いているので，痛みの再アセスメントを行うべきである．

痛みの頻度と程度の観察　十分な痛みの管理には，本人の状態を継続的に観察する必要がある．観察は，口頭でのコミュニケーションができない人，症状を表現する能力が欠如している人，あるいは痛みを訴えない傾向がある人にとって，唯一の痛みのアセスメントとなる．

痛みの表現には，文化的背景も関連することに留意する．ある文化圏では，抑制的な傾向があり，人々は痛みを表現することを良しとしない．一方で，自分の健康問題をおおげさに表現をする利用者に対して，ケアスタッフやインフォーマルな介護者は，その利用者

の痛みを不適切に軽くあしらう傾向がある．
　本人の痛みの訴えやサインを把握し，あるいは検証するため，身体機能の変化と関連して，通常の活動中における様子を観察する（たとえば，モーニングケア，理学療法中など）．家族を含めた直接本人のケアをしている人と話をし，彼らが観察したことを記録する． → サービス担当者，ケアマネジャー，長男により，痛みの具合を本人の行動等から観察し，それを記録することが必要である．

痛みの非言語的表現：
- 表情（むすっとした顔，しかめっ面など） → しかめっ面がある．
- 発声行動（ため息，うめき声など）
- 姿勢（防御姿勢，ねじれた姿勢，制限された四肢の動き，休憩の増加など） → 右足を引きずるような動きがある．屋外では，一定距離ごとに休憩をしている．
- 日常生活の変化（ベッドから起き上がってこない，日常生活にあまり関与しなくなるあるいは行動がゆっくりになる，食事や水分の摂取が低下するなど） → 家事をするときとしないときがある．
- 精神状態の変化（いらいらしている，混乱している）
- 攻撃性のサイン

痛みの場所，種類，外部刺激に対する反応　痛む場所をできるだけ正確に把握する．どこが痛むのかは，ケアプラン作成に大きくかかわることがある（末梢循環疾患や関節炎に関連する痛みであれば，ケアプランの内容に影響する） → 左側よりも右側が痛む．お尻の上から横，太腿～すねの外側が痛み，足の親指がしびれて痛いときも多い．

- 痛みは持続するのか，変化するのか，あったりなかったりするのか（断続）．もし断続的の場合，その頻度，時間，痛くなる状況を把握する．本人の痛みの経験は，痛みの場所，1日のうちの時間，活動内容によってさまざまなことがある． → ほぼいつも痛み，持続されている．
- どんな痛みか表現してもらう．「痛みを表す一番いい言葉は何か」という質問をする．こうして表現された内容は，治療計画の役に立ち，痛みが神経系（焼けつくような，針で刺されるような，うずくような，しびれるような）なのか筋骨格系（しめつけられる，うち砕かれる，拍動性の，刃物で刺すような）なのか内臓系（しめつけられる，こわばる）なのかを判断する材料になる． → 長距離の歩行と上半身を曲げるときに痛み・しびれが強くなる． 「しびれてピリピリと痛い」と言う．
- 痛みを多少和らげたり，ひどくさせるものはなにか尋ねる（動く，じっと座っている，同じ姿勢でいる，服薬直後，定期的な服薬，痛みが出たときの服薬，など）．計画した鎮痛薬の投与後に痛みは期待通り和らいでいるか．痛みを和らげたり，悪化させたりするように見える行動に注意を払う． → 「動かないでいると少し楽」と言う． 「薬は飲んだり貼ったりすると痛みは和らぐが，でも痛い」と言う．「薬はまあまあ」と．

これらの話し合いで得られた情報すべてを，身体検査と検査データからわかったことと関連づける． → 通院時の物理療法は，一時的であるが痛みが和らぐよう．

治療の希望　本人（適切なら家族も）と，治療の希望と期待について話し合う．希望を尊重することは，治療への順守を高め，その結果，治療目標に到達しやすくなる．たとえば，終末期を迎えた患者が，鎮静効果がある薬剤を嫌い痛みを我慢することを選択するのはまれではない． → 腰椎すべり症により，右側の下肢にしびれ・痛みがあり，活動が制限されている．

→ 本人：家事と買い物が1人でうまくできて，自宅で生活したい．
長男：今以上に悪くなると困る．

● 痛みの管理
薬物療法
受診による薬剤の処方
- 通常受診により，新たな痛みや慢性的な痛みの急性憎悪が特定され，薬剤が処方される．薬剤が処方されずに長期間にわたり日々の痛みがある人もいるが，こうしたことは起こらないようにしなければならない． → 受診と処方は適切に行われている．継続することが大切である．
- 新たな薬剤を開始する前に，市販薬や民間療法，漢方を含めた使用中のすべての薬剤を特定し，見直す必要がある． → 処方薬以外は使用していない．
- 期間を定めて，本人が望むレベルの改善目標を設定することも重要である． → 「まずは，家事がしっかりできるようになりたい」（夏までに長男が訪問してくれるが暑くて大変になるから）
- 一般的に医師は，治療がどのように利用者の日常生活に影響を与えているかをモニターする機会は，他のケアチームメンバーや家族と同じようにもたないことがある．したがって，ケアチームや家族は新しい薬剤の影響を把握するうえで重要な立場にいる．本人および最も近い介護者は，どのような鎮痛薬が開始され，効果の強さはどれくらいか（WHO 3段階除痛ラダーでどの段階かなど．下記参照），また期待される効果が出る時期はいつか，観察すべき副作用は何かについて知っているべきである（適切な薬剤使用のCAP参照）． → モービックは1日1回の内服で効果があるとされている．

薬物療法は痛みの管理の主流である．以下の基本コンセプトに従う．

1) _経口投与_：最も便利で，費用効果の高い投与方法である．
2) _定時服用_：頓用でなく，定時服用は，それぞれの鎮痛薬の効き目をコンスタントに保つ．しかし，重度の痛みをコントロールする場合は，随時の自己管理（モルフィンポンプの自己管理など）のほうが，受け入れ可能な鎮痛レベルに対して，より少量の鎮痛薬で到達できることが多い．
3) _段階的な除痛_：下記に修正WHO3段階徐痛ラダーを示す．従来ある鎮痛薬に加えて，他の種類の薬剤も鎮痛効果を発揮することに留意する．抗うつ薬を併用し痛みの閾値（痛みを不快と思うポイント）を上げることや，神経因性疼痛と向き合うことによって痛みを管理する方法について医師と話し合う． ← モービックは非ステロイド系抗炎症薬であり「ステップ1」に該当．痛みが酷くなるようであれば，「ステップ2」に移行される可能性もあるので，痛みのモニター・観察は重要である．
4) _その利用者にとって最善の単剤鎮痛薬の選択_　その後必要に応じて，薬剤適量を増減する．単剤で開始していれば，副作用を見極めやすい．だが，一方で，最も効果のある単一の鎮痛薬を選ぶのは非常に難しい．さらに現在多くの薬剤は，より高い鎮痛効果のために配合されていることが多い（痛みを打破する鍵は，速効性のある薬物を処方することである）． ← 医師に照会したところ，「気分が滅入ると痛みも増すので，何か楽しみを見つけることが大事」と助言があった．
5) _痛みの管理が不十分である場合，容量または薬効を上げる（オピオイドの場合）_　閾値を越えた痛みを抑えるために，しばしば現在のオピオイド量を1/3増量する．
6) _鎮痛薬の副作用の予防と治療_　副作用を防ぐため薬剤によって予防策が講じられるべきである（下記のボックス参照）．副作用は，高齢者や虚弱な人に多く表れやすく，しばしば中枢神経系の変化によって起こる症状（たとえば，せん妄，不穏状態，不眠状態）を伴う．その他のよくある症状は，消化管系である（吐き気，嘔吐，胃痛むねやけ，便秘など）． ← せん妄や胸やけ，便秘についても注意する．

ペインクリニックなどの疼痛専門外来を望んでいるか，あるいは受診すべきか検討する．

WHO 3段階徐痛ラダー（慢性疼痛）
軽度から中等度の痛み：
ステップ1：「非オピオイド系」パラセタモール／アセタミノフェン，アスピリン，他非ステロイド系抗炎症薬（NSAID　＊注　多くの老年医学の痛みの専門家は，NSAIDは消化管や腎臓への障害，せん妄などの副作用を引き起こす可能性を考慮して，検討の対象から除外）潰瘍予防薬を併用する．

中等度の痛みがステップ1で緩和されなければ：
ステップ2：「弱オピオイド」下剤を併用（禁忌例以外）

中等度から重度の痛みがステップ2で緩和されなければ：
ステップ3：「強オピオイド」下剤を併用（禁忌例以外）．必要時制吐剤を検討．＊注　弱オピオイドと強オピオイドを区別して使うのが普及しているが，確定したものではない．ステップ3の強オピオイドは，他の薬剤に非常に少量配合されているので，現在は通常ステップ2レベル，つまり弱オピオイドに区分されている．

非薬物療法
　非薬剤のアプローチは，以下の理由で痛みの管理上重要である． ← 通院時の理学療法が行われている．
a) 薬剤の効果を増強させる可能性がある， ← 一時的だと言うが，痛みが和らいでいる．
b) 通常副作用は最小限である，
c) 本人や家族に参加している意識やコントロール感を与える
d) 身体機能の低下や，気分，社会的孤立に何らかの対応ができる可能性がある ← 通所サービスなどにより，機能低下・気分・社会関係に対応できる可能性がある．

本人，家族，ケアスタッフを教育する
□ 痛みや障害は正常な老化の一部であるという信念から抜け出す． ← 「トシだから仕方ない」と長男がよく言っているが，それは改めるような支援をすべきである．
□ 痛みの原因，痛みのアセスメントでわかったこと，治療の目標，多職種のケアプラン，予後，治療の選択肢，副作用について話し合う． ← 予後とケア内容について，医師・PT・長男・本人・ケアマネジャーで話し合う．

以下のアプローチを検討する
□ 理学療法，作業療法，その他の療法により，安全確認（転倒や傷害の危険など）や関節の固定化，体力持久力トレーニングその他の痛み管理の方法を習得する． ← 理学療法を継続すると同時に転倒を自宅でしないための方法を習得する必要がある．本人の前向きさが見える家事について作業療法も検討すべきである．
□ 物理療法（温める，冷やす，マッサージなど）．

- リラクゼーションや気晴らし(座禅，音楽を聴く，おしゃべり，などを，1人で，グループで，あるいは一対一のアクティビティとして).
- 鍼，太極拳，その他の補助療法．
- <u>本人が現実的で具体的な目標を立てる手助けをする</u>（30メートル歩く，週に3回アクティビティに参加するなど）．
- <u>心理的社会的支援を追加する必要性があるか検討する</u>．

痛みによる望まれざる影響を阻止する
- <u>痛みと身体機能の関連性に特別に注意を払う</u>（ADLのCAPを参照）．
- 痛みとうつの関連性に特別に注意を払う．<u>慢性疼痛のある人はうつになりやすいため，常にうつをアセスメントする</u>．(気分のCAP，とくに<u>DRS</u>を参照する．痛みとうつの関係は，双方向であることに留意する)．
- もとになっている疾患や合併する疾患を積極的に管理する．
- 痛みによる負の影響を予防する．<u>行動と社会関係のCAPを参照する</u>．

註：参考資料，臨床ガイドラインについては『マニュアル』を参照．

→ リラクゼーションのプログラムを検討する．

→ 本人と相談したところ「家事が自分でできる」「屋外を100m以上休まずに歩ける」ようになりたいと考えるに至った．

→ 孤独であることや，不安感があることに対する支援は必要と思われる．

→ 「CAP3.ADL」を参照し，歩行はできるが完全に自立しているわけではないので，歩行に着目して機能回復を図ることと，その改善状況を本人・家族と共有すること，まれにある夜間の失禁の改善について確認することの必要性がわかった．

→ 「CAP10.気分」を参照すると痛みへの対処と友人等との交流についての必要性がわかる．

→ DRSは4点であり，「問題をかかえている可能性がある」というレベルである．

→ 「CAP15.社会関係」を参照すると気分が低下していることへの対処を行う必要があることがわかる．

→ 「CAP11.行動」を参照すると痛みを和らげることと，本人の強み・長所を積み重ねるようにすることが必要であるとわかった．

CAP 16　転倒

I　問題

　転倒は，意図せずに低い場所（床や地面，椅子）に着いてしまう姿勢の変化である．転倒は，高齢者にとって罹患率や死亡率の大きな原因であり，より若い層にとっても重要な傷害の原因となっている．転倒したことがない人々は，この CAP にトリガーされないが，そうした人々の転倒リスクに対するケアとして，転倒と関連すると考えられる別の分野，たとえば運動やバランス，せん妄，薬剤の相互作用に着目する必要がある．この CAP は，転倒の既往があるために，将来にわたる転倒の危険性が高い人を対象としている． ← Aさんは転倒をしており，今後も転倒する危険性がある．

　転倒率は本人の虚弱性によるほか，居住場所やサービス利用の有無によっても異なる．6ヵ月間で予測される転倒率は，介護施設では 40％，居宅サービス利用者では 35％，地域の一般高齢者では 20 から 30％である．なお，これら転倒者の大部分は 1 回限りであり，重症，とくに大腿骨の骨折に至る転倒は 1 割に満たない．

　転倒は，身体機能の低下やせん妄，薬剤の副作用，脱水や感染症といったその他の状態を表す指標であることもある．この CAP は，転倒に対して系統的に評価する方法および今後の転倒予防のための戦略，そしてケアプランの案を提供する． ← 痛みと歩行機能の低下が生じている．

全体のケア目標

- 転倒の根本的リスク要因を特定する
- 安全な環境の中で，安全な方法で，活動量を増加する
- 転倒と失禁，身体機能の間に存在する悪循環を認識する．転倒の予防そのものが目標ではなく，身体活動量を増進し，QOL を向上するより大きな目的の一部である

← ・転倒のリスク要因を明らかにする
・身体活動量を増進する

II　トリガー

次の 2 つのグループをトリガーする．

◉ 過去に複数回転倒しているハイリスクグループ ［J1 ＝ 3］

《諸外国での割合》
居宅サービス利用者：12％，介護施設入居者：7％，一般高齢者：3％

　この基準により介護施設でトリガーされた利用者の 40％が，次の 90 日間に転倒している．同様の割合は居宅サービス利用者では 65％である．

◉ 過去の転倒が 1 回の中等度リスクグループ ［J1 ＝①か 2］

← J1＝1
40 日ほど前に 1 度転倒している．

《諸外国での割合》
居宅サービス利用者：15％，介護施設入居者：15％，一般高齢者：10％

　この基準により介護施設でトリガーされた利用者の 25％が，次の 90 日間に転倒している．同様の割合は居宅サービス利用者では 40％である．

← 次の 90 日間で転倒が起こるリスクがかなり高い．

← 過去 1 回の転倒を本人に確認したところ，退院直後（2/20 頃），自宅玄関で外出しようとしたとき，足の痛みが生じてバランスを崩し，尻もちをつくように座りこんでしまった，と言う．

III　ガイドライン

一般的なケアプランの検討事項

- 過去の転倒の状況はきちんと評価されているか．
- 転倒に関与した原因のアセスメントはなされたか．
- 骨粗しょう症のアセスメントはされたか．正しく対応されているか．
- 転倒予防目的で身体抑制はしない．身体抑制は転倒リスクを下げることにも，転倒による傷害を予防することにもならない．転倒の危険性が多少高まっても，本人の動く権利

← 痛みとバランスの問題と推測される．

← 骨粗しょう症について医師に照会したところ「骨密度に大きな問題はない」と回答．

← 身体活動を増やすことが必要である．

　　　　を保持することを検討すべきである．
　□歩行や体力，バランス訓練の必要はあるか．　　　　　　　　　　　　　　　→ 運動療法（理学療法）を通院時に行っているが，週に1回のみである．
　□医師はバランスや足取り，感覚，認知を含めた転倒の内的要因に影響を及ぼしている可能性のある薬剤の検討をしたか．
　□血圧（とくに起立性の変化）と循環器の問題に対応するプログラムは実施されているか．　→ 医師に照会したところ，「転倒のリスクを考えた処方をしており，今の薬剤であればそのリスクはほぼない」と回答．
　　医師は血圧関連の問題を検討したか．　　　　　　　　　　　　　　　　　　→ 医師・PTに照会したところ「降圧薬は処方されているが，血圧が転倒に影響する状況はない」と回答．
　□医師はビタミンD欠乏の可能性を検討したか．　　　　　　　　　　　　　　→ ビタミンDについては検討ずみであり，問題はないと回答．

アセスメントとケアプラン
転倒の既往以外のリスク要因　転倒予測の最も高い因子は転倒の既往であり，それ以外の改善可能な転倒のリスク要因は以下の通りである．トリガーされた利用者には多くの場合1つ以上当てはまる．
　□身体能力の制約：バランス，歩行（足取り），体力，筋力の持久性
　□視覚の障害
　□認知の障害
　□起立性低血圧（失神をする傾向を伴う）
　□不整脈
　□薬剤（ベンゾジアゼピンなど）
　□環境要因
　□身体活動の低さ
　□関節炎やその他の痛み
　□パーキンソン病やてんかん，アルコール依存症，脳卒中などの疾患
　□ビタミンD欠乏

→ 転倒のリスク要因として，痛みに伴うバランスと足取りの悪さ，活動の低下に伴う持久性の低下が考えられ，転倒した玄関の環境も要検討である → 手すりの位置が不適切である．

過去の転倒への反応　転倒の既往は将来の転倒を予測する上で最も大きな因子である．転倒した人は再度転倒する危険性が高く，その多くは同様の状況で起こる．これは頻回に転倒している人にとくに当てはまることである．本人，家族，介護者とともに，転倒の既往を振り返る．振り返る期間は，通常1年間で十分である．
　□転倒状況　　　　　　　　　　　　　　　　　　　　　　　　　　　　　　→ 前述．
　　■いつ起こったか．夜間か，日中か．何時か．
　　■怪我をしたか．
　　■どこで起こったか（寝室，トイレ，居間，廊下，室外）
　　■薬の服用と関連していたか．
　□転倒後ケアプランの変更はあったか．変更されている場合，それは現在の状況に合うか．　→ 今回が初回プランであり，検討を要する．
　　更新する必要はないか．

身体能力の制約がある場合（バランス，歩行や足取り，筋力，持久力の問題）　座位，立位，歩行，向きを変える際のバランスの問題はないか観察する．足取りや筋力はビタミンDの欠乏とも関連しているので，このことも常に考慮する．
　□座位バランスを保つのが難しいか．
　□椅子から立ち上がるとき，反動をつけたり，肘掛を使って押し上げる必要があるか．
　□立位バランスを保つのが難しいか．　　　　　　　　　　　　　　　　　　→ 立位バランスは，痛みが強いときは左に傾く．上体を傾けるとバランスが崩れる．
　□足取りの問題はあるか（移動補助具を使っていたり，付き添いがいても不安定，ゆっくり，歩幅が狭いなど）．　→ 足取りはかなり緩慢．歩幅はせまく，右足の運びが悪い．外出時のシルバーカーが簡易なもので，ブレーキなどは付いていない．
　□両脚の長さが異なり，歩行時のバランスが難しい．
　□後弯（脊柱の曲がり）や寝たきりによる腰屈筋の弱まり，脚の短縮など筋骨格系の問題があるか．　→ 後弯が少しある．
　□ビタミンDが不足しているか．

歩行時に援助が必要であったり，歩けない人へのケアプラン案
バランスや移動，耐久性向上の取り組みは，日常生活に組み入れるべきである．
■立ちくらみの症状なく最低2分間立っていられるか判断する　こうした活動をトイレの使用やそのほかの日常生活に組み入れることで，1日に何度も立ち上がる機会となる．　→ 2分間の立位を試みたところ，問題はない（痛みがあるのでつらいと言うが可能であった）．
■不安定であるにもかかわらず，自分で立ち上がろうとする場合は見守りをし，トイレに定期的に連れて行く　手すりの設置を検討する．　→ 転倒した玄関の手すりを再検討する必要がある．

- ■ *1日に何回か運動のために歩く*　生活空間の中で距離を測り，最も長い距離を記録する．また，食堂やトイレへの歩行も習慣とする． → 運動の機会を設け，歩いた距離を記録するような必要がある．
- ■ *ずり落ちる傾向があるときにはとくに定期的に座位の姿勢を調整する*　再調整するときは，本人が一度立ち上がり，バランスをとる機会を提供する．また背もたれや肘掛を支えとして利用せず，座位のバランスを保つようにする．
- ■ *車いすは自分で操作するよう促がす*　自分で，または合図を受けて，操作できた距離を記録する（うまくいくためには，車いすが体に合ったものでなければならない．足が床に着き，少なくとも片手は車輪とブレーキに届く必要がある）．援助を受ければ歩ける人の場合，生活環境では車いすに乗り，自分の両足や片脚，腕をつかって車いすを自己操作することは持久力の向上につながる．
- ■ *バランスや筋力増強，柔軟性の運動プログラムに参加する*　疾患などのために活動性が低かった期間と転倒直後には身体活動増加のケアプランを検討すべきである． → バランス・筋力・柔軟性の運動プログラムを設ける（増やす）必要がある．
- ■ *身体活動プログラム*：市町村等の運動教室，公園などの散策，太極拳，ヨガ，踊りはバランスを改善し，維持する可能性のある活動である
- ■ *半数以上の利用者はビタミンDが不足しているため，1日当たり800単位を含有するサプリメントの服用を検討する* → 医師に照会したところ「サプリメントの必要性は少ない」と回答．

視覚障害がある場合　高齢者には視野制限，明かりを感知しにくくなる白内障，眼鏡が合っていないことはよくみられる．これまでの経過を把握し，以下をアセスメントする． → 老眼以外の問題となるような視覚障害はない．
- □ 眼科でなんらかの診断があるか．その場合，ケアプランは，医学的および環境的な治療方針に沿うように更新されているか．糖尿病はあるか．
- □ 読書以外の理由で眼鏡をかけているか．眼鏡は最近十分に調整されているか．
- □ 視野の片方にある物を無視する（見ていないように見える）か．
- □ 環境の色彩不足が視覚に悪影響していないか．

視覚の問題に対するケアプラン案

- ■ *まっすぐ前を見たときに何が見えるかを尋ねる*　本人の視野に入るものを知り，それによって使う物（補助具やお皿など）を置き直す．
- ■ *コントラストや地面の様子を見分けることができるか尋ねる*　視覚の問題がある場合，高さの違い（階段など）や歩く地面の様子（乾燥している，濡れている，敷石があるなど）を見分けにくいことがある．住環境の調整が有効なことがある（階段のふちにマークをつけるなど）．また，住環境についてオリエンテーションを行ったり，移動の練習をすることで，方向感覚を支援し，環境に対する認識を高めることができる．
- ■ *住環境のオリエンテーションをする*　何が見えるかに注意し，視覚的合図を活用する
- ■ *視覚的合図をつくるときは作業療法士のアドバイスを求める*　作業療法士は片側視野や体の片側を無視（半側空間無視）する人の訓練や相談に乗る専門家である．これらの障害は通常脳卒中の後遺症である．
- ■ *過去1年間受けていない場合は，眼科受診を検討する*
- ■ *新たな視覚の問題が発生したり，変化を認識したときは，受診を勧める*

振戦や拘縮を伴うパーキンソン病など神経疾患や片麻痺の場合 → 神経疾患等はない．

アルコール依存や糖尿病（低血糖）のような代謝性の疾患の場合 → アルコールの問題や代謝性の疾患はない．

認知障害の場合　経過を把握し，以下に注意する． → 認知障害は，問題となるようなものはない．
- □ 記憶や日常の意思決定を阻害する認知機能障害があるか．
- □ 徘徊しているか．歩き回る場所の環境は安全か．
- □ 本人は自分は実際よりも高いレベルの機能があると思っているか（あるいはそのように見えるか）．危険な行動（1人で立ち上がる，ベッドから1人で起き出すなど）は，満たされないニーズの結果起こっているのではないか（トイレに行きたいなど）．こうしたニーズを日課として満たすこと（定時排泄誘導など）で，本人に危険な行動をとらせないことができるかもしれない．同時に介護者は本人の身体的な機能制限に対する認識や受容の状況について探る必要があろう．

□ 使用薬剤を見直す．意識状態，認知機能，判断，感覚に影響する薬剤はないか探す．

認知に問題がある場合のケアプラン案

- *居住環境における徘徊行動を運動訓練と関連したアクティビティに組み込む* 目的のある課題を与え，本人を忙しく，活動的にさせ続ける．
- *危険な状況になりがちな行動をとらせないようにする* 痛み，口渇，空腹を満たす，トイレに行くなどのニーズを先回りして満たす．
- *活動し続けることでバランスを改善する* 認知障害がある場合，運動訓練を学ぶことも移動の補助具を使うことも難しいのは事実であるが，練習や繰り返しによって改善は可能である．改善するには時間がかかったり，集中的なケアが必要かもしれない．過去に行ったことがある活動にはよく反応する可能性がある．好む活動を探す．

内科的評価 血圧の問題，不整脈，とくに徐脈，または転倒に関与している可能性のある薬剤の服用

□ 心拍数が少なすぎるか，不整かをみるため脈をとる．
□ 起立性の低血圧（起立時の血圧降下）を評価するため，臥位，座位，立位それぞれで血圧を測る．
□ 食後性の低血圧を評価するため，朝食前と朝食の 20 分後に血圧を測り比較する．
□ 神経遮断（弛緩）薬，抗不安薬，鎮静/催眠薬，抗うつ薬を服用しているか．睡眠導入剤を定期的に使用しているか．そうであれば，期間は．定時服用か頓用か．頓用は転倒の危険性と関連することがある．神経遮断薬を服用している場合は，副作用のチェックに行動観察を行うことを検討する．
□ 低血圧にさらす可能性のある循環器系の薬や，慢性閉塞性肺疾患の薬あるいは利尿薬を服用しているか．

→ 医師に照会し，高血圧等については転倒に影響する状況ではないと確認できた．

内科系の問題がある場合のケアプラン案

- *ベッドや椅子からの立ち上がりをゆっくりするように日常的に援助または指導する* ベッドや椅子の端でバランスをとる時間を与える．
- *サポートストッキングを毎日使用することを検討する*
- *1 度にたくさん食事をすることを避け（少量の食事を頻繁にとる），食後に休息するよう促す*
- *血圧を変化させ得るすべての薬剤を見直す* 必要時，薬剤自体や服用量，服用時刻を変更する．服用時刻は副作用が最小限になるようになっているか．たとえば，夕刻の利尿薬は夜間の排尿回数を増やし，夜間ベッドから起き出ることは転倒の危険性を高める．可能なら午前中の服用を検討する．

外的要因がある場合

□ 適切な介護用品の使用や住宅改修がされているかを確認する（たとえば，手すりなど）とともに危険な箇所はないか探す．

→ 玄関の手すりが，本人にとって不適切な場所である．

環境要因に対するケアプランの案

- 環境をアセスメントし，以下が達成されるようにする．
  ・日中，夜間それぞれに適切な明かりがある
  ・まぶしい光が入らないようにする
  ・ベッドと椅子の高さの調整
  ・ベッドバー，手すり，トイレ・浴室の介護用品
  ・床やカーペットがすべらないように滑り止めを活用する
- 廊下や寝室，浴室に障害物がないか確認する．
- 車いすや歩行器を利用している場合，安全に操作できるスペースが必要である．ほとんどの車いす利用者には方向転換時に半径 1.5 m が必要である．
- 最近環境が変わったか（転居，改修など）．その場合，新しい環境について十分わかってい

るか．
- 移動補助具を使ってトイレに入ることができるか（ドア幅は 90 センチ必要である）．
- 夜間暗い中や寝ぼけた状態でトイレまで歩行するよりも，ベッドのわきにポータブルトイレを置いて使用すべきか．
- 椅子（車いす）に工夫が必要か．理学療法士らによるアセスメントによって本人の身体状況に応じて最も適切な椅子を決定する．
- 補助具は適切に使われているか．
- <u>杖や歩行器，車いすが本人のサイズに合っているか．本人の状態が変わったり，そのほか新しい補助具が必要ではないか．</u> → PTと検討したところ，屋外用のシルバーカーは購入から4年が経過しており，その間に身体機能も変化しているため，歩行スピードなどに配慮し，ブレーキ付きのものが適切と判断．
  - 新しい補助具であったり，使い方・使うべき時・安全な使用手順について追加的なトレーニングが必要か．
  - 利用者を介助している人は，本人にどの程度の援助や見守りが必要か理解しているか．
- <u>本人に合った靴かどうか確認する．</u> → 自宅内でスリッパを使っているが，避けるほうがよいと考えられる．

介護施設や高齢者住宅で転倒した場合，早急な処置に対応した後，前述のリスク要因を見直し，ケアプランを改善する．
- バイタルサインを通常の状態と比較する（医師に報告できるようにする）．
- 施設の手続きにそって，インシデントレポート（ヒヤリ・ハット報告）を作成する．
- 以下がみられた場合は速やかに医師に連絡する．
  - バイタルサインの異常
  - 脱水の疑い(BUN/クレアチニン比があれば，それを用いる．そうでなければ尿量の変化か飲水量をみる）または感染の疑い
  - 精神状態の変化
  - 運動機能や言語機能の変化
  - 活動を再開できない
  - 外傷
  - 薬剤が転倒に影響した可能性
  - アルコール乱用

転倒後のケアプランの案
- 薬剤種類や，投与量，投与時間の変更を検討．
- 本人の状態の変化と必要なケアについて医師や作業療法士と相談することを検討．
- ケアプランに追加の見守りや，従前の活動レベルに戻るための見守りのプログラムを加える．ケアプランでは，本人の自信を取り戻し，転倒に関連した可能性のある問題点への対応と，転倒時に負った傷害に対応する必要がある．

- 以上の要因がみられなかったら，転倒した状況についての評価を継続する．必要時，医師・薬剤師に相談する．
  - 薬剤を見直す．とくに新規の薬剤，用量，薬剤の新たな組み合わせに着目する．薬剤の変更から症状の発現までの期間を確認する．
  - 異常な検査結果がないか医師と確認する．
  - どのようにして転倒が起こったか本人に言い表してもらう．
  - 転倒後の二次的機能低下の可能性を検討する．外傷，具合が悪いからと活動をしなくなる，転倒の恐れはすべて機能低下に結びつく（ADL の CAP を参照）．

CAP 2　IADL

I　問題

　IADL（Instrumental Activites of Daily Living：手段的日常生活自立）をより自立して実施できる可能性があり，かつそのことへの関心をもつ利用者に着目する．IADL には，食事作り，普段の家事(皿洗い，布団やベッドの整頓，掃除，片付けなど)，買い物，公共の交通手段の利用や運転による外出が含まれる．こうした IADL を自分で十分にこなせなくなるのは，その後に生じるより広い範囲にわたる身体機能低下に先だって起こる現象であることが多い．地域の一般高齢者の 17％から 30％に IADL 障害があり，この割合は高齢者住宅の入居者では 50％，居宅サービスの利用者では 95％にのぼる．ADL のほとんどは自立しているが入浴(早期に低下する ADL)にのみ援助を要する人のほとんど（98％）は，IADL 障害がある．

> → IADL 障害が ADL 障害に先立って起こっていると考えられ，全体的な悪化の危険性がある．

　IADL の自立に関心と能力のある利用者には，高い可能性で改善が期待できる．

全体のケア目標
- 現在の IADL レベルを可能な限り長く維持し，能力があっても実践していない場合，実践の機会を増やす
- 機能状態に影響を与える最近の急性疾患や慢性疾患，症状（痛みなど）を管理する
- 薬剤を確認し，管理する
- やる気や気分が機能状態に与える影響を評価する
- 身体活動や運動の重要性を本人に助言し，自己管理についての教育をする
- 実践が能力を下回っている利用者でとくに最近悪化した場合（過去 3 ヵ月など）は，機能レベルに応じて地域で利用できるプログラムや運動，カウンセリング，理学療法や作業療法などを紹介する
- IADL を実施することやその役割を担うことに意欲がない場合，別の住環境に移る希望について話し合う

> ・痛みを和らげる
> ・気分を改善する
> ・運動の重要性を本人が理解する

II　トリガー

　IADL の CAP は，居宅サービス利用者，高齢者住宅の居住者，そして地域の一般高齢者とする．なかでも，これらの活動の実施能力を向上することに関心がある人々が中心となる．そうした人々を見つけるには，以下の 4 つが鍵となる．まず，自分はもっとできるはずだという信念（最近悪化した人も含む）であり，これは本人の動機づけややる気を表すものである．2 番目に，IADL の実施を少なくとも誰かに頼っていること．3 番目に，更衣などの ADL が全面依存でないこと．最後に認知能力が多少残されていること，である．

- ◉ **トリガーされる利用者**　下の 4 つの基準すべてに当てはまる
  - ▫ 今後改善する可能性がある　以下の 1 つ以上に当てはまる：
    - ▪ 本人は自分はもっと自立できると信じている［G5a=①］
    - ▪ アセスメントする者は利用者はより自立できると信じている［G5b=①］
    - ▪ 現在の疾患からの回復の見通しが明るい［―］
    - ▪ ADL が悪化している［G6=②］
  - ▫ *IADL の困難（能力）*　調理，家事，買い物，外出の能力欄の合計(選択肢 8 は 7 として計算)が ⑦以上 ［G1a (B)³+G1b (B)³+G1g (B)³+G1h (B)⁴ が 7 以上］→ 13
  - ▫ *ADL*―ADL スコアが ⓪〜3（早期低下の ADL が自立から広範囲の援助の範囲であることを表す）［ADL-H（activities of daily living self-performance hierarchy scaly；日常生活自立段階，付録編 347 ページ参照）＝ 0 から 3］→ 2
  - ▫ *認知機能*―CPS（Cognitive Performance Scale；認知機能尺度，付録編 348 ページ参照）が ⓪〜2 ［CPS＝ 0 から 2］→ 2

> G1a(B)=3
> G1b(B)=3
> G1g(B)=3
> G1h(B)=4
> 合計=13
> ADL スコア=2
> CPS=2

《諸外国での割合》
居宅サービス利用者：20％，一般高齢者：2％

トリガーされた利用者の 15% はその後の 90 日間に IADL 機能が向上している．この数値を上げることが目標となる． ← IADL の向上の可能性がある．

● **トリガーされない利用者** IADL 障害があってもトリガーされない利用者に対する対応は，家族や友人から提供されている援助を補完するサービスの提供に限られる．

III ガイドライン

この CAP にトリガーされた利用者は，IADL の自立度を高めることのできる能力があるので，次のガイドラインを適用する．

IADL の実践レベルを向上するためのアプローチ：
- 本人と家族と最近の変化について話す．新たな医学的問題の発生や薬の変更，慢性的な症状の再燃はなかったか．これらの問題が起きた後に IADL が低下したかに留意し，そうであれば，そうした問題が解決すれば IADL の改善が見込め，逆に問題を放置すれば，更なる悪化の危険性を生むことになる． ← 本人・長男と話し，腰・下肢の痛みと入院により IADL が低下したことを確認．痛みが和らげば十分に改善すると理解した．
- モニタリングを実施する． ← 今後の IADL の状況の変化をモニターする必要がある．

急性の健康上の問題を繰り返したり，慢性的な問題の再燃があれば管理する とくに最近の転倒，痛み，気分の問題，感染，せん妄，薬剤，低栄養，視覚の問題に注意を払う．
- **転倒** 転倒の既往がある場合には，バランス，起立性のめまい，筋力，体力の低下，体を動かすことへの過度な心配，関節可動域（曲げる，伸ばすなど）の制限などの問題に対応したケアプランが必要となる．転倒の CAP を参照し，これらの改善が見込めるか検討する． ← 「CAP16. 転倒」にて検討．
- **痛み** 一般高齢者の 1/3 から半数には痛みがある．痛みの CAP がトリガーされている場合，対応したケアプランを実施することにより，しばしば痛みのレベルは軽減することがある．痛みの管理により IADL の改善が見込めるか検討する． ← 「CAP17. 痛み」にて検討．
- **気分** うつがある場合，ひきこもりや，うつに関連する倦怠感のため IADL の実施レベルが低下することがある．しかし，その逆も起こることがある．つまり，IADL ができなくなることが気分を落ち込ませ，幸福感が低下し，うつにつながっている可能性である．逆にいえば，IADL が向上すれば，気分の状態にプラスの影響を与える可能性もある． ← 痛みに伴う気分の低下が IADL の低下に影響している． ← IADL が向上することで，A さんの気分にプラスの影響があることと思われる．
- **感染等の急性症状** 感染症などの急性症状は活動を妨げ倦怠感をもたらすため，その結果として IADL の実施が低下する．
- **せん妄** 日常生活を営めず，IADL にも影響する．
- **薬剤** 抗不安薬や抗うつ薬，睡眠薬などの薬剤には副作用があり，IADL 低下をもたらすことがある．めまい，低血圧，失神，バランス障害，歩行障害，転倒と関連する薬剤を服用していないかを確認する．また，服薬を順守していないことも IADL 低下と関連する可能性がある．適切な薬剤使用の CAP を検討して薬剤と IADL 低下との関連性を判断する． ← 医師に照会したところ薬剤の問題は少ないと回答．
- **栄養状態** 最近の体重減少はなかったか，低 BMI（Body-Mass Index；体格指数）でないかを確認する（低栄養の CAP 参照）． ← 体重減少や BMI の問題はない．
- **視覚** 視覚の問題や視力の低下は，IADL の実施を難しくする．この場合でも，回復するための訓練・治療や補助具の利用により，IADL レベルを改善できる可能がある． ← 老眼はあるが，日常生活上の支障はない．

強みを特定する 認知能力があり，とくに意欲がある場合は，IADL の低下をただすケアプランを立案し，遂行できることが多い．また，金銭的に余裕のある場合は，介護用品を購入したり，民間の運動プログラムなどへの参加など選択肢が広がる．協力的な家族や友人の存在は，利用者を励まし，一緒に参加したり，援助したりなど大きな役割を果たす． ← A さんは，家事は自分で行いたいと考えており，意欲があるし，認知能力も十分ある． ← 長男は協力的であり，励ましもある．（しかし，今以上は無理）

機能問題に対応する IADL の改善の半数は，ADL や認知機能，コミュニケーション機能の改善に伴うものである（ADL，認知低下，コミュニケーションの CAP を参照）．これら 3 つの CAP には，本人の機能状態を改善するための有益な情報が含まれている．IADL を検討する上でのポイントは，これら 3 つの領域における改善と IADL 改善の可能性を関連づけることである．たとえば，ADL の改善に気づいたのなら，「これは IADL を自分で行えるようになるきっかけなのではないか」と問いかけてみる．その場合，より基本的な IADL から関与する機会を与えるよう工夫する．たとえば，食事の支度において，食材を取り出す ← 歩行機能や痛みへのアプローチが重要と考えられる．

手伝いをしてもらう，食材を混ぜる，食卓の用意（配膳）をするなど．

　ADLに対するケアプランは，しばしばIADLの向上をもたらす．もし身体機能の制限がIADLの阻害要因となっている場合，ADLと転倒のCAPを参照し，バランス，筋力，体力を向上する運動プログラムを実施できるか検討する．こうした運動プログラムは，利用者の機能状態によって，居室，コミュニティセンター，フィットネスクラブなどで行うことが考えられ，理学療法士による個別のプログラムを必要とすることもある．

- IADLへの関与や機会をより詳細にアセスメントする：IADLに問題がある場合，動作分割を試みる．たとえば，食事の支度は，単純にすれば，「棚や冷蔵庫から食材を取り出す」「洗う，切るなど下ごしらえをする」「必要時混ぜる」「焼く，炒めるなど調理する」「皿にもる」などの動作に分けることができる．本人が自信をもってできるようになるまで，それぞれの動作に関与するよう励ます．そのうえで，力がない，バランスがとれない，動作の問題，認知能力の問題，あるいは，それらを統合する能力に問題があるのかを判断する．こうした分析を通じて，再訓練の有用性（ADLのCAP参照）やIADL動作を補助する用具の導入や家屋の修繕を見極める．作業療法士は，こうした分析の専門家であり，可能な範囲で助言を受けるべきである．

- 本人の知識とスキルをアセスメントする：IADLの問題は，それまで配偶者などが行ってくれていたために，本人にスキルや知識がないことが原因となる場合がある．これらは，家事や調理，買い物などしたことがない男性が妻と死別したり，離婚したときに多い．同様のことは高齢の女性が庭仕事や金銭管理（請求書の支払いや銀行口座の管理など）をしたことがない場合にも当てはまる．この場合，新しいスキルを身につける意志と能力が本人にあるかをまずアセスメントする必要がある．その上で，スキルを獲得するための実践練習をスケジュールに組みこんでみる．たとえば，スーパーマーケットに一緒に行く，書類を記入するのを手伝う，一緒に投函するなど．

- 慢性症状を自己管理（セルフケア）するための知識・技術を向上させる：これはとくに症状の再燃を繰り返している人の場合に重要である．自己管理を促進するプログラムが地域にあるか確認する．

- IADLを自分で実施する機会を探す：インフォーマルな介護者が本人ができるか，少なくとも一部はできるIADLを，完全に担ってしまっていることがある．本人の能力の範囲内でIADLを遂行していくこと，そして，さらにIADLを拡大し，その能力を広げていくことが重要である．

- やる気：本人のやる気は重要な鍵である．やる気があり，自分には潜在能力があると信じている人のほうが，実際に改善をみることが多い．認知機能が高い人も，活動プログラムに引き込みやすい．しかし，すべての人が以前のIADLレベルに戻ろうと思っているわけではない．これまでに十分やってきたのだから，もうこれ以上はしたくない，誰かにやってもらいたいと思っている場合もある．また，すでに援助を受けている人々でも，IADLのアセスメントは重要である．なぜなら，いま以上の援助を求めている可能性もあるし，内容もトレーニングやサービスを必要とする人もいれば，相談したり安心が欲しい人もいるからである．また，家族や友人は利用者のIADLを手伝うことで，本人と一緒にいる時間をつくったり，生活の安心感を与えたりもしている場合もある．しかしながら重要なことは，その人のためにやってあげることが，不適切な結果に結びつく可能性を知ることである．利用者が積極的に日常生活に参加する効用について，家族等に教育していくことが重要である．

認知トレーニングプログラム：推論，意思決定，記憶，視覚処理を促進するプログラムには，IADLの機能低下を軽減する効果のあることが証明されている（認知低下のCAPを参照）

代替案：IADLを担うことにこれ以上関心がなかったり，これまでに1度も関心をもったことがない場合は，代替案を探る．このようなことは，調理や掃除，庭仕事をすべて担っていた配偶者を亡くした後に起こりがちである．

- 身体活動と運動の重要性についての話し合いを始める．とくにIADLを今は担わなくなっているか，活動量が低下している場合には必須である（身体活動のCAPを参照）．
- インフォーマルな援助を受けることができるか，あるいは他の有料サービスがあるか調べる．
- 高齢者住宅などのうち，食事と家事サービスを受けられる住環境への転居についての話し合いを開始する．

注釈：
- 週1回の通院時の運動療法のみであり，新たな別のプログラムが必要．
- 運動療法などについて自宅内でのプログラムも検討すべきである．
- 動作分割をして考えると身体をかがめるような動作を行うことがつらいようすである．
- IADLの実施状況や訓練にOTの関与が必要である．
- 痛みに関するセルフケアをするためのプログラム導入が必要である．
- AさんにIADL改善のやる気は十分にある．
- トレーニングや支援が必要であると同時に，安心感を高めることも必要と思われる．
- Aさんにとって長男の関わりは重要である．関わり方も適切で，いわゆる「やりすぎ」の支援は見受けられない．

- 転居を検討している場合は，それぞれの候補において確認すべきポイントを提案する．たとえば，トレーニングルームがあるか，散歩のグループなどのアクティビティやダンスや運動のプログラムがあるかなど．理想的には，過去に楽しんでいた活動や，現在楽しんでいるか，挑戦することに関心がある活動ができるところを探す．
- 将棋や囲碁，麻雀，クロスワード，数独，コンピュータゲームなど，認知機能を刺激する活動に利用者が関心をもつように話しをむける．こうしたことは金銭管理や薬剤管理などのIADLを維持するのに役立つ．
- 慢性症状の自己管理プログラムを紹介することで，症状の再燃やその他の急性症状による変化にうまく対応して回復が進むようになる．

註：参考資料については『マニュアル』を参照．

事例1（Aさん）CAP検討用紙

　CAPの検討に際しては，実践現場では以下の「CAP検討用紙」を使用して取りまとめることが多い．ここでは，CAPを用いた検討の過程でわかったこと・新たに情報を集めたことを「問題の要因や危険性・可能性を検討（課題を設定する）」に関することと「ケアの方向性およびケア内容を検討する（短期目標を設定する）」ことに分けて記載し，それぞれを集約していくことで「課題（ニーズ）」と「短期目標」（あるいはサービス内容）を明らかにしていく．

　以下に示した内容は，Aさんの状況に関し，前に示したCAP検討で欄外に示したものをそのまま転記してまとめたものである．

CAP検討用紙

No.1　　　　　　　　　　　　　　　　　　　　　　　　　利用者名　　Aさん

CAPs ・トリガーとその具体的状況	ガイドライン	
	ガイドラインに沿って問題の要因や危険性・可能性を検討（課題を設定する）	ケアの方向性およびケア内容を検討する（短期目標を設定する）
CAP17. 痛み ＊中等度のリスク J6a=3 かつ J6b=2 ・過去3日間で毎日痛みがあり，かつ，中等度の痛みである	Ⅰ問題 ・腰椎すべり症による痛みが生じている． ・腰部と両下肢にしびれるような痛みが続いている． ・「私はこの先，大丈夫なのだろうか」「つらい」「楽しいことは何もない」といった訴えが多く，活動量も少なくなっている． ・歩行時に特に痛む． Ⅲガイドライン 痛みの精査 痛みの頻度と程度 ・いつもしびれるような痛みがある．我慢できなくはないが，やる気が失せてしまう．お尻の上から太ももの外側，すねの外側にかけて痛む．足の親指が痛むときもある． ・入院中にMRI検査があり，腰椎の4番目と5番目の間で骨がずれていると指摘された． ・痛みによって意欲が低下し，気持ちも滅入ってしまっている．	・Aさん固有の生活の質に留意し，低下した歩行機能にも焦点を合わせる必要がある． ・痛みには，医師・PT・本人のみがかかわっており，多職種や家族もかかわるべきである． 全体のケア目標 ・痛みを和らげ，歩行や買物，知人との交流をスムーズに行えるようになる． Ⅱトリガー ・痛みをなくすことよりも，むしろ歩行や外出，知人との交流について検討をする． ・痛みが軽減される可能性はある．

No.2　　　　　　　　　　　　　　　　　　　　　　　　　　利用者名　　Aさん

CAPs ・トリガーとその具体的状況	ガイドライン	
	ガイドラインに沿って問題の要因や危険性・可能性を検討（課題を設定する）	ケアの方向性およびケア内容を検討する（短期目標を設定する）
	・右足を引きずるようにしてゆっくり歩く．屋外では100 mほど歩いて小休止しないと，続けて歩けない． ・内服薬と外用薬による鎮痛が行われている． ・視覚アナログスケール（VAS）では，本人によると「入院前は"3"，入院時は"10"，今は"6"」と言う． 痛みの非言語的表現 ・痛みでしかめっ面がある． ・右足を引きずるような動きがある．屋外では一定距離ごとに休憩をしている． ・痛みのため，家事をするときとしないときがある． 痛みの場所，種類，外部刺激に対する反応 ・左側よりも右側が痛む．お尻の上から太もも〜すねの外側が痛み，足の親指がしびれて痛いときも多い． ・ほぼいつも痛み，継続されている． ・長距離の歩行と上半身を曲げるときに痛み，しびれが強くなる． ・「しびれてピリピリ痛い」と表現する． ・「動かないでいると少し楽」と言う． ・「薬は飲んだり貼ったりすると痛みは和らぐが，でも痛い」と言う．「薬はまぁまぁ」と． 治療の希望 ・本人＝家事と買物がうまくできて，1人で自宅で生活したい． ・長男＝今以上に悪くなると困る． ◎痛みの管理 薬物療法 受診による薬物の処方 ・受診と処方は適切に行われている．継続することが大切である． ・処方薬以外の薬剤などは使用していない． ・モービックは1日1回の内服で効果があるとされている．	・痛みを定期的にモニターする必要がある． ・鎮痛薬を用いているので，痛みの際アセスメントを行う必要がある． ・サービス担当者，ケアマネジャー，長男により，痛みの具合を本人の行動から観察し，それを記録することが必要である． ・通院時の理学療法は一時的であるが痛みが和らぐ様子である． ・本人は「夏までに，まずは家事ができるようになりたい」（長男の訪問が暑くて大変になるから）と考えている． ・モービックは非ステロイド系抗炎症薬であり，WHO 3段階除痛ラダーのステップ1に該当．痛みがひどくなるようであればステップ2に移行される可能性もある

No.3　　　　　　　　　　　　　　　　　　　　　　　　　　利用者名　　Aさん

CAPs ・トリガーとその 　具体的状況	ガ　イ　ド　ラ　イ　ン	
	ガイドラインに沿って問題の要因や危険性・ 可能性を検討（課題を設定する）	ケアの方向性およびケア内容を検討する （短期目標を設定する）
		ので，痛みのモニターや観察は重要である． ・医師に照会したところ，「気分が滅入ると痛みも増すので，何か楽しみを見つけることが大事」と助言があった． ・せん妄や胸焼け，便秘についても注意する．
	非薬物療法 ・通院時の物理療法と運動療法が行われている． ・それにより，一時的だと言うが痛みが和らいでいる．	・通所サービスなどにより，機能低下，気分，社会関係に対応できる可能性がある． 本人，家族，ケアスタッフを教育する ・長男が「トシだから仕方ない」とよく言っているが，それを改めるような支援をする必要がある． ・予後とケア内容について，医師，PT，長男，本人，ケアマネジャーで話し合う必要がある． 以下のアプローチを検討する ・理学療法や物理療法を継続すると同時に，転倒を自宅でしないための方法を習得する必要がある． ・本人の前向きさが見える家事について作業療法を検討すべきである． ・リラクゼーションのプログラムを検討する． ・本人と相談したところ「家事が自分でできる」「屋外を100m以上は休まずに歩ける」ようになりたいと考えるに至った． ・孤独であることや不安感があることに対する支援は必要と思われる． 痛みによる望まれざる影響を阻止する ・「CAP3．ADL」を参照し，歩行はできるが完全に自立しているわけではないので，歩行に着目した機能回復を図ることと，その改善状況を本人・家族と共有すること，まれにある夜間の失禁の改善について確認することの必要性がわかった．
	・DRS（うつ尺度）は4点であり，「問題を抱えている可能性がある」というレベルである．	・「CAP10．気分」を参照すると，痛みへの対処と友人などとの交流についての必要性がわかる． ・「CAP11．行動」を参照すると，痛みを和らげることと本人の強みや長所を積み重ねるようにすることが必要であるとわ

No.4　　　　　　　　　　　　　　　　　　　　　　　　　利用者名　　Aさん

CAPs ・トリガーとその具体的状況	ガイドライン	
	ガイドラインに沿って問題の要因や危険性・可能性を検討（課題を設定する）	ケアの方向性およびケア内容を検討する（短期目標を設定する）
	・「CAP10．気分」を参照すると，気分が低下していることへの対処を行わないと機能低下や気分の低下をさらに招くリスクがあるとわかった． 【アセスメント結果とケアマネジャーによる判断】 ・腰椎すべり症による腰部と下肢（特に右側）の痛みがあり，歩行機能が低下している．そのためにIADLの機能も低下した． ・痛みへの対処を行わなければ，一層の機能低下だけでなく，活動量全体の低下から気分の低下も引き起こす危険性がある． ⇒通院は続けながら，生活面での身体の動かし方を訓練したり，歩行機能を向上させる訓練をしたりすることで，痛みが和らぎ，家事や買物が自分ででき，自宅での生活を継続させられる可能性がある． 【本人の反応】 ・今以上の通院はむずかしいので，送迎付きや自宅でのリハビリテーションが受けられるならそれを利用し，痛みが和らいだり歩行がもっとできるようになる支援を受けたい． ・長男に迷惑をかけないように，家事についての支援も受け，いずれは自分でできるようになりたい． ⇩ 【生活全般の解決すべき課題（ニーズ）】 ・痛みを和らげるような身体の動きを身につけ，歩いたり家事をしたりすることを楽に行えるようにしたい．	かった． ⇩ 【長期目標】 ・家事が自分でできるようになり，外出して友人との趣味活動ができるようになる 【短期目標】 ・腰部と下肢の痛みが和らぐ ・100mを休憩なしに歩けるようになる
CAP16．転倒 ＊中等度リスク J1＝1 ・過去30日間にはなかったが31〜90日間に転倒した	Ⅰ問題 ・Aさんは転倒をしており，今後も転倒をする危険性がある． ・痛みと歩行機能の低下が生じている． Ⅱトリガー ・40日ほど前に転倒している． ・次の90日間で転倒が起こるリスクがかなり高い．	全体のケア目標 ・転倒のリスク要因を明らかにする ・身体活動量を増進する．

No.5　　　　　　　　　　　　　　　　　　　　　　　　　利用者名　　Aさん

CAPs ・トリガーとその具体的状況	ガイドライン	
	ガイドラインに沿って問題の要因や危険性・可能性を検討する（課題を設定する）	ケアの方向性およびケア内容を検討する（短期目標を設定する）
	Ⅲ ガイドライン **一般的なケアプランの検討事項** ・過去1回の転倒を本人に確認したところ「退院直後の2月20日頃に，自宅玄関で外出しようとしたとき，足の痛みが生じてバランスを崩し，尻もちをつくように座り込んでしまった」と言う． ・原因は，痛みの発生とバランスの問題と推測される． ・骨粗しょう症について医師に照会したところ「骨密度とビタミンDについては，検査の結果をみても大きな問題はない」と回答． ・理学療法を通院時に行っているが，週に1回程度である． ・薬剤について医師に照会したところ「転倒のリスクを考えて処方をしており，今の薬剤であればそのリスクはほぼない」と回答． ・血圧について医師とPTに照会したところ「降圧薬は処方されているが，血圧が転倒に影響する状況ではない」と回答． **アセスメントとケアプラン** ・転倒のリスク要因として，痛みに伴うバランスと足取りの悪さ，活動の低下に伴う持久性の低下が考えられ，転倒した玄関の環境も要検討である． **過去の転倒への反応** ・転倒に関し，今回が初回ケアプランであり，検討を要する． **身体活動の制約がある場合** ・立位バランスは，痛みが強いときは左に傾く．上体を傾けるとバランスが崩れる． ・足取りはかなり緩慢．歩幅は狭く，右足の運びが悪い．外出時のシルバーカーが簡易な物で，ブレーキなどは付いていない． ・後彎が少しある． ・2分間の立位を試みたところ，問題はない（痛みがあるのでつらいと言うが，可能であった）． ・医師に確認したところ，「サプリメントの必要性は少ない」と回答．	・身体活動を増やすことが必要である． ・玄関の手すりの位置が不適切である． ・転倒した玄関の手すりを再検討する必要がある． ・運動の機会を設け，歩いた距離を記録するような必要がある． ・バランス，筋力，柔軟性の運動プログラムを設ける必要がある．

No.6　　　　　　　　　　　　　　　　　　　　　　　　利用者名　　Aさん

CAPs ・トリガーとその具体的状況	ガイドライン	
	ガイドラインに沿って問題の要因や危険性・可能性を検討（課題を設定する）	ケアの方向性およびケア内容を検討する（短期目標を設定する）
	視覚障害がある場合 ・老眼以外の問題となるような視覚障害はない． 振戦や拘縮を伴うパーキンソン病など神経疾患や片麻痺の場合 ・神経疾患などはない． アルコール依存や糖尿病（低血糖）のような代謝性疾患の場合 ・アルコールの問題や代謝性疾患はない． 認知障害の場合 ・転倒の問題になるような認知障害はない． 内科的評価 ・医師に照会し，血圧等については「転倒に影響する状況ではない」と確認できた． 外的要因がある場合 ・玄関の手すりが，本人にとっては不適切な位置となっている． ・PTと検討したところ，屋外用のシルバーカーは購入から4年が経過しており，その間に身体機能も変化していることから，今の歩行スピードなどに配慮し，ブレーキ付きのものが適切と判断された． ・自宅内でスリッパを使っているが，使用を避けるほうがよいと考えられる． 【アセスメント結果とケアマネジャーによる判断】 ・40日ほど前に自宅で起こった転倒は，痛みに伴う歩行・立位バランスの悪さから起こっていると思われた．また，玄関の手すりの位置も不適切である．歩行・立位の持久性も低下していると思われた． ・骨粗しょう症などの問題は少ないものの，再転倒の可能性が高い． ・活動性を向上させるとともに，自宅内での転倒予防が必要である． ・屋外での当面のリスクとして，シルバーカーが本人にとって不適切な機種となっていることから，変更する必要がある． 【本人の反応】 ・転倒はそんなに気にしていなかったが，気をつけなければいけないことがわかった．	

No.7　　　　　　　　　　　　　　　　　　　　　　　　　利用者名　　Aさん

CAPs ・トリガーとその具体的状況	ガイドライン	
	ガイドラインに沿って問題の要因や危険性・可能性を検討（課題を設定する）	ケアの方向性およびケア内容を検討する（短期目標を設定する）
	・歩行などの訓練と同時に，特に自宅内での危険に注意しないといけない． ⇩ 【生活全般の解決すべき課題（ニーズ）】 ・転倒をしないようにしたい．	⇩ 【長期目標】 ・屋外での活動ができるようになり，買物や友人との交流を楽しめるようになる． 【短期目標】 ・自宅内での転倒をしない．
CAP2．IADL G5a=1，G5b=1，G6=2，G1a(B)=3，G1b(B)=3，G1g(B)=3，G1h(B)=3，ADL-H=2，CPS=2 ・本人はもっと自立できると信じている ・アセスメントする者は本人がより自立できると信じている ・ADLが悪化している ・IADLの困難度（能力）が13 ・ADL-Hは限定的援助 ・CPSは軽度の障害	Ⅰ問題 ・IADL障害がADL障害に先駆けて起こっていると考えられ，全体的な悪化の危険性がある． Ⅲガイドライン <u>IADLの実践レベルを向上するためのアプローチ</u> ・Aさん本人と長男と話し合いをし，腰と足の痛み，それに伴う入院によってIADLが低下したことを確認．痛みが和らげば十分に改善すると理解できた． 急性の健康上の問題を繰り返したり，慢性的な問題の再燃があれば管理する ・「CAP16．転倒」にて検討を行う． ・「CAP17．痛み」にて検討を行う． ・痛みに伴う気分の低下がIADLの低下に影響している． ・IADLが向上することで，Aさんの気分にプラスの影響があることと思われる． ・医師に照会したところ，IADL低下をもたらすような薬剤の問題は少ないと回答． ・体重減少やBMIの問題はない（体重は維持，BMIは24.1）． ・老眼はあるが，日常生活上の支障はない． 強みを特定する ・Aさんは，家事は自分で行いたいと考えており，意欲があるし，認知能力も十分である． ・長男は協力的であり，励ましもある（しかし，今以上の関わりは避けたいとも言う）．	全体のケア目標 ・痛みを和らげる ・気分を改善する ・運動の必要性を本人が理解する Ⅱトリガー ・IADLの向上の可能性がある． ・今後のIADLの実施状況をモニターする必要がある．

No.8　　　　　　　　　　　　　　　　　　　　　　　　　　　　利用者名　　Aさん

CAPs ・トリガーとその具体的状況	ガイドライン	
	ガイドラインに沿って問題の要因や危険性・可能性を検討（課題を設定する）	ケアの方向性およびケア内容を検討する（短期目標を設定する）
	機能問題に対応する ・歩行機能や痛みへのアプローチが重要と考えられる． ・動作分割をして検討してみると，身体をかがめるような動作を行うことがつらい様子である． ・AさんにIADL改善のやる気は十分にある． ・Aさんにとって長男のかかわりは重要である．かかわり方も適切で，いわゆる「やりすぎ」の支援は見受けられない． 【アセスメント結果とケアマネジャーによる判断】 ・IADLの低下を防止することがADL低下を招かないための鍵である． ・Aさんの意欲は十分で，長男のかかわり方も良好である．ただし，長男には支援の負担感はある． ・身体をかがめるような動作を行うことが難しくなっており，掃除や洗濯などに支障が生じている． 【本人の反応】 ・掃除や洗濯，調理など，自分でうまくできるようになりたい．しかし，痛みに負けている状況である． ・長男は仕事もあるし，負担をさせるわけにはいかない． ⇩ 【生活全般の解決すべき課題（ニーズ）】 ・掃除や洗濯，調理などを，長男に負担をかけることなく，自分で行えるようになりたい．	・週1回の運動療法のみであり，新たな別のプログラムが必要である． ・運動療法などについて，自宅内でのプログラムも検討すべきである． ・IADLの実施状況の把握や訓練に，OTの関与が必要である． ・痛みに関するセルフケアをするためのプログラム導入が必要である． ・IADLのトレーニングや支援が必要であると同時に，安心感を高めることも必要と思われる． ⇩ 【長期目標】 ・家事全般を自分でできるようになる 【短期目標】 ・掃除や洗濯，調理が自分でできるようになる ・家事面の支援についての長男の負担を減らす

事例1（Aさん）CAPサマリー表

　CAP検討用紙に示した内容を簡略化したものがCAPサマリー表である．日常業務にあたっては，CAP検討用紙をすべてのアセスメント場面で作成するわけではない．実際には，詳細検討した内容をこのCAPサマリー表に取りまとめて書き示すことがほとんどである．

利用者：Aさん
アセスメント基準日：2017/03/30
アセスメント担当者：T T

スケール

BMI	24.1
うつ評価尺度（DRS）	4点
認知機能尺度（CPS）	2：軽度の障害がある
日常生活自立段階（ADL-H）	2：限定援助
痛み評価尺度（Pain Score）	2：中程度の痛み

機能面

CAP	トリガー	優先順位	状態	ケアへの反映，方法
1. 身体活動の推進	○		「2. IADL」「17. 痛み」にて検討する．	
2. IADL	○	3	痛みにより家事の実施能力が低下しているが，意欲は高い．身体をかがめるような動きがつらい様子である．	IADLの能力向上の訓練などを行う．また，長男の支援の負担を減らすためのサービス導入を検討する．
3. ADL	○（改善）		「2. IADL」「17. 痛み」にて検討する．	
4. 住環境の改善				
5. 施設入所のリスク	○		「2. IADL」「16. 転倒」にて検討する．	
6. 身体抑制				

精神面

CAP	トリガー	優先順位	状態	ケアへの反映，方法
7. 認知低下	○（悪化予防）		不安感などのためにトリガーされたが，その要因が下肢の痛みであるため，「17. 痛み」にて検討する．	
8. せん妄				

CAP	トリガー	優先順位	状態	ケアへの反映,方法
9. コミュニケーション	○（改善目的）		日常の意思決定の能力が衰えた点からトリガーされたが，問題は生じておらず，活動性を向上させることに主眼を置く．	
10. 気分	○（高リスク）		「17. 痛み」にて検討する．	
11. 行動				
12. 虐待				

社会面

CAP	トリガー	優先順位	状態	ケアへの反映,方法
13. アクティビティ				
14. インフォーマル支援	○		「2. IADL」にて検討する．	
15. 社会関係	○		「3. IADL」にて検討する．	

臨床面

CAP	トリガー	優先順位	状態	ケアへの反映,方法
16. 転倒	○（中リスク）	2	1か月ほど前に自宅の玄関内で転倒している．痛みのためにバランスを崩したような状況．	再転倒の防止のために住環境を検討する．痛みの緩和を図りながら，活動性を向上させるための支援を行う．
17. 痛み	○（中リスク）	1	臀部から大腿から脛の外側にしびれるような痛みがある・左よりも右のほうが痛みが強い．	物理療法を行うとともに，痛みのモニターを行う．
18. 褥瘡				
19. 心肺機能				
20. 低栄養				
21. 脱水				
22. 胃ろう				
23. 健診・予防接種	○（診察あり）		継続的に通院が行われていることから，検討の必要性は少ないと思われる．	
24. 適切な薬剤使用				
25. 喫煙と飲酒				
26. 尿失禁	○（改善）		痛みによる移動能力の低下からの尿失禁（機能性尿失禁）が起こっていることから，「17. 痛み」にて検討する．	
27. 便通				

事例1(Aさん)サービス計画書(1)

　このように検討を深めることで，課題(ニーズ)や目標，サービス内容が定まってくる．それを厚生労働省が示したケアプラン表の標準例に落とし込んでいくことで，ケアプラン(原案)が作成される．以下にAさんのケアプラン(原案)を示す．

居宅サービス計画書（1）

第1表

作成年月日 2017 年 2 月 28 日

初回・紹介・継続　　認定済・申請中

利用者名	A	殿	生年月日	昭和15年 5 月 29 日	住所	

居宅サービス計画作成者氏名　ＴＴ

居宅介護支援事業者・事業所名及び所在地　〇〇居宅介護支援事業所

居宅サービス計画作成（変更）日　平成29 年 3 月 31 日　　初回居宅サービス計画作成日　平成29 年 3 月 31 日

認定日　平成29 年 2 月 21 日　　認定の有効期間　平成29 年 1 月 21 日～平成29 年 7 月 31 日

要介護状態区分	要支援　・　要介護1　・　⓶要介護2⓶　・　要介護3　・　要介護4　・　要介護5

利用者及び家庭の生活に対する意向	本人：2月15日まで腰痛と足の痛みで入院し、歩行と家事が自分ではうまくできなくなってしまった。治療を続けながら、介護保険を利用して、自宅でできることを増やしていきたい。再入院はしないようにしたい。 長男：本人の状態が今以上に悪化すると、自分としても支援ができなくなるので、できる限り、状態を良くして欲しい。母の様子を把握したい。

介護認定審査会の意見及びサービスの種類の指定	

総合的な援助の方針	①痛みが増強せず、自宅で転倒しないようにして、再入院をしないような支援を行います。 ②以前のように、家事や買い物ができるようになるような支援をします。 〈緊急連絡先〉長男〇氏・・携帯090－＊＊＊＊－＊＊＊＊　②主治医　□□整形外科病院・・〇〇〇－＊＊＊＊

生活援助中心型の算定理由	①1人暮らし　・　2．家族等が障害、疾病等　・　3．その他（　　）

第2表

居宅サービス計画書（2）

利用者名　A　殿　　生年月日　昭和15年5月29日　　住所　○市　　作成年月日　2017年3月31日

生活全般の解決すべき課題（ニーズ）	援助目標			援助内容				
	長期目標	期間	短期目標	期間	サービス内容	※1	サービス種別	※2	頻度	期間
痛みを和らげるよう、な身体の動きを身に付け、歩いたり家事をしたりすることを楽に行えるようになりたい	家事が自分でできるようになり、外出をして友人との趣味活動ができるようになる	H 29.3〜H 29.7	腰部と下肢の痛みが和らぐ	H 29.3〜H 29.6	理学療法を行う		医療機関	□整形外科病院	1回/2週	H 29.3〜H 29.6
					タクシーで通院する	○	本人	Aさん	1回/2週	
					通所時に物理療法・運動療法を行う	○	通所リハビリテーション	△老人保健施設	2回/週	
					バイタルサイン、痛みのモニターを行う	○	訪問看護（理学療法）	▲訪問看護ST	1回/週	
					訪問時に、Aさんに痛みの状態について聴き取り観察を行い、記録ノートに記入する・自宅周囲での訓練時には、歩いた距離を記入する	○	訪問看護	▲訪問看護ST	訪問時（随時）	
						○	訪問介護			
							長男	ケアマネジャー		
			100mを休憩なしに歩けるようになる	H 29.3〜H 29.6	通所時に持久性向上と歩行の安定に関する運動療法を行う	○	通所リハビリテーション（理学療法）	△老人保健施設	2回/週	H 29.3〜H 29.6
					訪問時に自宅内で持久性向上と歩行の安定に関する運動療法を行う	○	訪問看護（理学療法）	▲訪問看護ST	1回/週	
転倒をしないようにしたい	屋外での活動ができるようになり、買物や友人との交流を楽しめるようになる	H 29.3〜H 29.7	自宅内外での転倒をしない	H 29.3〜H 29.6	理学療法士が評価したうえで、玄関の手すりの設置を行う	○	住宅改修	□工務店	—	H 29.3〜H 29.6
					自宅内のスリッパは履かない		本人	Aさん	—	
					転倒防止のための助言と機能訓練を行う	○	訪問看護（理学療法・作業療法）	▲訪問看護ST	2回/週	
					通所時に入浴の介助を行う	○	通所リハビリテーション	△老人保健施設	1回/週	
					屋外では歩行器（シルバーカー・ブレーキ付き）を使用する	○	福祉用具貸与	××福祉用具店	—	
掃除や洗濯、調理などを、長男に負担をかけることなく、自分で行えるようになりたい	家事全般を自分で行えるようになる	H 29.3〜H 29.7	掃除や洗濯、調理が自分でできるようになる	H 29.3〜H 29.6	家事（掃除、洗濯、調理）の能力を向上させるための機能訓練を行う	○	訪問看護（作業療法）	▲訪問看護ST	1回/週	H 29.3〜H 29.6
			家事面についての長男の負担が減る	H 29.3〜H 29.6	掃除・洗濯（生活援助）を実施する	○	訪問介護	▼訪問介護事業所	2回/週	

※1 「保険給付の対象となるかどうかの区分」について、保険給付対象内サービスについては○印を付す．
※2 「当該サービス提供を行う事業所」について記入する．

第3表

週間サービス計画表

利用者名　A　殿　　　　　　　　　作成年月日　2017 年 3 月 30 日

	月	火	水	木	金	土	日	主な日常生活上の活動
深夜 4:00								
5:00								
早朝 6:00								起床：洗面
7:00								朝食・服薬
8:00								洗濯
午前 9:00		訪問介護				訪問介護		外出（週1・2回）
10:00	訪問看護				訪問看護			食事の支度
11:00			通所リハビリテーション					昼食
12:00								
13:00								買い物
14:00								
午後 15:00								
16:00								食事の支度
17:00								ベッド臥床
18:00								夕食・服薬
夜間 19:00								テレビ視聴
20:00								
21:00								
22:00								就寝
深夜 23:00								
0:00								
1:00								
2:00								
3:00								

週単位以外のサービス	福祉用具貸与（歩行器貸与），住宅改修（玄関上り框の手すり設置），長男の訪問（家事のサポート）（週2回：木・日の夕方） C整形外科病院へ通院（2週に1回：Aさんがタクシーにて）

課題整理総括表

利用者名　A　殿　　　作成年月日　2017 年 3 月 31 日

利用者及び家族の生活に対する意向：
- 本人：自宅でできることを増やしていきたい。再入院はしないようにしたい。
- 長男：できる限り、状態を良くして欲しい。

自立した日常生活の阻害要因（心身の状態、環境等）※1
- ①臀部から下肢への痛みがある ④
- ②痛みやIADLができないことで不安がある ⑤
- ③歩行が不安定で長距離は歩けない ⑥

状況の事実※1	現在 ※2			要因※3	改善/維持の可能性※4	備考（状況・支援内容等）	見通し ※5	生活全般の解決すべき課題（ニーズ）[案] ※6
移動 室内移動	自立	見守り	一部介助	全介助		改善・維持・悪化		臀部から下肢の痛みを緩和することで歩行できるようになり、いずれは外出機会・社会との関わりも確保できるようになると思われる。自宅周辺での歩行などの訓練も必要である。	痛みを和らげるような身体の動きを身に付け、歩いたり家事をすることを楽に行えるようになりたい
屋外移動	自立	見守り	一部介助	全介助		改善・維持・悪化	シルバーカーを使用している。		
食事 食事内容	自立	支障なし	支障あり			改善・維持・悪化			
食事摂取	自立	見守り	一部介助	全介助	①	改善・維持・悪化			
調理	自立	見守り	一部介助	全介助	①	改善・維持・悪化	痛みのため、長男の支援を受けている。		
排泄 排尿・排便	自立	見守り	一部介助	全介助	①③	改善・維持・悪化	歩行がスムーズでなく、トイレまで間に合わない。	シルバーカーが適切でないので、見直すことにより、屋外歩行を改善する可能性がある。	転倒をしないようにしたい
排泄動作	自立	見守り	一部介助	全介助		改善・維持・悪化			
口腔 口腔衛生	自立	支障なし	支障あり			改善・維持・悪化			
口腔ケア	自立	見守り	一部介助	全介助		改善・維持・悪化			
服薬	自立	見守り	一部介助	全介助		改善・維持・悪化		痛みの緩和がうまくいけば、家事などの支援については長男の負担は減ると思われる。当面は、外部からの家事の支援を行うことも効果的と思われる。	掃除や洗濯、調理などを、長男に負担をかけることなく、自分で行えるようになりたい
入浴	自立	見守り	一部介助	全介助	①	改善・維持・悪化	小休止しながらでなければ長距離の屋外歩行ができない。		
更衣	自立	見守り	一部介助	全介助	①	改善・維持・悪化			
掃除	自立	見守り	一部介助	全介助	①	改善・維持・悪化	痛みのため動作がスムーズでない。		
洗濯	自立	見守り	一部介助	全介助	①	改善・維持・悪化			
整理・物品の管理	自立	見守り	一部介助	全介助		改善・維持・悪化			
金銭管理	自立	見守り	一部介助	全介助		改善・維持・悪化			
買物	自立	見守り	一部介助	全介助	①③	改善・維持・悪化			
コミュニケーション能力	自立	見守り	一部介助	全介助		改善・維持・悪化		転倒の防止（玄関内での転倒）については、過去の転倒（玄関での転倒）から検討すると、痛みへの対応と手すりの検討により、リスクは軽減すると考えられる。	
認知	支障なし	支障あり				改善・維持・悪化			
社会との関わり	支障なし	支障あり			①②③	改善・維持・悪化	痛みなどのため外出機会が乏しい。		
褥瘡・皮膚の問題	支障なし	支障あり				改善・維持・悪化			
行動・心理症状（BPSD）	支障なし	支障あり				改善・維持・悪化			
介護力（家族関係含む）	支障なし	支障あり			①②③	改善・維持・悪化	長男の支援を受けているが、長男に負担感がある。	こうしたことに関して、本人は悩みや不安があるもの、意欲は高いため、それをサポートすることが望ましい。	
居住環境	支障なし	支障あり			①③	改善・維持・悪化	玄関で転倒したことがあり、手すりが不適切。		

※1 本書式は総括表でありアセスメントツールではないため、必ず別に詳細な情報収集・分析を行うこと。なお「状況の事実」の各項目は課題分析標準項目に準拠している。
※2 介護支援専門員が収集した客観的事実を記載する。選択肢には○印をつける。
※3 現在の状況が「自立」あるいは「支障なし」以外である場合に、そのような状況をもたらしている要因を、様式上部の「要因」欄から選択し、該当する番号（丸数字）を記入する（複数の番号を記入可）。
※4 今回の認定有効期間における状況の改善/維持/悪化の可能性について、介護支援専門員の判断として選択肢に○印を付する。
※5 「要因」および「改善・維持の可能性」を踏まえ、要因を解決するための援助内容と、それが提供されることによって見込まれる事後の状況（目標）を記載する。
※6 本計画期間における優先順位を数字で記入。ただし、解決が必要だが本計画期間に取り上げることが困難な課題には「−」印を記入。

事例1のまとめ

　退院後にADLとIADLの機能低下をきたしていたAさんに対し，ケアマネジャーが腰部と下肢の痛みに着目しながら，短期的には独居と病気に伴う不安感の軽減とIADLの改善を，中期的には社会的活動の拡大を図ろうとした事例である．

　インターライ方式のアセスメント表により，身体機能や心理社会的状況について，入院前の時点から現時点までの変化を把握すると同時に，痛みという極めて主観的な事象までを含め，まずは詳細かつ包括的に情報収集を行っている．そのうえで，インターライ方式のスケールにより，気分(DRS：うつ評価尺度＝4点)や認知機能(CPS：認知機能尺度＝2)の問題にも気づかされながらCAPによる問題状況の分析に至った．

　CAPは13領域が選定されたが，主要CAPとして痛み・転倒・IADLの3つをとりあげ，各CAPを用いて詳細に検討を加えている．

　痛みについては，Aさんの痛みのさらに詳しい情報収集を行い，痛みの緩和のための個別的なケアを行うようにしている．短期目標も，本人の現状をもとに，ケアプランの見直し・評価に応えられるような具体化されたものとなっている．この分析・検討のなかで，視覚アナログスケール(VAS)を用いて，主観的な痛みを本人とともに客観化しながらアセスメントを深めている点は特筆されるべき点であろう．痛み尺度(Pain Score)を用いて，改善や悪化をフォローすることで，治療やケアにフィードバックすることができる．また，医師など医療関連職種への照会や助言を得るべきポイントがCAPのなかで示されたことにより，照会を具体的にどのように行うかを示すことができている．さらに，派生する他の問題(不安の増大)のリスクにも着目することができている．

　転倒とIADLにおいては，CAPに示される「全体のケア目標」により，機能や活動量を増やすことを前提とした検討が加えられている．転倒については過去の転倒の詳細分析から対応策が練られており，IADLについてはその機能向上に伴う好影響(気分の改善や長男の負担軽減)も見通しながら，改善と代替サービスを示すに至っている．

　この事例では，詳細で包括的な情報収集から，問題の要因・改善の可能性・悪化のリスクの分析を行っているという意味で，インターライ方式によるケアプラン作成の特徴がよく表れていると言える．とりわけ，CAPを用いた詳細検討の内容に注目すべき事例である．

事例2　在宅の高齢者（高齢者夫婦世帯）の事例

事例の概要と経過

　Bさん（男性・83歳）は東日本で生まれ，大学卒業後に首都圏で大企業に就職．28歳の頃に結婚した．2人の娘（長女：54歳・次女：50歳）に恵まれ，それぞれ結婚して他県に居住している．69歳まで会社勤務をした後，現在は首都圏の一軒家（持ち家・2階建て・4LDK）に妻（77歳）と住んでいる．

　60歳の頃に糖尿病と高血圧の指摘があったものの，定期的な通院はしていなかった．その後，78歳（平成24年）のときに脳梗塞を発症し，急性期と回復期の病院に計3か月の入院をした後に自宅に戻った．身体に麻痺はほとんど残らず，発語において少し呂律がまわりにくいものの日常生活には差し支えなく，家庭菜園での作業や旅行などを楽しんでいた．退院後は自宅近くのクリニック（内科）に妻の介助で2週間に1回程度の通院を続けている．このときに，自宅で使用するベッド（電動ギャッチベッド）・車いす（一般型）を自費で購入している．

　その後，80歳（平成26年）の頃から徐々に歩行機能が低下し，物忘れや感情の起伏も大きくなってきた．このときに初めて要介護2の認定を受け，脳血管性認知症の指摘もあり，通所介護（週1回）と訪問介護（自宅での入浴介助・週1回）を利用し始めた．平成27年には機能訓練を行う目的で1か月ほど入院をしている．その後もADLや認知機能は低下傾向で，82歳（平成28年）には要介護4となり，通所介護（週1回）と訪問介護（自宅での入浴介護・週1回）に加え，通所介護の利用日以外は午後に1日2回の訪問介護（排泄介助）を導入し，妻の介護負担の軽減を図っていた．

　83歳となった平成29年1月，介護負担が重くなって施設入所を検討し始めた妻が本人とケアマネジャーと話し合い，もう少し積極的にADL改善のための取り組みをしようということとなった．

　この居宅介護支援事業所では，従来は事業所独自のアセスメント表を用いてケアプランの作成をしていたが，平成28年10月からインターライ方式に変更したところであり，このとき初めてBさんに対してインターライ方式によるアセスメントを行うこととなる．

　担当のケアマネジャーは，平成29年1月19日にあらためてアセスメントを行うために自宅を訪問した．その後，ケアマネジャーが1月20日に本人が通院中のクリニックへ訪問し，新しいケアプラン原案を作成し，担当者会議などを経て1月26日からそのケアプランによるサービス提供が始まることとなった．

アセスメント時の概要

1）疾患

　脳梗塞後遺症・糖尿病・高血圧症・脳血管性認知症（外来通院により内服薬・外用薬の処方がある）

2）ADL

　歩行・移動：自宅内は妻が体重を支えるように腰と腕を持ち，ゆっくりと歩行する．屋外は

車いすを使って妻の介助により移動する．平成28年秋以降，立ち上がりの際などに転倒する(座り込むようにバランスを崩す)ことが増えており，数日に1度は転倒し，特に12月以降に増えている．

食事：自分で摂取できるが食べこぼしが多い．

更衣：上半身は腕を袖に通す介助をする程度であるが，下半身の更衣は介助者が本人の腰を支えて着替えさせるような介助が必要である．

入浴：自宅では浴槽に入ることができず，訪問介護によるシャワーのみとなっている．通所時には浴槽に介助により出入りする．身体を洗うことは自分ではできない．

排泄：体重を支えるような介助によって便器に移乗している．排尿については間に合わないことがほとんどで，オムツを常時使用している．排便は，本人の訴えによりトイレで介助を行うが，しばしばオムツ内での排便となってしまう．

整容：タオルで顔を拭くことができる程度で，口腔ケアや髭剃りなどは妻がすべて行っている．

3) IADL

調理・洗濯・掃除・買い物：妻がすべて行っている．

金銭管理・電話：妻がすべて行っているが，自分で行うことができる能力は有しているようにみえる．

4) コミュニケーション

視覚・聴覚・言語の機能：やや呂律がまわりにくい状態であるものの，日常生活上の問題はない．

認知：短期記憶や見当識に障害が生じている．ADL低下に合わせるかのように判断力も鈍くなってきている．

5) 心理社会面

ADL低下に伴って不安の訴えや否定的な言動が増加している．

6) 住環境

住居：持ち家の1階で過ごしており，バリアフリー住宅ではないものの，玄関やトイレ，浴室には手すりが設置されている．勝手口には車いすで外に出るためのスロープも造られている．

交通：バス停まで200mほどである．外出(通院など)にはタクシーを利用する．

7) 経済面

収入：本人の老齢厚生年金や企業年金など(月額約30万円)と妻の老齢基礎年金(月額約7万円)で生計を立てている．

8) 主訴

本人：もう少し歩く能力を取り戻したい．

妻：日常生活の介助量を減らすことができるよう，本人にもがんばって欲しい．自分もできる限りのことをしたいが，年齢的なこともあり，いずれ限界が来る可能性もあり不安である．

＊アセスメント基準日(ケアプランの見直し)：平成29年1月19日

居宅版 インターライ方式　アセスメント表

A. 基本情報

A1. 氏名
B

A2. 性別　　　　　　　　　　　　　　　　　1
1　男性
2　女性

A3. 生年月日
1 9 3 4 - 0 6 - 1 0
　年　　　　月　　　　日

A4. 婚姻状況　　　　　　　　　　　　　　　2
1　結婚したことがない
2　結婚している
3　パートナーがいる
4　死別した
5　別居中，事実上婚姻関係にない
6　離婚した

A5. 介護保険証番号

A5a.　保険者番号
0000

A5b.　被保険者番号
0000

A6. 事業所番号
00000

A7. 要介護度　　　　　　　　　　　　　　　6
0　現在有効の認定結果はない
1　要支援1
2　要支援2
3　要介護1
4　要介護2
5　要介護3
6　要介護4
7　要介護5

A8. アセスメントの理由　　　　　　　　　　2
1　初回アセスメント
2　定期アセスメント
3　再開時アセスメント
4　著変時アセスメント
5　終了時アセスメント
6　終了時の記録のみ
7　その他

A9. アセスメント基準日
2 0 1 7 - 0 1 - 1 9
　年　　　　月　　　　日

A10. 本人のケア目標

ヘルパーの支援を受けながら自宅で生活を続けたい．施設や病院には入りたくない．

A11. アセスメント時の居住場所　　　　　　1
1　自分の家／アパート／賃貸の部屋
2　高齢者住宅：有料老人ホーム(特定施設入居者生活介護無し)
3　高齢者住宅：有料老人ホーム(特定施設入居者生活介護有り)
4　認知症対応型共同生活介護
5　小規模多機能型居宅介護
6　介護老人福祉施設
7　介護老人保健施設
8　介護療養型老人保健施設
9　介護療養型医療施設
10　回復期リハビリテーション病棟／病院
11　精神科病院／病棟
12　緩和ケア病棟
13　上記(9～12)以外の病院
14　精神障害者施設
15　知的障害者施設
16　ホームレス(シェルター利用の有無は問わない)
17　刑事施設
18　その他

A12. 同居形態

A12a.　同居者　　　　　　　　　　　　　　2
1　1人暮らし
2　配偶者のみ
3　配偶者とその他と

居宅版 インターライ方式　アセスメント表

4 （配偶者なし）子供と
5 （配偶者なし）親や保護者と
6 （配偶者なし）兄弟と
7 （配偶者なし）その他親族と
8 （配偶者なし）親族以外と

A12b. 90日前（または前回アセスメント時）と比較して同居形態の変化　[0]

0 いいえ
1 はい

A12c. 利用者や家族，身内は，利用者は他のところに住む方がよいのではないかと思っている　[2]

0 いいえ
1 はい，他の居住場所
2 はい，施設入所

A13. 退院後の経過期間　[0]

0 過去90日間に入院していない
1 31〜90日前に退院した
2 15〜30日前に退院した
3 8〜14日前に退院した
4 退院したのは7日以内
5 現在入院中

A メモ

妻は，利用者本人が施設入所をしたほうが安全に暮らせるのではないかと思っている．

B. 相談受付表

※このセクションは，初回アセスメント時のみ

B2. 受付日

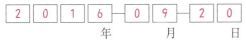

　年　　月　　日

B3. 相談受付時までの経過

自宅近くの医院に通院中で，妻の介護負担を軽減するために要介護認定を受けた．

B4. 相談受付内容

妻による介護が負担を増しており，介護サービスを利用したい．本人も納得している．

B5. 過去5年間の利用履歴（短期は含まず）

0 いいえ
1 はい

B5a. 介護施設，療養病院／病棟　[0]
B5b. 認知症対応型共同生活介護，小規模多機能型居宅介護　[0]
B5c. 高齢者住宅：有料老人ホーム（特定施設入居者生活介護有り・無し含む）　[0]
B5d. 精神科病院，精神科病棟　[0]
B5e. 精神障害者施設　[0]
B5f. 知的障害者施設　[0]

B9. 教育歴　[7]

1 未就学：小学校中退含む
2 小学校卒：高等小学校・新制中学中退も含む
3 高等小学校・新制中学校卒：旧制中学・新制高校中退も含む
4 旧制中学・新制高校卒：専門学校・専修学校中退も含む
5 専門学校・専修学校卒：旧制高校・短大中退も含む
6 旧制高校・短大卒：大学中退も含む
7 大学卒：大学院中退も含む
8 大学院修了

B10. 医療機関受診時の送迎　[1]

1 家族
2 友人
3 施設等の職員
4 その他：送迎支援必要ない場合を含む

B11. 受診中の付き添いが必要　[1]

0 いいえ
1 はい

居宅版 インターライ方式 アセスメント表

B メモ

大卒後，専門分野（経営学）を活かして大企業に 69 歳まで勤務した．平成 27 年の 2～3 月に 1 か月ほどの入院をしている．ADL 低下に伴う機能訓練を行った．

C. 認知

C1. 日常の意思決定を行うための認知能力 　3
- 0 自立：首尾一貫して理にかなった判断ができる
- 1 限定的な自立：新しい事態に直面したときのみいくらかの困難がある
- 2 軽度の障害：特別な状況において，判断力が弱く，合図や見守りが必要である
- 3 中等度の障害：常に判断力が弱く，合図や見守りが必要である
- 4 重度の障害：判断できないか，まれにしか判断できない
- 5 認識できる意識がない，昏睡：セクションGへ

C2. 記憶を想起する能力
- 0 問題なし
- 1 問題あり

- C2a. 短期記憶：5 分前のことを思い出せる，あるいはそのように見える 　1
- C2c. 手続き記憶：段取りを踏んで行うべきことを合図がなくても初めから手順を踏んでほとんどすべてできる． 　1
- C2d. 状況記憶：よく顔を合わせる介護者の名前や顔を認識し，かつよく訪れる場所（寝室や台所など）の位置がわかっている 　1

C3. せん妄の兆候

［注：正確なアセスメントのためには，過去 3 日間の利用者の行動を知る家族らと会話する必要がある］
- 0 行動はない
- 1 行動はあるが，それは普段と同じである
- 2 行動はあり，普段の様子と違う：新たに出現した，悪化した，数週間前とは違うなど

- C3a. 注意がそらされやすい：集中力がない，話がそれるなど 　0
- C3b. 支離滅裂な会話がある：会話が無意味で無関係，もしくは話題が飛ぶ，思考が脱線するなど 　1
- C3c. 精神機能が 1 日の中で変化する：時々良かったり，悪かったりする 　0

C4. 精神状態の急な変化：通常とは異なり，不穏になった，無気力になった，起き上がれなくなった，周囲の環境への認識が変わった，などの変化 　0
- 0 いいえ
- 1 はい

C5. 過去 90 日間（または前回アセスメント以降）の意思決定能力の変化 　2
- 0 改善した
- 1 変化なし
- 2 悪化した
- 8 判定不能

C メモ

意思決定は本人の能力が低下しているため，妻によって行われている．少し前のことを覚えていないことが多い．段取りを踏んで行うこともできなくなっている．見当識も弱く，日時の感覚も衰えてきており，親戚の顔もわからないときが増えた．

D. コミュニケーションと視覚

D1. 自分を理解させることができる 　2
- 0 理解させることができる：容易に考えを表現できる
- 1 通常は理解させることができる：十分に時間が与えられていないと，言葉を思い出したり，考えをまとめるのが困難．しかし，本人の考えを引き出す必要はない
- 2 しばしば理解させることができる：言葉を

居宅版 インターライ方式　アセスメント表

　　　見つけたり，考えをまとめるのに困難．通常は本人の考えを引き出す必要がある
　3　時々は理解させることができる：その能力は具体的な欲求に限られる
　4　ほとんど，あるいは全く理解させることはできない

D2. 他者を理解できる能力（理解力）　[2]

補聴器を用いている場合は使用した状態で．
　0　理解できる：明解な理解力
　1　通常は理解できる：会話の大部分は理解している．ほとんど，あるいは全く言い直す必要はない
　2　しばしば理解できる：一部を理解できないことがあるが，言い直しによって，しばしば会話を理解できる
　3　時々は理解できる：単純で直接的なコミュニケーションには適切に反応する
　4　ほとんどまたは全く理解できない

D3. 聴覚

D3a. 聴力　[1]

補聴器を用いている場合は使用した状態で．
　0　適切：普通の会話，社会的交流，テレビ，を見ることに何の問題もない
　1　軽度の障害：状況によって困難がある（相手が静かにしゃべったり，2メートル以上離れているときは困難，など）
　2　中等度の障害：通常の会話を聞くのに問題があり，周りを静かにすると良く聞こえる
　3　重度の障害：すべての状況で困難がある（話し手が大声を出したり，非常にゆっくり話す必要がある）
　4　ほぼ聴こえない

D3b. 補聴器の使用　[0]
　0　いいえ
　1　はい（右耳のみ）
　2　はい（左耳のみ）
　3　はい（両耳）

D4. 視覚

D4a. 視力　[1]

眼鏡や拡大鏡等を使用した状態で
　0　適切：新聞や本の細字も含めて細かい部分まで見える
　1　軽度の障害：見出しは見えるが，新聞や本の普通の文字は見えない
　2　中等度の障害：新聞の見出しは見えないが，周囲の物体を識別できる
　3　重度の障害：周囲の物体を識別しているかわからないが，目で動体を追っているようである．明かりや色，形を識別できるだけも含まれる
　4　視力がない：視力がない．目は物体を追わないように見える

D4b. 眼鏡，コンタクトレンズ，拡大鏡などの使用　[0]
　0　いいえ
　1　はい

D メモ

ゆっくりと会話すれば理解は可能なものの，理解が困難なこともあり，何度か繰り返して説明する必要がある．

E. 気分と行動

E1. うつ，不安，悲しみの気分の兆候

過去3日間に観察された兆候．原因は問わない［可能なら本人に聞く］
　0　ない
　1　あるが，過去3日間には見られていない
　2　過去3日間のうちに1～2日に見られた
　3　過去3日間毎日見られた

E1a. 否定的なことを言う　[1]
E1b. 自分や他者に対する継続した怒り　[1]
E1c. 非現実な恐れがあることを思わせる非言語を含む表現　[0]
E1d. 繰り返し体の不調を訴える　[1]
E1e. たびたび不安，心配ごとを訴える（健康上の不安は除く）　[0]
E1f. 悲しみ，苦悩，心配した表情　[1]
E1g. 泣く，涙もろい　[0]

居宅版 インターライ方式　アセスメント表

E1h.	ひどいことが起こりそうだと繰り返し言う	0
E1i.	興味を持っていた活動をしなくなる	0
E1j.	社会的交流の減少	1
E1k.	人生の喜びを失っているという非言語を含む表現(快感喪失)	1

E2. 利用者自身が応えた気分

0　過去3日間にはない
1　過去3日間にはないが，しばしばそのように感じる
2　過去3日間のうちに1，2日あった
3　過去3日間毎日あった
8　答えられない(したくない)

"過去3日間どのくらい○○がありましたか"と聞く

E2a.	普段楽しんできたことに興味や喜びが沸かなかったこと	1
E2b.	不安だったり，落ち着かない感じ	1
E2c.	悲しく，落ち込んで，絶望する感じ	0

E3. 行動の問題

観察された兆候．原因は問わない

0　ない
1　あるが，過去3日間には見られていない
2　過去3日間のうちに1～2日見られた
3　過去3日間毎日見られた

E3a.	徘徊	0
E3b.	暴言	2
E3c.	暴行	0
E3d.	社会的に不適切な迷惑な行為	0
E3e.	公衆での不適切な性的行動や脱衣	0
E3f.	ケアに対する抵抗	1
E3g.	無許可の退居・家出またはその恐れ	0

E4. 最近3日間における生活満足度(心身の健康度，日常生活の充実度や趣味活動への参加など)　4

0　とても満足
1　満足
2　ある程度満足
3　どちらとも言えない
4　あまり満足していない
5　とても不満である

E メモ

「昔はもっとできていたのに」と嘆くことがある．思うようにならないとき，妻を激しく叱ることがある．「思うようにならないことが増え，生活に満足できない」と言う．

F. 心理社会面

F1. 社会関係

[可能な限り，本人に聞く]

0　全くない
1　30日以上前にあった
2　8日から30日前にあった
3　4日から7日前にあった
4　過去3日間にあった
8　判定不能

F1a.	長期にわたっての関心のある活動への参加	0
F1b.	家族や友人の訪問	3
F1c.	家族や友人とのその他の交流	0
F1d.	家族や友人との葛藤や怒り	4
F1e.	ある家族や近い知り合いに対する恐れ	0
F1f.	ネグレクト(遺棄)，粗末に扱われる，虐待される	0

F2. 孤独　1

自分はさみしいと思っていると言うか，それを表す

0　いいえ
1　はい

F3. 過去90日間(または前回アセスメント以降)の社会的活動の変化　0

社会的，宗教的，あるいは仕事や趣味の活動への参加が減っている．もし減っているならそれで悩んでいる

0　減っていない
1　減っているが，悩んでいない
2　減っており，悩んでいる

F4. 日中，1人きりでいる時間　1

0　1時間未満

居宅版 インターライ方式 アセスメント表

1 1〜2時間
2 2時間以上8時間以内
3 8時間以上

F7. 過去90日間の大きなストレス [0]

深刻な病気にかかった，近い関係の人の中に重病にかかった人がいたり，亡くなった人がいた，家を失った，収入や資産が激減した，泥棒や詐欺の被害にあった，運転免許を失ったなど．

0 いいえ
1 はい

F8. 強み（ストレングス）
F8c. 家族との強い支援的な関係 [1]
0 いいえ
1 はい

F メモ

近隣に住む友人などがしばしば訪ねて来る．妻が買物などの外出時以外は本人とほぼ一緒に過ごしている．妻は負担がありながらも，本人を支えている．

G. 機能状態

G1. IADL の実施状況と能力

(A)実施：過去3日間に家や地域で日常の活動としてどの程度実施したか
(B)能力：その活動を出来る限り自立して実施できる仮定の能力．アセスメントする者の推測が必要である．

0 自立：援助も準備も見守りも必要ない
1 準備のみ
2 見守り：実施時の見守り／合図が必要
3 限定された援助：ときに援助が必要
4 広範囲な援助：活動を通して援助が必要であるが，そのうち50％以上は自分で実施する
5 最大限の援助：活動を通して援助が必要であり，自分で実施しているのはそのうち50％未満である
6 全面依存：アセスメント期間内すべて他者にやってもらった
8 本活動は1度も行われなかった：注：実施ではありえるが，能力の欄にはこの選択肢はない

	(A)	(B)
G1a. **食事の用意**：献立を考える，材料を用意する，調理する，配膳する	6	6
G1b. **家事一般**：皿洗い，掃除，布団の上げ下げ，整理整頓，洗濯など	6	6
G1c. **金銭管理**：どのように請求書の支払いをし，貯金残高を管理し，家計の収支勘定をし，クレジットカードの管理をしているか	6	5
G1d. **薬の管理**：薬の時間を思い出す，袋や薬ケースを開ける，1回服用量を取り出す，注射を打つ，軟膏を塗るなど	6	5
G1e. **電話の利用**：必要に応じて数字部分を大きくした電話機を使ったり音の拡大装置など使ってもよい	6	5
G1f. **階段**：1階分の階段（12〜14段）を上り下りできるか．半分まで（2〜6段）しかできない場合，自立とはしない	8	6
G1g. **買い物**：どのように食べ物や日用品の買い物をしているか（店までの移動は含めない）	6	5
G1h. **外出**：どのように公共の交通機関を使ったり，自分の運転（車の乗り降りも含む）によって外出するか	6	6

G2. ADL

過去3日間に起きた該当ADLのすべての動作に基づいて評価する．1度でも6があり，他の場面ではより自立していた場合，5を記入．それ以外の状況は，最も依存的であった動作に着目する．その中で最も依存的な状態が1であれば1．そうでなければ2から5より最も依存していない援助レベルを記入する．

0 自立：すべての動作に身体援助，準備，見守りはなかった．
1 自立，準備の援助のみ：物品や用具を用意したり，手の届く範囲に置くのみで，すべての動作において身体援助も見守

居宅版 インターライ方式 アセスメント表

りもなかった
2 見守り：見守り／合図
3 限定的な援助：四肢の動きを助ける，体重を支えずに身体的な誘導をする
4 広範囲な援助：利用者がタスクの50％以上を実施し，1人の援助者による体重を支える(四肢を持ち上げることも含まれる)援助
5 最大限の援助：2人以上の援助者による体重を支える(四肢を持ち上げることも含まれる)援助，またはタスクの50％以上に及ぶ体重を支える援助
6 全面依存：すべての動作において他者がすべて行った
8 この動作はなかった

G2a. 入浴：背中を洗う，洗髪は含めない　6
G2b. 個人衛生：入浴とシャワーは含めない　6
G2c. 上半身の更衣　3
G2d. 下半身の更衣　4
G2e. 歩行　4
G2f. 移動　6
G2g. トイレへの移乗　5
G2h. トイレの使用：移乗は含めない　4
G2i. ベッド上の可動性　4
G2j. 食事　1

G3. 移動／歩行

G3a. 主な室内移動手段　2
　0 器具なしで歩行
　1 器具を使用して歩行：杖，歩行器，松葉づえ，車いすを押す
　2 車いす，電動車いす，電動三輪車(スクーター)
　3 寝たきり

G3b. 4メートルの歩行時間　9 9
　利用者が第一歩を地面につけたときに計測を開始．4メートルを超えた時点の秒数を記入する．
　テストを始めたが終了できなかった場合，77
　テストを拒否した場合，88
　テストをしなかった場合(1人で歩けない場合)，99

G3c. 歩行距離　1
　過去3日間において，支援を必要に応じて受けた状態で，途中1度も座ることなく歩くことができた最長距離
　0 歩かなかった
　1 5m未満
　2 5～49m
　3 50～99m
　4 100m以上
　5 1km以上

G3d. 車いす自操距離　0
　過去3日間に車いすを1度に自己操作して移動した最長距離
　0 車いすを押してもらった
　1 電動車いすや電動三輪車(スクーター)を利用した
　2 5m未満　自己操作した
　3 5～49m　自己操作した
　4 50～99m　自己操作した
　5 100m以上　自己操作した
　8 車いすは使用しなかった

G4. 活動状況

G4a. 過去3日間において体を動かした時間の合計(散歩など)　1
　0 なし
　1 1時間未満
　2 1時間以上2時間未満
　3 2時間以上3時間未満
　4 3時間以上4時間未満
　5 4時間以上

G4b. 過去3日間に家(建物)の外に出た日数(短時間でもよい)　2
　0 1日もない
　1 過去3日間は出ていないが，通常は3日間のうちに出ている
　2 1～2日間
　3 3日間

G5. 身体機能の潜在能力

　0 いいえ
　1 はい

G5a. 本人は自分の身体機能が向上すると信じている　0
G5b. ケアスタッフは本人の身体機能が向上すると信じている　1

居宅版 インターライ方式　アセスメント表

G6. 過去 90 日間（または前回アセスメント以降）の ADL の変化　　2
- 0 改善した
- 1 変化なし
- 2 悪化した
- 8 判定不能

G7. 自動車の運転
- 0 いいえ、または運転していない
- 1 はい

G7a. 過去 90 日間に車を運転した　　0

G7b. 過去 90 日間に運転した場合、運転を制限したり、やめたほうがいいと誰かに言われた様子があった　　

G メモ

通所介護にて入浴を全介助にて行っている。食事動作はできるが、食べこぼしが多い。最近、立位・歩行の能力が低下している。

H. 失禁

H1. 尿失禁　　4
- 0 失禁していない
- 1 カテーテルや瘻があり、失禁しない
- 2 まれに失禁する
- 3 ときに失禁する
- 4 頻繁に失禁する
- 5 失禁状態
- 8 尿の排泄はなかった

H2. 尿失禁器材（オムツやパッドは除く）　　0
- 0 なし
- 1 コンドームカテーテル
- 2 留置カテーテル
- 3 膀胱瘻、腎瘻、尿管皮膚瘻

H3. 便失禁　　3
- 0 失禁しない：完全なコントロール、瘻なし
- 1 瘻があり、失禁しない：過去 3 日間瘻を用いてコントロールされている
- 2 まれに失禁：過去 3 日間失禁がないが、失禁したことがある
- 3 ときに失禁：毎日ではないが失禁
- 4 頻繁に失禁：毎日失禁するが、いくらかコントロールされている
- 5 失禁状態：コントロールはない
- 8 排便はなかった：過去 3 日間に排便はなかった

H4. オムツやパッドの使用　　1
- 0 なし
- 1 あり

H メモ

尿失禁については常時オムツを使用しており、妻が交換などをしている。排便については、本人の申し出によりトイレに誘導して介助している。時折はオムツ内に排便している。

I. 疾患

疾患コード
- 0 なし
- 1 主診断である：現時点の主な診断（1 つ以上も可）
- 2 診断があり、治療を受けている：治療には、投薬、療法、創傷のケアや吸引などその他専門技術を必要とするケアが含まれる
- 3 診断があり、経過観察されているが、治療は受けていない

I1. 疾患
筋骨系
- I1a. 過去 30 日間（または前回アセスメント以降）の大腿骨骨折　　0
- I1b. 過去 30 日間（または前回アセスメント以降）のその他の骨折　　0

神経系
- I1c. アルツハイマー病　　0
- I1d. アルツハイマー病以外の認知症　　1
- I1e. 片麻痺　　2
- I1f. 多発性硬化症　　0

居宅版 インターライ方式 アセスメント表

I1g. 対麻痺	0
I1h. パーキンソン病	0
I1i. 四肢麻痺	0
I1j. 脳卒中／脳血管障害	1

心肺系

I1k. 冠動脈疾患（CHD）	0
I1l. 慢性閉塞性肺疾患（COPD）	0
I1m. うっ血性心不全（CHF）	0
I1n. 高血圧症	2

精神

I1o. 不安症	0
I1p. 双極性障害	0
I1q. うつ	0
I1r. 統合失調症	0

感染症

I1s. 肺炎	0
I1t. 過去30日間の尿路感染症（UTI）	0

その他

I1u. がん	0
I1v. 糖尿病	1

I2. その他の診断

診断名	疾患コード（1～3）

Iメモ

脳血管性認知症と診断されている．

J. 健康状態

J1. 転倒 　3

　0　過去90日間に転倒していない
　1　過去30日間にはなかったが，31～90日間に転倒した
　2　過去30日間に1度転倒した
　3　過去30日間に2度以上転倒した

J2. 最近の転倒 　1

［注：前回アセスメントから30日経っている場合や初回アセスメントの場合はJ3へ］
　0　過去30日間には転倒していない
　1　過去30日間に転倒した
空白（初回アセスメントや，前回アセスメントが30日以上前の場合）

J3. 問題の頻度

過去3日間にみられた頻度
　0　なし
　1　あるが過去3日間には見られなかった
　2　過去3日間のうち1日見られた
　3　過去3日間のうち2日見られた
　4　過去3日間毎日見られた

バランス

J3a. 支えなしでは立位になることが難しいか，できない	4
J3b. 立位での方向転換が難しいか，できない	4
J3c. めまい	0
J3d. 不安定な歩行	4

心肺

J3e. 胸痛	0
J3f. 気道内分泌物の排出困難	0

精神

J3g. 異常な思考	0
J3h. 妄想	0
J3i. 幻覚	0

神経

J3j. 失語症	0

消化器系

J3k. 胃酸の逆流	1
J3l. 便秘	1
J3m. 下痢	0
J3n. 嘔吐	0

睡眠障害

J3o. 入眠または睡眠の継続困難	0
J3p. 睡眠過多	0

その他

J3q. 誤嚥	0
J3r. 発熱	0
J3s. 消化管出血，尿性器出血	0
J3t. 不衛生	0
J3u. 末梢浮腫	0

居宅版 インターライ方式 アセスメント表

J4. 呼吸困難（息切れ） ☐ 0
- 0 症状はない
- 1 休息中にはないが，非日常的な活動により生じる
- 2 休息中にはないが，日常的な活動により生じる
- 3 休息中にもある

J5. 疲労感 ☐ 1
日々の活動（ADLやIADLなど）を終えることができない程度
- 0 なし
- 1 軽度：体がだるく，疲れやすいが，通常の日々の活動を行うことはできる
- 2 中等度：通常の日々の活動を始めるが，体のだるさや疲労感のため終えることができない
- 3 重度：体のだるさや疲労感のため，通常の日々の活動のうちいくつかは始めることすらできない
- 4 通常の日々の活動を始めることが全くできない：体のだるさや疲労感のため

J6. 痛み
[注：頻度，程度，コントロールについて尋ねる．利用者を観察し，利用者と接する周囲の人に聞く]

J6a. 痛みの頻度 ☐ 3
- 0 痛みはない
- 1 あるが，過去3日間はなかった
- 2 過去3日間のうち1～2日あった
- 3 過去3日間毎日あった

J6b. 痛みの程度：最も重度のもの ☐ 1
- 0 痛みはない
- 1 軽度
- 2 中等度
- 3 重度
- 4 激しく，耐え難いことがある

J6c. 痛みの持続性 ☐ 2
- 0 痛みはない
- 1 過去3日間に1回だけあった
- 2 断続
- 3 持続

J6d. 突破する痛み ☐ 0
- 0 いいえ
- 1 はい

J6e. 痛みのコントロール：現在痛みのコントロールが効いている程度（本人の視点から） ☐ 1
- 0 痛みはない
- 1 痛みはがまんできる範囲であり，とくにコントロールは行っていないか，または変更の必要はない
- 2 コントロールは適切に効いている
- 3 コントロールは効くが，常に実施できていない
- 4 コントロールを行っているが，十分に効いていない
- 5 痛み時のコントロール方法はないか，効いていない

J7. 状態の不安定性
- 0 いいえ
- 1 はい

J7a. 認知，ADL，気分，行動を不安定にするような病態や症状がある（不安定，変動，悪化） ☐ 0

J7b. 急性症状が発生したり，再発性や慢性の問題が再燃した ☐ 0

J7c. 末期の疾患であり，余命が6ヶ月以下である ☐ 0

J8. 主観的健康感 ☐ 3
「一般的にご自分の健康状態をどう思いますか」と聞く
- 0 とても良い
- 1 良い
- 2 まあまあ
- 3 良くない
- 8 答えられない（答えたくない）

J9. 喫煙と飲酒

J9a. 毎日喫煙 ☐ 0
- 0 吸わない
- 1 過去3日間は吸っていないが，普段は毎日吸っている
- 2 吸う

J9b. 飲酒 過去14日間に最も飲んだ1回量 ☐ 1
- 0 飲んでいない
- 1 1杯
- 2 2～4杯

居宅版 インターライ方式 アセスメント表

3　5杯以上

Jメモ

立ち上がる際にバランスを崩し，座り込んだり介助者に寄りかかったりする．直近では2日前にトイレに移動しようとベッドサイドから立ち上がった際に座り込むように転倒した．呂律がまわりにくいが，会話は十分に可能である．動く際に下肢の痛みがあると言う．我慢は可能で，大きな支障にはなっていない様子．健康状態に関しては「良くない」「悪い」と言う．晩酌は欠かさないが，ビールか日本酒をグラス1杯程度である．

K. 口腔および栄養状態

K1. 身長と体重
- K1a. 身長(cm)　　 1 6 5
- K1b. 体重(kg)　　　 7 2

K2. 栄養上の問題
- 0　いいえ
- 1　はい
- K2a. 過去30日間に5%以上か180日間に10%以上の体重減少　　 0
- K2b. 脱水である，またはBUN／クレアチニン比が20以上　　 0
- K2c. 1日1リットル未満の水分摂取　　 1
- K2d. 水分排泄量が摂取量を超える　　 0

K3. 栄養摂取の方法　　 1
- 0　正常(いかなる種類の食物も飲み込んでいる)
- 1　自分で加減
- 2　固形物を飲み込むのに調整を要する
- 3　液体を飲み込むのに調整を要する
- 4　裏ごしした固形物ととろみをつけた液体しか飲み込むことができない
- 5　経口摂取と経管栄養／経静脈栄養の混合
- 6　経鼻経管栄養のみ
- 7　腹部の栄養のみ
- 8　経静脈栄養のみ
- 9　この活動はなかった

K5. 歯科口腔
- 0　いいえ
- 1　はい
- K5a. 義歯使用(取り外しのできる補綴物)　　 1
- K5b. 自分の歯が折れている，欠けている，ゆるい，ほか正常でない　　 0
- K5d. 口の渇きを訴える　　 0
- K5e. 咀嚼困難を訴える　　 0

K6. 栄養管理(ダイエットタイプ)の必要
- 0　いいえ
- 1　はい
- K6a. 食物形態の加工(ソフト食，刻み，とろみ等の必要性)　　 0
- K6b. 低塩分　　 1
- K6c. カロリー制限　　 1
- K6d. 低脂肪　　 0
- K6e. その他　　 0

Kメモ

1日800〜900ml程度の水分摂取である．失禁を気にして水分摂取を本人が好まないが，そのことを妻がとても気にしている．煎餅や大きめの肉以外は食べることができている．上下とも総義歯で，妻などにより洗浄が行われている．糖尿病のため，1日1,440kcalの食事を指示されており，妻などで対応している．

L. 皮膚の状態

L1. 最重度の褥瘡　　 0
- 0　褥瘡はない
- 1　持続した発赤部分がある
- 2　皮膚層の部分的喪失
- 3　皮膚の深いくぼみ
- 4　筋層や骨の露出
- 5　判定不能：壊死性の痂(か)皮で覆われているなど

居宅版 インターライ方式 アセスメント表

L2. 褥瘡の既往　　　　　　　　　　　　　　　0
- 0 いいえ
- 1 はい

L3. 褥瘡以外の皮膚潰瘍　　　　　　　　　　　0
静脈性潰瘍，動脈性潰瘍，動静脈混合性潰瘍，糖尿病性の足潰瘍など
- 0 いいえ
- 1 はい

L4. 重要な皮膚の問題　　　　　　　　　　　　0
外傷，2度や3度の火傷，回復過程の手術創など
- 0 いいえ
- 1 はい

L5. 皮膚の裂傷や切り傷　　　　　　　　　　　0
手術創以外
- 0 いいえ
- 1 はい

L6. その他の皮膚の状態や変化　　　　　　　　1

挫傷(打ち身)，発疹，痒み，斑点，帯状疱疹，間擦疹(あせも)，湿疹など
- 0 いいえ
- 1 はい

L7. 足の問題　　　　　　　　　　　　　　　　1
外反母趾，槌状趾(ハンマートゥ)，つま先の重複，変形，感染，潰瘍など
- 0 足の問題はない
- 1 足の問題はあるが，歩行に支障はない
- 2 足の問題があるため，歩行に支障がある
- 3 足の問題があるため，歩行できない
- 4 足に問題があるが，他の理由で歩いていない

L メモ

肢のくるぶしとかかとに打撲・擦過傷(軽度)がある．

M. アクティビティ

M2. 好む活動と関与(現在の能力に適応)
- 0 好みではない，過去3日間行っていない
- 1 好みである，行っていない
- 2 好みである，過去3日間に行った

M2a. カード，ゲーム，クイズ	0
M2b. コンピュータ，インターネット関係	0
M2c. 会話，電話	2
M2d. 創作活動	0
M2e. ダンス，舞踊	0
M2f. 人生についての議論／回顧(回想法)	0
M2g. 運動	2
M2h. 庭仕事，畑仕事	1
M2i. 他者の手助け	0
M2j. 音楽や歌	0
M2k. ペット	0
M2l. 読書，執筆	0
M2m. 宗教活動	0
M2n. 旅行や買い物	1
M2o. 屋外の散歩	1
M2p. テレビ，ラジオ，ビデオ／DVD鑑賞	2
M2q. 料理／お菓子作り	0
M2r. パズル／クロスワード	0
M2s. その他1	
M2t. その他2	

M4. 興味・関心
- 0 いいえ
- 1 はい

M4a. より多くのレクリエーションに参加することに興味がある　　0
M4b. 転倒予防プログラムに参加することに興味がある　　0
M4c. 記憶力改善のためのプログラムに参加することに興味がある　　0
M4d. 身体機能向上プログラムに参加することに興味がある　　1

居宅版 インターライ方式　アセスメント表

M メモ

庭仕事や畑仕事と旅行好きであった．

N．薬剤

N1．全使用薬剤のリスト

過去3日間に使用したすべての処方薬，非処方薬(市販薬)のリスト

各薬剤について

N1a．薬剤名

N1b．1日量

N1c．単位(cc, ml, mg, g, 滴, 押し, 枚, 単位など)

N1d．経路
 1. 経口(経口，舌下)
 2. 注射(静注，皮下注，筋注)
 3. 外用(坐薬[坐剤，軟膏剤，浣腸など]，点眼，点鼻，外皮[塗布，貼付，スプレーなど]，口腔[含嗽，噴霧など])など
 4. 経管(経鼻，PEG[胃ろう]など)　その他

N1e．回数(1回/日，3回/日など，頓用の場合，過去3日間に使用した回数)

N1f．頓用
 0. いいえ
 1. はい

N2．薬のアレルギー　　0
 0. わかっている薬剤アレルギーはない
 1. ある

N3．処方薬の順守　　1
 0. 常に従う
 1. 80％以上は従っている
 2. 80％未満しか従っていない，処方薬を取りに行き損ねたことも含む
 8. 薬剤は処方されていない

N メモ

a. 薬剤名	b 1日量	c 単位	d 経路	e 頻度	f 頓用
グリメピリド錠	0.5	mg	1	1/d	0
ミカルディス錠	20	mg	1	1/d	0
バイアスピリン錠	100	mg	1	1/d	0
ピオグリタゾン錠	15	mg	1	1/d	0
ジャヌビア錠	50	mg	1	1/d	0
メトホルミン塩酸塩錠	500	mg	3	2/d	0
セイブル錠	150	mg	1	3/d	0
オメプラゾール錠	10	mg	1	1/d	0
ベシケア錠	5	mg	1	1/d	0
マグミット錠	990	mg	1	3/d	0
ゲンタシン軟膏	0.1	％	3	3/d	0

居宅版 インターライ方式 アセスメント表

O. 治療とケアプログラム

O1. 健診・予防接種
  0 いいえ
  1 はい

O1a. 過去1年間の血圧測定	1
O1b. 過去5年間の大腸内視鏡検査	0
O1c. 過去1年間の歯科検査	1
O1d. 過去1年間の眼科検査	0
O1e. 過去2年間の聴力検査	0
O1f. 過去1年間のインフルエンザワクチン	1
O1g. 過去2年間のマンモグラフィーか乳房検査(女性のみ)	
O1h. 過去5年間か65歳以降の肺炎ワクチン	1

O2. 特別な治療・ケア(過去3日間)
  0 計画も,実施もされなかった
  1 計画されたが,実施されなかった
  2 過去3日間のうち1〜2日実施した
  3 過去3日間毎日実施した

治療

O2a. 抗がん剤療法	0
O2b. 透析	0
O2c. 感染管理	0
O2d. 経静脈的薬物投与	0
O2e. 酸素療法	0
O2f. 放射線療法	0
O2g. 吸引	0
O2h. 気管切開口のケア	0
O2i. 輸血	0
O2j. 人工呼吸器	0
O2k. 創のケア	3

プログラム

O2l. トイレ誘導	3
O2m. 緩和ケアプログラム	0
O2n. 体位変換／姿勢保持	0

O3. 過去7日間のサービス

	実施回数 (A)	合計時間(分) (B)
O3a. 訪問介護	16	320
O3b. 訪問看護	0	0
O3c. 通所介護／リハ	2	
O3d. 食事／配食	0	

O4. リハビリテーション

	計画日数 (A)	実施日数 (B)	合計時間(分) (C)
O4a. 理学療法	0	0	0
O4b. 作業療法	0	0	0
O4c. 言語療法	0	0	0

O5. 受診・入院(過去90日間の回数を記入)

O5a. 入院	0
O5b. 救急外来(入院に至ったものは含まない)	0
O5c. 医師の診察	6

O8. 身体抑制
四肢が抑制されている,ベッド柵で覆われている,椅子に座っている間縛られているなど

O8a. 身体抑制	0

  0 いいえ
  1 はい

O メモ

居宅版 インターライ方式　アセスメント表

P. 意思決定権と事前指示

P1. 意思決定権

P1a. 法定後見人等　　`0`

0　いいえ
1　はい

P メモ

Q. 支援状況

Q1. インフォーマルな援助者　　(主)(副)

Q1a. 本人との関係　　`2` `9`

1　子，義理の子
2　配偶者
3　パートナー
4　親／後見人
5　兄弟
6　その他の親戚
7　友人
8　近所
9　いない

Q1b. 同居　　`2` `8`

0　いいえ
1　6ヶ月未満
2　6ヶ月以上
8　いない

過去3日間のインフォーマルな援助分野

0　いいえ
1　はい
8　いない

Q1c. IADL の援助　　`1` `8`
Q1d. ADL の援助　　`1` `8`

Q2. インフォーマルな援助者の状況

0　いいえ
1　はい

Q2a. インフォーマルな援助者(たち)はこれ以上ケアを続けられない　　`0`

Q2b. 主なインフォーマル援助者は苦悩，怒り，うつを表現する　　`0`

Q2c. 家族や近い友人は利用者の病気によって憔悴している　　`0`

Q3. 過去3日間のインフォーマルな援助量　　`12`

過去3日間に家族，友人，近所の人などがIADLやADLの援助に費やした時間

Q メモ

妻は介護に前向きである．

S. 環境評価

S1. 屋内の環境

一時的に施設に滞在している場合も，家の環境についてアセスメントする

0　いいえ
1　はい

S1a. 家の荒廃　　`0`
S1b. 不潔　　`0`
S1c. 不十分な冷暖房　　`0`
S1d. 安全の欠如　　`0`
S1e. 家や家の中の部屋への手段が制限されている　　`0`

S2. バリアフリー仕様の住宅に居住　　`0`

0　いいえ
1　はい

S3. 周辺環境

0　いいえ
1　はい

S3a. 緊急通報，電話回線，緊急アラーム装置など．　　`1`
S3b. 援助なしで行ける日用品の店がある　　`0`
S3c. 日用品の配達を頼むことができる　　`0`

居宅版 インターライ方式 アセスメント表

S4. 経済状況　　0

過去30日間にお金がないことが理由で，利用者は次の項目のうち，1つを得るためにほかの1つをあきらめなければならなかった．十分な食事，住むところ，服，処方薬の購入，十分な暖房や冷房，必要な治療．

0　いいえ
1　はい

Sメモ

69歳までは大企業の会社員であり，厚生年金・企業年金などで年間360万円ほどの年金を受給している．また，妻は老齢基礎年金(年額約80万円)を受給している．この合計額(年額約440万円)で生計を営む．

T. 今後の見通しと全体状況

T1. 過去90日間(または前回アセスメント以降)におけるケア目標の達成　　0

0　いいえ
1　はい

T2. 90日前(または前回アセスメント時)と比較した全体の自立度の変化　　2

0　改善した(セクションUまで飛ばす)
1　変化なし(セクションUまで飛ばす)
2　悪化した

[注：次の3つの項目は悪化した場合のみ記入する．それ以外の場合はセクションUへ進む]

T3. 悪化する前に自立していたADLの数　　0
（G2の入浴[G2a]～食事[G2j]の10項目）

T4. 悪化する前に自立していたIADLの数　　0
（G1の食事の仕度[G1a]～外出[G1h]の8項目）

T5. 増悪原因の起こった時期　　8

0　過去7日以内
1　8～14日前
2　15～30日前
3　31～60日前
4　60日前より以前
8　増悪原因ははっきりしない

Tメモ

歩行・移動機能が低下している．

U. 利用の終了

(注：終了時のみ記入)

U1. 終了日

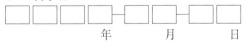
　　　年　　　月　　　日

U2. 今後の居住場所　　1

1　自分の家／アパート／賃貸の部屋
2　高齢者住宅：有料老人ホーム(特定施設入居者生活介護無し)
3　高齢者住宅：有料老人ホーム(特定施設入居者生活介護有り)
4　認知症対応型共同生活介護
5　小規模多機能型居宅介護
6　介護老人福祉施設
7　介護老人保健施設
8　介護療養型老人保健施設
9　介護療養型医療施設
10　回復期リハビリテーション病棟／病院
11　精神科病院／病棟
12　緩和ケア病棟
13　上記(9～12)以外の病院
14　精神障害者施設
15　知的障害者施設
16　ホームレス(シェルター利用の有無は問わない)
17　刑事施設
18　その他

|居宅版| インターライ方式　アセスメント表

U メモ

V. アセスメント情報

V1. アセスメント担当者のサイン
TT

V2. アセスメント完成日
2017 - 01 - 21
　年　　　月　　日

V メモ

事例2（Bさん）CAPサマリー表

利用者：Bさん
アセスメント基準日：2017/01/19
アセスメント担当者：T T

スケール

BMI	26.4
うつ評価尺度（DRS）	4点
認知機能尺度（CPS）	3：中程度の障害がある
日常生活自立段階（ADL-H）	5：最大援助
痛み評価尺度（Pain Score）	2：中程度の痛み

機能面

CAP	トリガー	優先順位	状態	ケアへの反映，方法
1. 身体活動の推進	○		移動や歩行の機能低下に伴う問題であり，「3. ADL」にて詳細検討を行う．	
2. IADL				
3. ADL	○（改善）	1	急性の問題はないものの，最近ADL低下が生じている．転倒が影響した点，本人もスタッフも機能改善を信じている．	歩行に着目した理学療法の導入と，自宅での訓練プログラムを作成する．CPS=3のため，構造化されたケアプランが必要．
4. 住環境の改善				
5. 施設入所のリスク	○	2	尿失禁が妻の介護負担を増大させている．必要以上の妻の援助も見られる．また，転倒への妻の不安感も大きい．	レスパイトケアを導入すると同時に，本人のADL向上を図る．
6. 身体抑制				

精神面

CAP	トリガー	優先順位	状態	ケアへの反映，方法
7. 認知低下				
8. せん妄				
9. コミュニケーション				
10. 気分	○（高リスク）		トリガーされたものの，DRSは4点であり，悪化の兆候もないことから，詳細検討は行わないこととする．	
11. 行動	○（毎日見られる）		妻への暴言があることでトリガーされたが，ADLの悪化に伴う行動でありことから，「3. ADL」で詳細検討を行うこととする．	
12. 虐待				

社会面

CAP	トリガー	優先順位	状態	ケアへの反映，方法
13. アクティビティ				
14. インフォーマル支援				
15. 社会関係	○		移動や歩行の機能低下に伴う問題であり，「3. ADL」にて詳細検討を行う．	

臨床面

CAP	トリガー	優先順位	状態	ケアへの反映，方法
16. 転倒	○（高リスク）		最近のADL低下に伴う転倒の増加が起きていることから，「3. ADL」にて詳細に検討する．	
17. 痛み	○（中リスク）		下肢の痛みによりトリガーされたが，痛みは弱く自制内であり，身体機能や認知機能などに影響している様子はみられないため，今回は詳細な検討を行わない．	
18. 褥瘡				
19. 心肺機能				
20. 低栄養				
21. 脱水	○（高リスク）	3	水分摂取が不十分であるものの，本人は移動が困難である．脱水の程度は軽いが，糖尿病薬との関連に注意が必要．	失禁を恐れて水分制限をしないように，計画的な水分摂取を行う．脱水のリスクに関して医師等と連携する．
22. 胃ろう				
23. 健診・予防接種				
24. 適切な薬剤使用	○		11種類の処方薬があるためトリガーされたが，1人の主治医からの処方であり，ポリファーマシーの問題にも対処されていると思われることから，ここでの詳細検討は行わない．	
25. 喫煙と飲酒				
26. 尿失禁				
27. 便通	○（改善）		便秘は軽度であり，便失禁も歩行・移動機能などADLの低下によるものと思われる．「3. ADL」での検討を詳細に行う．	

事例2（Bさん）サービス計画書

作成年月日　2017　年　1　月　23　日

（認定済）・申請中

第1表　　居宅サービス計画書（1）

初回・紹介・（継続）

利用者名　　B　　　殿　　生年月日　昭和9年6月10日　住所　△市

居宅サービス計画作成者氏名　　T T

居宅介護支援事業者・事業所名及び所在地　　○○居宅介護支援事業所

居宅サービス計画作成（変更）日　　平成29年1月26日　　初回居宅サービス計画作成日　　平成26年2月13日

認定日　　平成28年10月1日　　認定の有効期間　　平成28年10月1日～平成29年9月30日

要介護状態区分	要支援　・　要介護1　・　要介護2　・　要介護3　・　（要介護4）　・　要介護5
利用者及び家庭の生活に対する意向	本人：もう少し歩けるようになり、トイレを自分で済ますことができるようになり、自宅での生活を続けていきたい。 妻：これ以上の介護が必要になると、本人も妻自身も負担が増えて生活の質が下がるので、本人の歩行の力などを改善させ、自分も一緒に自宅で生活を続けられるようにしたい。
介護認定審査会の意見及びサービスの種類の指定	
総合的な援助の方針	①歩行機能が向上し、最終的には排泄が自分でできるように訓練などの支援を行います。 ②妻の介護負担を増やさないように、介護の肩代わりを行うような支援を行います。 ③脱水状態とならないように、適切な水分摂取などに配慮した支援を行います。 〈緊急連絡先〉妻：○氏＝携帯080－＊＊＊＊－＊＊＊＊　主治医　□□内科クリニック＝○○○－＊＊＊＊
生活援助中心型の算定理由	1.　1人暮らし　　2.　家族等が障害、疾病等　　3.　その他（　　　　　　　　　）

第2表

居宅サービス計画書(2)

利用者名　B　殿　　生年月日　昭和9年6月10日　　住所　△市　　作成年月日　2017年1月23日

生活全般の解決すべき課題(ニーズ)	援助目標				援助内容				
	長期目標	期間	短期目標	期間	サービス内容	※1	サービス種別	※2	頻度	期間
歩行が安定し、トイレでの排泄ができるようになりたい	自宅で趣味(家庭菜園づくり)ができるようになる	H29.1〜H29.9	排泄動作・移動動作の自立度を高め、介助量が減少する	H29.1〜H29.4	歩行・移乗・衣服着脱に関する機能訓練を行う	○	通所リハビリテーション	介護老人保健施設×××	2回/週	H29.1〜H29.4
					自宅での歩行・移乗・トイレ使用の機能訓練を行う 介助方法について妻に助言を行う 歩行補助用具の導入について検討を行う	○	訪問リハビリテーション	□病院	1回/週	
					リハビリテーション専門職ართan作成のプログラムにより、自宅内での歩行訓練を行う(リビングルームで5ヵ方20分間程度実施する)		訪問看護 妻・本人	△△訪問看護ST	1回/週 3回/週	
					訓練内容・歩行の様子などを記録ノートに記載して情報を共有する				—	
妻の介護負担を増やさないようにしたい	妻との二人暮らしが長く続けられる	H29.1〜H29.9	排泄や移動動作の自立度が高まり、妻の介助量が減少する	H29.1〜H29.4	上記の訓練等を積極的に行う(リビングルームのカレンダーに訓練を実施した日は○印を記入する)	○	通所リハ・訪問リハ・訪問看護・訪問介護・短期入所生活介護・妻・本人	介護老人保健施設××××・△△訪問看護ST・○○訪問介護事業所・特別養護老人ホーム××苑	1回/日	H29.1〜H29.4
					自宅での排泄介助を行う(トイレまで歩行介助を行って誘導する)	○	訪問介護	○○訪問介護事業所	8回/週	
					歩行・排泄動作の訓練を行うと同時に、介護の肩代わりを行う		短期入所生活介護	特別養護老人ホーム×××苑	3日/月	
					通所時の入浴介助を行う	○	通所リハビリテーション	介護老人保健施設×××	2回/週	
脱水を起こさず、脳梗塞を再発させず、糖尿病・高血圧を悪化させないようにしたい	脳梗塞を再発させず、自宅での生活を継続できる	H29.1〜H29.9	1日1,200ml以上の水分を摂ることができる 血糖値や血圧などがコントロールできる	H29.1〜H29.4	毎食後、10時と16時、夕食後、就寝前に各180ml以上のお茶もしくは水を飲む介助・準備と声かけを行う		通所リハ・訪問リハ・訪問看護・訪問介護・短期入所生活介護・妻・本人		1回/週	
					バイタルサインの観察や血圧などの測定、日常生活の様子を妻の介助により、主治医に連絡する		訪問看護	△△訪問看護ST	1回/週	
					妻の介助によりタクシーで外来通院を行う		外来	▽▽内科クリニック	1回/4週	

※1 「保険給付の対象となるかどうかの区分」について、保険給付対象内サービスについては○印を付す.
※2 「当該サービス提供を行う事業所」について記入する.

第3表

週間サービス計画表

作成年月日 2017 年 1 月 23 日

利用者名　B　殿

	月	火	水	木	金	土	日	主な日常生活上の活動
深夜 4:00								
5:00								
早朝 6:00								
7:00								起床・洗面・排泄
8:00								朝食・服薬
午前 9:00								
10:00								排泄・水分補給
11:00	通所リハビリテーション				通所リハビリテーション			
12:00								昼食・服薬
13:00								排泄
14:00		訪問リハビリテーション				訪問介護		
午後 15:00			訪問介護					
16:00				訪問介護				排泄・水分補給
17:00								
18:00								夕食・服薬
夜間 19:00								水分補給
20:00								水分補給・排泄
21:00								
22:00								就寝・水分補給・排泄
23:00								
深夜 0:00								
1:00								
2:00								
3:00								

週単位以外のサービス	短期入所生活介護（特別養護老人ホーム×××苑）＝3～4 日／月 C内科クリニックへ通院＝4週に1回（タクシーにて妻が介助）

事例2のまとめ

　脳血管疾患後遺症・脳血管性認知症により自宅で妻の介護を受けながら生活してきたBさんは，最近になって歩行機能が低下し，妻の介助量が増加していた．そのために妻のレスパイト（休養）を目的として通所介護と訪問介護を継続的に利用していたところ，介護負担に悩んだ妻が施設入所を検討し始め，そのことをケアマネジャーに相談した事例である．

　ケアマネジャーの所属する事業所では，それまで事業所独自のアセスメント表を用いてケアプランを作成していたが，この3か月ほど前からインターライ方式によるアセスメントに切り替えており，Bさんについてはこの場面で初めてインターライ方式が用いられた．

　事業所独自のアセスメント表と比較すると，インターライ方式の活用によってより詳細な情報収集を行うことができ，具体的には，認知機能の低下が一定程度進んできたこと，過去と比べて知的な能力が低下したことに焦燥感があること，ADLの全般的な悪化は見られるものの歩行ができないわけではないこと，尿失禁や便失禁があり，その点に妻の負担が大きいことなどが把握できた．

　その結果，11のCAPが選定され，喫緊の課題である「3．ADL」「5．施設入所のリスク」，さらに身体機能や認知機能の悪化のリスクとなる「21．脱水」について詳細検討を行われた．

　まず，ADLに関しては，詳細検討に並行してケアマネジャーが本人・妻と面接相談を行って2人の意欲を引き出しつつ，改善策を歩行機能に絞りケアプランが作成された．次に，施設入所のリスクについては，本人の機能改善と妻のレスパイトの必要性を検討し，さらに，脱水については具体的な水分補給の内容をケアプランに記した．また，訪問看護を導入することで本人の健康管理の支援を行うと同時に，主治医と調整を行って通院回数を減らす（隔週1回の通院を4週に1回へ）ことで妻の通院介助の負担軽減も図っている．

　いずれ施設入所に至る可能性はあるとしても，CAPによる検討から，本人の機能回復と健康状態悪化の防止，妻のレスパイトを複眼的に図ることで，その時期を先送りさせることを目的にケアプランが作成された．なお，アセスメントする際に，日常生活自立段階（ADL-H），認知機能を認知機能尺度（CPS）を用いれば，在宅での生活を継続する際の指標（状態の変化に関する定量的なモニタリング）となる．

　以前のケアプランが妻の介護負担軽減のみを目的としていたものであったのに比べ，アセスメント方式をインターライ方式に変更することにより，妻の支援だけでなく本人の状態改善や悪化の予防などを具体的に検討している点に特徴がある事例といえる．

事例3　特別養護老人ホームにおける看取り期の事例

事例の概要と経過

　Cさん(女性・81歳)は西日本の大都市で生まれ，高校卒業後に首都圏で製造業の企業に就職した．22歳の頃に金融機関に勤務する夫(75歳のときに死別)と結婚．その後は専業主婦として暮らし，2人の娘と1人の息子(長女：61歳・次女：59歳・長男：56歳)をもうけた．子どもたちはそれぞれ結婚して首都圏近郊で暮らしており，Cさん夫婦は首都圏のマンション(持ち家・3LDK)に夫と住んでいた．

　Cさんは67歳の頃から物忘れや見当識障害が目立つようになり，アルツハイマー型認知症の診断を受けた．しかし，その後も夫の支援により大きな問題はなく過ごしていたが，72歳の頃に近所を散歩中に転倒し，胸髄損傷となり入院加療を受ける．約10か月後，両下肢不全麻痺にて身体障害者手帳2級(下肢機能障害)と要介護4の認定を受け，自宅に退院した．

　その後は，夫による介護と訪問介護(3回/日)・訪問看護(1回/週)・通所介護(2回/週)・訪問診療(1回/2週)・福祉用具(車いす，ベッドなど)を利用して自宅で生活を続けていた．なお，74歳のときに特別養護老人ホームの入所申請を行っている．

　75歳のとき，夫が脳出血で入院(その後3か月後に死亡)した際，自宅での生活継続が困難となったため緊急に短期入所生活介護を利用し，そのまま在宅生活が困難なことから介護療養型医療施設に入院した．その後，4か月ほど経過した後，待機となっていた特別養護老人ホームに入所した．

　特養ホーム入所後は介護サービスを受けながら安定した生活をしていたものの，79歳の頃にはアルツハイマー型認知症の進行により，ADL全介助およびコミュニケーション困難となり，要介護5となった．

　79歳となった平成28年に入ってからは尿路感染症などにより，特養ホームの協力医療機関(急性期)へ入院を繰り返すようになった．これに並行するように，嚥下機能も衰え，次第に食事量も減ってきていた．

看取りへの経過

　Cさんが80歳を迎えた後の平成28年11月30日，誤嚥性肺炎と尿路感染症による発熱と食事摂取困難のため入院をした．入院後，抗生物質投与などで病状は改善したものの，経口からの食事や水分が十分には摂取できない状況にあり，経鼻経管にて栄養摂取をしていた．長女など子どもたちは胃瘻の造設による栄養摂取などは望んでいないことから，経管を抜去して経口で栄養を摂取するようにしたうえで退院し，特養ホームに戻ることとなった．長女たちも，本人が長年過ごした特養ホームで今後は過ごし，穏やかに終末期を過ごすことを希望している．

　特養ホームでは嘱託医，看護師，介護職員，ケアマネジャーなどで退院前に協議を進め，入院中の病院で状況を確認するなどして，特養ホームでの看取りの体制を整えることとした．そのうえで，退院日が平成29年1月11日と決まった．

アセスメント時の概要

1) 疾患

アルツハイマー型認知症，胸髄損傷による両下肢不全麻痺，低カリウム血症

2) ADL

歩行・移動・ベッド上の可動性・更衣・整容など：すべて不可．座位も保つことは困難（ベッド挙度に）．

食事：介助にて摂取可能であるが誤嚥の危険があり，少量のみ摂取．セミファーラー位（30度）にて，ゼリー状のものであれば時間をかけて摂取可能．

入浴：全身清拭を行う．

排泄：入院中は尿カテーテルを留置していたが，退院前に抜去．尿・便ともにオムツ内に排泄．尿は介護者が手で腹圧をかけて排泄させる．

3) 認知およびコミュニケーション

アイコンタクトや簡単な指示理解は可能であるが，コミュニケーション自体は困難．

4) 経済状況

老齢基礎年金と夫の遺族厚生年金および企業年金で生活し，その範囲内で入所費用や医療費は賄えている．

＊アセスメント基準日（再開時アセスメント）：平成29年1月11日

施設版 インターライ方式 アセスメント表

A. 基本情報

A1. 氏名
C

A2. 性別 [2]
1 男性
2 女性

A3. 生年月日
1 9 3 6 — 0 1 — 1 9
　　年　　　月　　　日

A4. 婚姻状況 [4]
1 結婚したことがない
2 結婚している
3 パートナーがいる
4 死別した
5 別居中,事実上婚姻関係にない
6 離婚した

A5. 介護保険証番号

A5a. 保険者番号
0000

A5b. 被保険者番号
0000

A6. 事業所番号
00000

A7. 要介護度 [7]
0 現在有効の認定結果はない
1 要支援1
2 要支援2
3 要介護1
4 要介護2
5 要介護3
6 要介護4
7 要介護5

A8. アセスメントの理由 [3]
1 初回アセスメント
2 定期アセスメント
3 再開時アセスメント
4 著変時アセスメント
5 終了時アセスメント
6 終了時の記録のみ
7 その他

A9. アセスメント基準日
2 0 1 7 — 0 1 — 1 1
　　年　　　月　　　日

A10. 本人のケア目標

長女の目標:医師からは終末期だと聞いている.以前のように食事などが口から食べられるようになるとよいが,無理であれば穏やかに過ごして欲しい.

A13. 退院後の経過期間 [5]
0 過去90日間に入院していない
1 31〜90日前に退院した
2 15〜30日前に退院した
3 8〜14日前に退院した
4 退院したのは7日以内
5 現在入院中

A メモ

施設入所中であったが,平成28年11月30日に入院.平成29年1月11日に退院して施設に戻る.

B. 相談受付表

※このセクションは,初回アセスメント時のみ

B1. 入所に対して本人の意思が関与した度合い [8]
0 完全
1 いくらか関与
2 ほとんどなし
8 答えられない(答えたくない)

B2. 受付日
2 0 1 6 — 1 2 — 2 0

施設版 インターライ方式 アセスメント表

年　　月　　日

B3. 相談受付時までの経過

11月30日の入院後，長女とは継続的に連絡．退院に向けた相談が12月20日に行われ，病院で長女と主治医面談．

B4. 相談受付内容

長女：尿路感染症や肺炎は軽快したので，施設に戻らせたい．医師からは胃瘻を造らないのであれば，口からの食事・水分摂取が限定的なので，数か月以内に亡くなるだろうと聞いている．

B5. 過去5年間の利用履歴（短期は含まず）

 0　いいえ
 1　はい

B5a.	介護施設，療養病院／病棟	1
B5b.	認知症対応型共同生活介護，小規模多機能型居宅介護	0
B5c.	高齢者住宅：有料老人ホーム（特定施設入居者生活介護有り・無し含む）	0
B5d.	精神科病院，精神科病棟	0
B5e.	精神障害者施設	0
B5f.	知的障害者施設	0

B6. 入所直前と通常の居住場所

B6a.	入所直前の居住場所	9
B6b.	通常の居住場所	6

 1　自分の家／アパート／賃貸の部屋
 2　高齢者住宅：有料老人ホーム（特定施設入居者生活介護無し）
 3　高齢者住宅：有料老人ホーム（特定施設入居者生活介護有り）
 4　認知症対応型共同生活介護
 5　小規模多機能型居宅介護
 6　介護老人福祉施設
 7　介護老人保健施設
 8　介護療養型老人保健施設
 9　介護療養型医療施設
 10　回復期リハビリテーション病棟／病院
 11　精神科病院／病棟
 12　緩和ケア病棟
 13　上記（9～12）以外の病院
 14　精神障害者施設
 15　知的障害者施設
 16　ホームレス（シェルター利用の有無は問わない）
 17　刑事施設
 18　その他

B7. 入所前の同居形態　　2

 1　1人暮らし
 2　配偶者のみ
 3　配偶者とその他と
 4　（配偶者なし）子供と
 5　（配偶者なし）親や保護者と
 6　（配偶者なし）兄弟と
 7　（配偶者なし）その他親族と
 8　（配偶者なし）親族以外と

B8. 精神疾患歴　　0

 0　いいえ
 1　はい

B9. 教育歴　　4

 1　未就学：小学校中退含む
 2　小学校卒：高等小学校・新制中学中退も含む
 3　高等小学校・新制中学校卒：旧制中学・新制高校中退も含む
 4　旧制中学・新制高校卒：専門学校・専修学校中退も含む
 5　専門学校・専修学校卒：旧制高校・短大中退も含む
 6　旧制高校・短大卒：大学中退も含む
 7　大学卒：大学院中退も含む
 8　大学院修了

B10. 医療機関受診時の送迎　　3

 1　家族
 2　友人
 3　施設等の職員
 4　その他：送迎支援必要ない場合を含む

B11. 受診中の付き添いが必要　　1

 0　いいえ
 1　はい

施設版 インターライ方式 アセスメント表

Bメモ

退院に向けた相談を開始したのが12月20日．長女などの希望により，退院後は元々入所していた特養ホームに戻ることになる．5年前の施設入所前，介護療養型医療施設に4か月ほど入院（社会的入院）をしていた．

C. 認知

C1. 日常の意思決定を行うための認知能力 `4`
- 0 自立：首尾一貫して理にかなった判断ができる
- 1 限定的な自立：新しい事態に直面したときのみいくらかの困難がある
- 2 軽度の障害：特別な状況において，判断力が弱く，合図や見守りが必要である
- 3 中等度の障害：常に判断力が弱く，合図や見守りが必要である
- 4 重度の障害：判断できないか，まれにしか判断できない
- 5 認識できる意識がない，昏睡：セクションGへ

C2. 記憶を想起する能力
- 0 問題なし
- 1 問題あり

- C2a. 短期記憶：5分前のことを思い出せる，あるいはそのように見える `1`
- C2b. 長期記憶 `1`
- C2c. 手続き記憶：段取りを踏んで行うべきことを合図がなくても初めから手順を踏んでほとんどすべてできる． `1`
- C2d. 状況記憶：よく顔を合わせる介護者の名前や顔を認識し，かつよく訪れる場所（寝室や台所など）の位置がわかっている `1`

C3. せん妄の兆候

［注：正確なアセスメントのためには，過去3日間の利用者の行動を知る家族らと会話する必要がある］
- 0 行動はない
- 1 行動はあるが，それは普段と同じである
- 2 行動はあり，普段の様子と違う：新たに出現した，悪化した，数週間前とは違うなど

- C3a. 注意がそらされやすい：集中力がない，話がそれるなど `0`
- C3b. 支離滅裂な会話がある：会話が無意味で無関係，もしくは話題が飛ぶ，思考が脱線するなど `0`
- C3c. 精神機能が1日の中で変化する：時々良かったり，悪かったりする `2`

C4. 精神状態の急な変化：通常とは異なり，不穏になった，無気力になった，起き上がれなくなった，周囲の環境への認識が変わった，などの変化 `0`
- 0 いいえ
- 1 はい

C5. 過去90日間（または前回アセスメント以降）の意思決定能力の変化 `2`
- 0 改善した
- 1 変化なし
- 2 悪化した
- 8 判定不能

Cメモ

認知能力はほぼ失われているように見える．食事などの際は，嬉しそうにしたり欲しくなさそうにしたりする表情が見られ，わずかながら意思決定能力はある様子が感じられる．1日のなかでも精神機能や意識状態がよいときと悪いときがある．

D. コミュニケーションと視覚

D1. 自分を理解させることができる `3`
- 0 理解させることができる：容易に考えを表現できる
- 1 通常は理解させることができる：十分に時間が与えられていないと，言葉を思い出したり，考えをまとめるのが困難．しかし，

施設版 インターライ方式　アセスメント表

本人の考えを引き出す必要はない
2　しばしば理解させることができる：言葉を見つけたり，考えをまとめるのに困難．通常は本人の考えを引き出す必要がある
3　時々は理解させることができる：その能力は具体的な欲求に限られる
4　ほとんど，あるいは全く理解させることはできない

D2. 他者を理解できる能力（理解力） 3

補聴器を用いている場合は使用した状態で．
0　理解できる：明解な理解力
1　通常は理解できる：会話の大部分は理解している．ほとんど，あるいは全く言い直す必要はない
2　しばしば理解できる：一部を理解できないことがあるが，言い直しによって，しばしば会話を理解できる
3　時々は理解できる：単純で直接的なコミュニケーションには適切に反応する
4　ほとんどまたは全く理解できない

D3. 聴覚

D3a. 聴力　2

補聴器を用いている場合は使用した状態で．
0　適切：普通の会話，社会的交流，テレビ，を見ることに何の問題もない
1　軽度の障害：状況によって困難がある（相手が静かにしゃべったり，2メートル以上離れているときは困難，など）
2　中等度の障害：通常の会話を聞くのに問題があり，周りを静かにすると良く聞こえる
3　重度の障害：すべての状況で困難がある（話し手が大声を出したり，非常にゆっ

くり話す必要がある）
4　ほぼ聴こえない

D3b. 補聴器の使用　0

0　いいえ
1　はい（右耳のみ）
2　はい（左耳のみ）
3　はい（両耳）

D4. 視覚

D4a. 視力　3

眼鏡や拡大鏡等を使用した状態で
0　適切：新聞や本の細字も含めて細かい部分まで見える
1　軽度の障害：見出しは見えるが，新聞や本の普通の文字は見えない
2　中等度の障害：新聞の見出しは見えないが，周囲の物体を識別できる
3　重度の障害：周囲の物体を識別しているかわからないが，目で動体を追っているようである．明かりや色，形を識別できるだけも含まれる
4　視力がない：視力がない．目は物体を追わないように見える

D4b. 眼鏡，コンタクトレンズ，拡大鏡などの使用　0

0　いいえ
1　はい

D メモ

声をかけるとわずかながら反応がある．食事や人の顔を追視することができる．

E. 気分と行動

E1. うつ，不安，悲しみの気分の兆候

過去3日間に観察された兆候．原因は問わない［可能なら本人に聞く］
0　ない
1　あるが，過去3日間には見られていない
2　過去3日間のうちに1〜2日に見られた
3　過去3日間毎日見られた

E1a. 否定的なことを言う　0
E1b. 自分や他者に対する継続した怒り　0
E1c. 非現実な恐れがあることを思わせる非言語を含む表現　0
E1d. 繰り返し体の不調を訴える　0
E1e. たびたび不安，心配ごとを訴える（健康上の不安は除く）　0
E1f. 悲しみ，苦悩，心配した表情　0

施設版 インターライ方式　アセスメント表

E1g.	泣く，涙もろい	3
E1h.	ひどいことが起こりそうだと繰り返し言う	0
E1i.	興味を持っていた活動をしなくなる	3
E1j.	社会的交流の減少	0
E1k.	人生の喜びを失っているという非言語を含む表現（快感喪失）	0

E2. 利用者自身が応えた気分

　0　過去3日間にはない
　1　過去3日間にはないが，しばしばそのように感じる
　2　過去3日間のうちに1，2日あった
　3　過去3日間毎日あった
　8　答えられない（したくない）

"過去3日間どのくらい○○がありましたか" と聞く

E2a.	普段楽しんできたことに興味や喜びが沸かなかったこと	8
E2b.	不安だったり，落ち着かない感じ	8
E2c.	悲しく，落ち込んで，絶望する感じ	8

E3. 行動の問題

観察された兆候．原因は問わない

　0　ない
　1　あるが，過去3日間には見られていない
　2　過去3日間のうちに1～2日に見られた
　3　過去3日間毎日見られた

E3a.	徘徊	0
E3b.	暴言	0
E3c.	暴行	0
E3d.	社会的に不適切な迷惑な行為	0
E3e.	公衆での不適切な性的行動や脱衣	0
E3f.	ケアに対する抵抗	2
E3g.	無許可の退居・家出またはその恐れ	0

E4. 最近3日間における生活満足度（心身の健康度，日常生活の充実度や趣味活動への参加など）　　4

　0　とても満足
　1　満足
　2　ある程度満足
　3　どちらとも言えない
　4　あまり満足していない
　5　とても不満である

E メモ

声をかけると涙を流す様子がある．施設入所後でも，今回の入院までは音楽を聞いたりテレビを観るのが好きだったが，最近はそれも行っていない．服薬は拒否することがある．

F. 心理社会面

F1. 社会関係

[可能な限り，本人に聞く]

　0　全くない
　1　30日以上前にあった
　2　8日～30日前にあった
　3　4日～7日前にあった
　4　過去3日間にあった
　8　判定不能

F1a.	長期にわたっての関心のある活動への参加	1
F1b.	家族や友人の訪問	4
F1c.	家族や友人とのその他の交流	4

F2. 孤独　　1

自分はさみしいと思っていると言うか，それを表す

　0　いいえ
　1　はい

F5. 自発性・参加意識

　0　なし
　1　あるが過去3日間にはみられなかった
　2　過去3日間に1～2日みられた
　3　過去3日間毎日みられた

F5a.	他者と付き合う際に落ち着いている	3
F5b.	計画された，あるいは組織だった活動に落ち着いて参加する	0
F5c.	大部分のグループ活動への誘いを受ける	0
F5d.	施設内の生活に積極的に参加する	0
F5e.	他者との交流を自分から始める	0
F5f.	他者が始めた交流に肯定的に反応する	0
F5g.	日課の変化に対応する	0

| 施設版 | インターライ方式　アセスメント表

F6. 対人関係の不安定
0　いいえ
1　はい

- F6a. ほかの利用者との対立，批判を繰り返す　`0`
- F6b. ケアスタッフとの対立，批判を繰り返す　`0`
- F6c. ケアスタッフは利用者との対応に不満がある　`0`
- F6d. 家族や近い友人は利用者の病気によって憔悴している　`1`

F7. 過去90日間の大きなストレス　`1`
深刻な病気に罹った，近い関係の人の中に重病にかかった人がいたり，亡くなった人がいた，家を失った，収入や資産が激減した，泥棒や詐欺の被害にあった，運転免許を失ったなど．
0　いいえ
1　はい

F8. 強み（ストレングス）
0　いいえ
1　はい

- F8a. 一貫して前向きである　`0`
- F8b. 日々の生活に意味を見出す　`0`
- F8c. 家族との強い支援的な関係　`1`

F メモ
長女によると「本人はきっと今はさみしいと感じていると思う」と言う．長女らは主治医から終末期であると聞き，それを受け入れている一方で，残念に思い悔やんでいる．大きなストレスとして病状の悪化がある．

G. 機能状態

G2. ADL
過去3日間に起きた該当ADLのすべての動作に基づいて評価する．1度でも6があり，他の場面ではより自立していた場合，5を記入．それ以外の状況は，最も依存的であった動作に着目する．その中で最も依存的な状態が1であれば1．そうでなければ2から5より最も依存していない援助レベルを記入する．

- 0　自立：すべての動作に身体援助，準備，見守りはなかった．
- 1　自立，準備の援助のみ：物品や用具を用意したり，手の届く範囲に置くのみで，すべての動作において身体援助も見守りもなかった
- 2　見守り：見守り／合図
- 3　限定的な援助：四肢の動きを助ける，体重を支えずに身体的な誘導をする
- 4　広範囲な援助：利用者がタスクの50％以上を実施し，1人の援助者による体重を支える（四肢を持ち上げることも含まれる）援助
- 5　最大限の援助：2人以上の援助者による体重を支える（四肢を持ち上げることも含まれる）援助，またはタスクの50％以上に及ぶ体重を支える援助
- 6　全面依存：すべての動作において他者がすべて行った
- 8　この動作はなかった

- G2a. 入浴：背中を洗う，洗髪は含めない　`8`
- G2b. 個人衛生：入浴とシャワーは含めない　`6`
- G2c. 上半身の更衣　`6`
- G2d. 下半身の更衣　`6`
- G2e. 歩行　`8`
- G2f. 移動　`6`
- G2g. トイレへの移乗　`8`
- G2h. トイレの使用：移乗は含めない　`8`
- G2i. ベッド上の可動性　`6`
- G2j. 食事　`6`

G3. 移動／歩行

- G3a. 主な室内移動手段　`3`
  - 0　器具なしで歩行
  - 1　器具を使用して歩行：杖，歩行器，松葉づえ，車いすを押す
  - 2　車いす，電動車いす，電動三輪車（スクーター）
  - 3　寝たきり
- G3b. 4メートルの歩行時間　`9` `9`
  利用者が第一歩を地面につけたときに計測を開始．4メートルを超えた時点の秒数を記入する．
  テストを始めたが終了できなかった場合，77
  テストを拒否した場合，88
  テストをしなかった場合（1人で歩けない場

施設版 インターライ方式 アセスメント表

G3c. 歩行距離 　0

過去3日間において，支援を必要に応じて受けた状態で，途中1度も座ることなく歩くことができた最長距離

0 歩かなかった
1 5m 未満
2 5～49m
3 50～99m
4 100m 以上
5 1km 以上

G3d. 車いす自操距離 　8

過去3日間に車いすを1度に自己操作して移動した最長距離

0 車いすを押してもらった
1 電動車いすや電動三輪車(スクーター)を利用した
2 5m 未満　自己操作した
3 5～49m　自己操作した
4 50～99m　自己操作した
5 100m 以上　自己操作した
8 車いすは使用しなかった

G4. 活動状況

G4a. 過去3日間において体を動かした時間の合計(散歩など) 　0

0 なし
1 1時間未満
2 1時間以上2時間未満
3 2時間以上3時間未満
4 3時間以上4時間未満
5 4時間以上

G4b. 過去3日間に家(建物)の外に出た日数(短時間でもよい) 　0

0 1日もない
1 過去3日間は出ていないが，通常は3日間のうちに出ている
2 1～2日間
3 3日間

G5. 身体機能の潜在能力

0 いいえ
1 はい

G5a. 本人は自分の身体機能が向上すると信じている 　

G5b. ケアスタッフは本人の身体機能が向上すると信じている 　0

G6 過去90日間(または前回アセスメント以降)のADLの変化 　2

0 改善した
1 変化なし
2 悪化した
8 判定不能

Gメモ

入浴は全面介助による全身清拭にて代替している．

H. 失禁

H1. 尿失禁 　5

0 失禁していない
1 カテーテルや瘻があり，失禁しない
2 まれに失禁する
3 ときに失禁する
4 頻繁に失禁する
5 失禁状態
8 尿の排泄はなかった

H2. 尿失禁器材(オムツやパッドは除く) 　2

0 なし
1 コンドームカテーテル
2 留置カテーテル
3 膀胱瘻，腎瘻，尿管皮膚瘻

H3. 便失禁 　5

0 失禁しない：完全なコントロール，瘻なし
1 瘻があり，失禁しない：過去3日間瘻を用いてコントロールされている
2 まれに失禁：過去3日間失禁がないが，失禁したことがある
3 ときに失禁：毎日ではないが失禁
4 頻繁に失禁：毎日失禁するが，いくらかコントロールされている

施設版 インターライ方式 アセスメント表

　　5　失禁状態：コントロールはない
　　8　排便はなかった：過去3日間に排便はなかった

H5. ストーマ　0
　　0　なし
　　1　あり

H メモ

留置カテーテルは1月8日に抜去した．排尿・排便ともにオムツ内に行っており，定時に交換している．排尿に際しては，介助者が本人の下腹部を手で圧迫して排泄させることもある．

I. 疾患

疾患コード
　　0　なし
　　1　主診断である：現時点の主な診断（1つ以上も可）
　　2　診断があり，治療を受けている：治療には，投薬，療法，創傷のケアや吸引などその他専門技術を必要とするケアが含まれる
　　3　診断があり，経過観察されているが，治療は受けていない

I1. 疾患

筋骨系
I1a. 過去30日間（または前回アセスメント以降）の大腿骨骨折　0
I1b. 過去30日間（または前回アセスメント以降）のその他の骨折　0

神経系
I1c. アルツハイマー病　1
I1d. アルツハイマー病以外の認知症　0
I1e. 片麻痺　0
I1f. 多発性硬化症　0
I1g. 対麻痺　3
I1h. パーキンソン病　0
I1i. 四肢麻痺　0
I1j. 脳卒中／脳血管障害　0

心肺系
I1k. 冠動脈疾患（CHD）　0
I1l. 慢性閉塞性肺疾患（COPD）　0

I1m. うっ血性心不全（CHF）　0
I1n. 高血圧症　0

精神
I1o. 不安症　0
I1p. 双極性障害　0
I1q. うつ　0
I1r. 統合失調症　0

感染症
I1s. 肺炎　3
I1t. 過去30日間の尿路感染症（UTI）　3

その他
I1u. がん　0
I1v. 糖尿病　0

I2. その他の診断

診断名	疾患コード（1〜3）
低カリウム血症	2
骨粗しょう症	2
慢性胃炎	2

I メモ

対麻痺は，9年前の胸椎骨折・胸髄損傷によるもの．尿路感染症と誤嚥性肺炎で11月30日から入院中であるが，それについては軽快し，経過観察のみ行われている．

J. 健康状態

J1. 転倒　0
　　0　過去90日間に転倒していない
　　1　過去30日間にはなかったが，31〜90日間に転倒した
　　2　過去30日間に1度転倒した
　　3　過去30日間に2度以上転倒した

J2. 最近の転倒　0
［注：前回アセスメントから30日経っている場合や初回アセスメントの場合はJ3へ］
　　0　過去30日間には転倒していない
　　1　過去30日間に転倒した
空白［初回アセスメントや，前回アセスメントが30日以上前の場合］

施設版 インターライ方式　アセスメント表

J3. 問題の頻度

過去3日間にみられた頻度

- 0 なし
- 1 あるが過去3日間には見られなかった
- 2 過去3日間のうち1日見られた
- 3 過去3日間のうち2日見られた
- 4 過去3日間毎日見られた

バランス

- J3a. 支えなしでは立位になることが難しいか，できない　　4
- J3b. 立位での方向転換が難しいか，できない　　4
- J3c. めまい　　0
- J3d. 不安定な歩行　　0

心肺

- J3e. 胸痛　　0
- J3f. 気道内分泌物の排出困難　　3

精神

- J3g. 異常な思考　　0
- J3h. 妄想　　0
- J3i. 幻覚　　0

神経

- J3j. 失語症　　4

消化器系

- J3k. 胃酸の逆流　　2
- J3l. 便秘　　3
- J3m. 下痢　　0
- J3n. 嘔吐　　0

睡眠障害

- J3o. 入眠または睡眠の継続困難　　0
- J3p. 睡眠過多　　4

その他

- J3q. 誤嚥　　1
- J3r. 発熱　　1
- J3s. 消化管出血，尿性器出血　　0
- J3t. 不衛生　　0
- J3u. 末梢浮腫　　3

J4. 呼吸困難（息切れ）　　0

- 0 症状はない
- 1 休息中にはないが，非日常的な活動により生じる
- 2 休息中にはないが，日常的な活動により生じる
- 3 休息中にもある

J5. 疲労感　　0

日々の活動（ADLやIADLなど）を終えることができない程度

- 0 なし
- 1 軽度：体がだるく，疲れやすいが，通常の日々の活動を行うことはできる
- 2 中等度：通常の日々の活動を始めるが，体のだるさや疲労感のため終えることができない
- 3 重度：体のだるさや疲労感のため，通常の日々の活動のうちいくつかは始めることすらできない
- 4 通常の日々の活動を始めることが全くできない：体のだるさや疲労感のため

J6. 痛み

［注：頻度，程度，コントロールについて尋ねる．利用者を観察し，利用者と接する周囲の人に聞く］

J6a. 痛みの頻度　　0

- 0 痛みはない
- 1 あるが，過去3日間はなかった
- 2 過去3日間のうち1〜2日あった
- 3 過去3日間毎日あった

J6b. 痛みの程度：最も重度のもの　　0

- 0 痛みはない
- 1 軽度
- 2 中等度
- 3 重度
- 4 激しく，耐え難いことがある

J6c. 痛みの持続性　　0

- 0 痛みはない
- 1 過去3日間に1回だけあった
- 2 断続
- 3 持続

J6d. 突破する痛み　　0

- 0 いいえ
- 1 はい

J6e. 痛みのコントロール：現在痛みのコントロールが効いている程度（本人の視点から）　　0

- 0 痛みはない
- 1 痛みはがまんできる範囲であり，とくにコントロールは行っていないか，または変更の必要はない

2 コントロールは適切に効いている
3 コントロールは効くが，常に実施できていない
4 コントロールを行っているが，十分に効いていない
5 痛み時のコントロール方法はないか，効いていない

J7. 状態の不安定性
  0 いいえ
  1 はい
  J7a. 認知，ADL，気分，行動を不安定にするような病態や症状がある（不安定，変動，悪化）   `0`
  J7b. 急性症状が発生したり，再発性や慢性の問題が再燃した   `0`
  J7c. 末期の疾患であり，余命が6ヶ月以下である   `1`

J8. 主観的健康感   `8`
"一般的にご自分の健康状態をどう思いますか"と聞く
  0 とても良い
  1 良い
  2 まあまあ
  3 良くない
  8 答えられない（答えたくない）

J9. 喫煙と飲酒
  J9a. 毎日喫煙   `0`
    0 吸わない
    1 過去3日間は吸っていないが，普段は毎日吸っている
    2 吸う
  J9b. 飲酒　過去14日間に最も飲んだ1回量   `0`
    0 飲んでいない
    1 1杯
    2 2〜4杯
    3 5杯以上

Jメモ

> 食事後に胃酸逆流が起こるときがある．排便は4〜5日に1回である（緩下剤も服薬）．傾眠傾向である．下肢のむくみが見られる．医師からは，経口摂取が減少しており，このままであれば数か月で死亡する可能性が高いと言われている．

K. 口腔および栄養状態

K1. 身長と体重
  K1a. 身長(cm)   `1 4 0`
  K1b. 体重(kg)   `3 0`

K2. 栄養上の問題
  0 いいえ
  1 はい
  K2a. 過去30日間に5%以上か180日間に10%以上の体重減少   `1`
  K2b. 脱水である，またはBUN／クレアチニン比が20以上   `0`
  K2c. 1日1リットル未満の水分摂取   `1`
  K2d. 水分排泄量が摂取量を超える   `0`

K3. 栄養摂取の方法   `4`
  0 正常（いかなる種類の食物も飲み込んでいる）
  1 自分で加減
  2 固形物を飲み込むのに調整を要する
  3 液体を飲み込むのに調整を要する
  4 裏ごしした固形物ととろみをつけた液体しか飲み込むことができない
  5 経口摂取と経管栄養／経静脈栄養の混合
  6 経鼻経管栄養のみ
  7 腹部の栄養のみ
  8 経静脈栄養のみ
  9 この活動はなかった

K4. 経静脈／経管栄養摂取量   `0`
  0 経静脈／経管栄養はない
  1 経静脈／経管栄養のみ．経口はなし
  2 全カロリーの1%から25%未満
  3 全カロリーの25%以上

K5. 歯科口腔
  0 いいえ
  1 はい
  K5a. 義歯使用（取り外しのできる補綴物）   `1`
  K5b. 自分の歯が折れている，欠けている，ゆるい，ほか正常でない   `0`

施設版 インターライ方式　アセスメント表

K5c. 口や顔の痛み／不快感を訴える	0
K5d. 口の渇きを訴える	0
K5e. 咀嚼困難を訴える	1
K5f. 歯に隣接する歯肉の炎症または出血	0

K6c. カロリー制限	0
K6d. 低脂肪	0
K6e. その他	0

K6. 栄養管理（ダイエットタイプ）の必要

0　いいえ
1　はい

K6a. 食物形態の加工（ソフト食，刻み，とろみ等の必要性）　1
K6b. 低塩分　0

K メモ

入院前は 35 kg の体重だったがかなり痩せてきているように見える．2 週間前までは経管栄養を実施していた（経口も併用）．水分摂取量は 1 日 700 ml 前後である．食事はとろみ・ミキサー食であるが，摂取量は減少している．1 日 500〜700 kcal 程度しか摂取できていないものと思われる．

L. 皮膚の状態

L1. 最重度の褥瘡　0

0　褥瘡はない
1　持続した発赤部分がある
2　皮膚層の部分的喪失
3　皮膚の深いくぼみ
4　筋層や骨の露出
5　判定不能：壊死性の痂（か）被で覆われているなど

L2. 褥瘡の既往　1

0　いいえ
1　はい

L3. 褥瘡以外の皮膚潰瘍　0

静脈性潰瘍，動脈性潰瘍，動静脈混合性潰瘍，糖尿病性の足潰瘍など
0　いいえ
1　はい

L4. 重要な皮膚の問題　0

外傷，2 度や 3 度の火傷，回復過程の手術創など
0　いいえ
1　はい

L5. 皮膚の裂傷や切り傷（手術創以外）　0

0　いいえ
1　はい

L6. その他の皮膚の状態や変化　0

挫傷（打ち身），発疹，痒み，斑点，帯状疱疹，間擦疹（あせも），湿疹など
0　いいえ
1　はい

L7. 足の問題　4

外反母趾，槌状趾（ハンマートゥ），つま先の重複，変形，感染，潰瘍など
0　足の問題はない
1　足の問題はあるが，歩行に支障はない
2　足の問題があるため，歩行に支障がある
3　足の問題があるため，歩行できない
4　足に問題があるが，他の理由で歩いていない

L メモ

以前の入院時に褥瘡（Ⅱ度）が発生したことがある．ハンマートゥがあるが，対麻痺にて元々歩行ができない．

M. アクティビティ

M1. 活動への平均参加時間　0

0　なし
1　ほとんど：2/3 よりも多い
2　半分位：1/3 から 2/3
3　少し：1/3 未満

M2. 好む活動と関与（現在の能力に適応）

0　好みではない，過去 3 日間行っていない

施設版 インターライ方式 アセスメント表

1 好みである，行っていない
2 好みである，過去3日間に行った

M2a.	カード，ゲーム，クイズ	0
M2b.	コンピュータ，インターネット関係	0
M2c.	会話，電話	1
M2d.	創作活動	0
M2e.	ダンス，舞踊	0
M2f.	人生についての議論／回顧(回想法)	0
M2g.	運動	0
M2h.	庭仕事，畑仕事	0
M2i.	他者の手助け	0
M2j.	音楽や歌	1
M2k.	ペット	1
M2l.	読書，執筆	0
M2m.	宗教活動	0
M2n.	旅行や買い物	0
M2o.	屋外の散歩	0
M2p.	テレビ，ラジオ，ビデオ／DVD鑑賞	1
M2q.	料理／お菓子作り	0
M2r.	パズル／クロスワード	0

M2s. その他1

M2t. その他2

M3. 日中寝ている時間 2
0 いつも，あるいはほとんど起きている(1度以上の居眠りはしない)
1 何回も居眠りする
2 ほとんどの時間寝ているが，起きている時間もある(食事の時間だけなど)
3 概ね寝ているか，反応がない

M4. 興味・関心
0 いいえ
1 はい

M4a.	より多くのレクリエーションに参加することに興味がある	0
M4b.	転倒予防プログラムに参加することに興味がある	0
M4c.	記憶力改善のためのプログラムに参加することに興味がある	0
M4d.	身体機能向上プログラムに参加することに興味がある	0

M メモ

現在はほぼ1日中ベッド上で過ごす．夫が健在の頃に犬を飼っていたことがあり，その犬に似たぬいぐるみをいつもそばに置いている．

N. 薬剤

N1. 全使用薬剤のリスト

過去3日間に使用したすべての処方薬，非処方薬(市販薬)のリスト

各薬剤について

N1a. 薬剤名
N1b. 1日量
N1c. 単位(cc, ml, mg, g, 滴, 押し, 枚, 単位など)
N1d. 経路
　1. 経口(経口，舌下)
　2. 注射(静注，皮下注，筋注)
　3. 外用(坐薬[坐剤，軟膏剤，浣腸など]，点眼，点鼻，外皮[塗布，貼付，スプレーなど]，口腔[含嗽，噴霧など])など
　4. 経管(経鼻，PEG[胃ろう]など)　その他
N1e. 回数(1回/日，3回/日など，頓用の場合，過去3日間に使用した回数)

N1f. 頓用
0 いいえ　1 はい

a. 薬剤名	b 1日量	c 単位	d 経路	e 頻度	f 頓用
アリセプト錠	5	mg	1	1/d	0
ファモチジン錠	20	mg	1	1/d	0
ワークミンカプセル	0.5	mg	1	1/d	0
レバミピド錠	300	mg	1	3/d	0
アスパラカリウム散50%	4.5	g	1	3/d	0
マグミット錠	500	mg	1	1/d	0

N2. 薬のアレルギー 0
0 わかっている薬剤アレルギーはない
1 ある

施設版 インターライ方式 アセスメント表

N メモ

処方薬は簡易懸濁法にて服薬.

O. 治療とケアプログラム

O1. 健診・予防接種
0 いいえ
1 はい

O1a. 過去1年間の血圧測定	1
O1b. 過去5年間の大腸内視鏡検査	0
O1c. 過去1年間の歯科検査	1
O1d. 過去1年間の眼科検査	0
O1e. 過去2年間の聴力検査	0
O1f. 過去1年間のインフルエンザワクチン	1
O1g. 過去2年間のマンモグラフィーか乳房検査(女性のみ)	0
O1h. 過去5年間か65歳以降の肺炎ワクチン	0

O2. 特別な治療・ケア(過去3日間)
0 計画も,実施もされなかった
1 計画されたが,実施されなかった
2 過去3日間のうち1～2日実施した
3 過去3日間毎日実施した

治療

O2a. 抗がん剤療法	0
O2b. 透析	0
O2c. 感染管理	0
O2d. 経静脈的薬物投与	2
O2e. 酸素療法	0
O2f. 放射線療法	0
O2g. 吸引	0
O2h. 気管切開口のケア	0
O2i. 輸血	0
O2j. 人工呼吸器	0
O2k. 創のケア	0

プログラム

O2l. トイレ誘導	0
O2m. 緩和ケアプログラム	0
O2n. 体位変換／姿勢保持	3

O4. リハビリテーション

	計画日数(A)	実施日数(B)	合計時間(分)(C)	
O4a. 理学療法	0	0		0
O4b. 作業療法	0	0		0
O4c. 言語療法	1	1	2	0
O4d. 心理療法	0	0		0
O4e. 呼吸療法	0	0		0
O4f. 看護師等による機能リハ・歩行訓練	0	0		0

O5. 受診・入院(過去90日間の回数を記入)

O5a. 入院	1
O5b. 救急外来(入院に至ったものは含まない)	0

O6. 受診(過去14日間の回数) 10

O7. 医師の指示変更(過去14日間の回数) 3

O8. 身体抑制
四肢が抑制されている,ベッド柵で覆われている,椅子に座っている間縛られているなど
0 使用しなかった
1 毎日でなく使用した
2 毎日使用した:夜間のみ
3 毎日使用した:昼間のみ
4 昼夜使用したが常時ではない
5 常時使用した(24時間継続使用[定期の取り外しを含む])

O8b. すべてにベッド柵	5
O8c. 体幹部の抑制	0
O8d. 立ち上がりを防ぐ椅子	0

施設版 インターライ方式　アセスメント表

O メモ

STによる嚥下に関する訓練を実施した．入院中であり，診察は平日は毎日行われている．指示変更は，処方薬と留置カテーテル抜去などが行われた．

P. 意思決定権と事前指示

P1. 意思決定権
- 0　いいえ
- 1　はい

P1a. 法定後見人等	0
P1b. 任意後見	0
P1c. 家族などの代理決定	1

P2. 事前指示
- 0　いいえ
- 1　はい

P2a. 蘇生術をしない	1
P2b. 挿管しない	1
P2c. 入院しない	1
P2d. 経管栄養しない	1
P2e. 薬剤制限	0

P メモ

長女が次女などと相談のうえで代理決定している．長女らは蘇生術や胃瘻は希望していない．

R. 退所の可能性

R1. 退所の可能性
- 0　いいえ
- 1　はい

R1a. 利用者は地域に戻りたい／留まりたいと言うか，それを示す	0
R1b. 退所に対して，または地域にある住宅の維持に対して積極的な支援者がいる	0
R1c. 地域に住む家がある	0

R2. 地域に退所するまでの予測期間 ： 5
- 0　1～7日
- 1　8～14日
- 2　15～30日
- 3　31～90日
- 4　91日以上
- 5　予測されていない

R メモ

U. 利用の終了

[注：終了時のみ記入]

U1. 終了日
□□□□年　□□月　□□日

U2. 今後の居住場所 ： 6
1. 自分の家／アパート／賃貸の部屋
2. 高齢者住宅：有料老人ホーム（特定施設入居者生活介護無し）
3. 高齢者住宅：有料老人ホーム（特定施設入居者生活介護有り）
4. 認知症対応型共同生活介護
5. 小規模多機能型居宅介護
6. 介護老人福祉施設
7. 介護老人保健施設
8. 介護療養型老人保健施設
9. 介護療養型医療施設
10. 回復期リハビリテーション病棟／病院
11. 精神科病院／病棟
12. 緩和ケア病棟

|施設版| **インターライ方式　アセスメント表**

13　上記(9〜12)以外の病院
14　精神障害者施設
15　知的障害者施設
16　ホームレス(シェルター利用の有無は問わない)
17　刑事施設
18　その他

0　いいえ
1　はい

Uメモ

入所している特養ホームでの看取りを望んでいる.

U3. 退所後に居宅サービスを受ける予定　[0]

V. アセスメント情報

V1. アセスメント担当者のサイン
TT

V2. アセスメント完成日
2017 - 01 - 11
年　　月　　日

Vメモ

事例3（Cさん）CAPサマリー表

利用者：Cさん
アセスメント基準日：2017/01/11
アセスメント担当者：T T

<u>スケール</u>

BMI	15.3
うつ評価尺度（DRS）	2点
認知機能尺度（CPS）	6：最重度の障害がある
日常生活自立段階（ADL-H）	6：全面援助
痛み評価尺度（Pain Score）	0：痛みなし

<u>機能面</u>

CAP	トリガー	優先順位	状態	ケアへの反映，方法
1. 身体活動の推進				
2. IADL				
3. ADL				
4. 住環境の改善				
5. 施設入所のリスク				
6. 身体抑制				

<u>精神面</u>

CAP	トリガー	優先順位	状態	ケアへの反映，方法
7. 認知低下				
8. せん妄	○	3	精神機能の日内変動がある．薬剤の影響は考えにくい．	脱水の対応のほか，気分状態への対応説明や情報提供の方法の工夫などの心理社会的状況，睡眠を適切にとるための対応などを検討する必要がある．しかし，終末期においてせん妄が現れることが多く，対症的な対応でよい．
9. コミュニケーション				
10. 気分	○（中リスク）			涙ぐむことがある点がトリガーとなっている．終末期であることから，この点に積極的に介入する必要は乏しく，せん妄のCAPにおいて心理社会的要因の検討を行うこととし，ここでの詳細検討は行わない．
11. 行動	○（毎日見られる）			食事介助を拒否することがあるためトリガーされている．嚥下などが困難となっているため思われ，脱水のCAPで水分摂取の方法を検討することとする．また，終末期であることから，食事介助を嫌うことを受けとめることも必要と思われる．

CAP	トリガー	優先順位	状態	ケアへの反映, 方法
12. 虐待				

社会面

CAP	トリガー	優先順位	状態	ケアへの反映, 方法
13. アクティビティ				
14. インフォーマル支援				
15. 社会関係				

臨床面

CAP	トリガー	優先順位	状態	ケアへの反映, 方法
16. 転倒				
17. 痛み				
18. 褥瘡	○(発生予防)	2	褥瘡の既往があり,現在は終末期.栄養状態も悪く,尿失禁・便失禁もあり,リスク防止が必要な状態である.	排便・排尿のケア,除圧,ベッド上のずれや摩擦への対応を行う.
19. 心肺機能				
20. 低栄養				
21. 脱水	○(高リスク)	1	嚥下の状態が悪化していることなどから水分摂取量が少なくなっている.本人の対処能力は極めて低い.せん妄,便秘などの問題も生じている.	計画的な水分摂取,嚥下の問題と便秘への対応を検討し,脱水の兆候を把握するケアを実施する必要がある.
22. 胃ろう				
23. 健診・予防接種	○(診察あり)		終末期であり,健診などの検討の優先順位は低く,詳細検討は行わない.	
24. 適切な薬剤使用				
25. 喫煙と飲酒				
26. 尿失禁				
27. 便通				

事例3（Cさん）サービス計画書

第1表　施設サービス計画書(1)

作成年月日　2017年 1月 11日

認定済・申請中

初回・紹介・**継続**

利用者名	C　殿
生年月日	昭和11年 1月 19日
住所	△市
施設サービス計画作成者氏名	T T
施設介護支援事業者・事業所名及び所在地	特別養護老人ホーム○○○
施設サービス計画作成（変更）日	平成29年 1月 11日
施設居宅サービス計画作成日	平成24年 5月 13日
認定日	平成28年 8月 23日
認定の有効期間	平成28年 9月 1日 ～ 平成30年 8月 31日

要介護状態区分　要支援・要介護1・要介護2・要介護3・要介護4・**要介護5**

利用者及び家族の生活に対する意向

本人：不明

長女：入院中の主治医には終末期だと説明を受けた。今後はこれまで過ごしてきた施設で、本人にとって苦痛のない穏やかな暮らしを送り、看取りまでお願いしたい。ただし、以前のように口から食事をしっかりと摂れると良いと思っている。子どもとしてできる限り会いに来て、最期を見送りたいと思う。

介護認定審査会の意見及びサービスの種類の指定

（空欄）

総合的な援助の方針

①水分と栄養を可能範囲で経口摂取していただくと同時に、誤嚥性肺炎を防ぎ、全身状態を悪化させないように介護します。
②褥瘡の再発防止と関節等の拘縮の進行防止を図り、苦痛の少ない生活を送られるように介護します。
③穏やかに過ごせるように、気分や環境への配慮を行うと同時に、異常時の緊急対応などは家族の希望に沿って対応します。

〈緊急連絡先〉長女：○氏＝携帯 080－＊＊＊＊－＊＊＊＊
　　　　　　　次女：□氏＝携帯 090－＃＃＃＃－＃＃＃＃
嘱託医：□□医院＝○○○－＊＊＊＊

第2表

施設サービス計画書(2)

利用者名　C　殿　　生年月日　昭和11年 1 月 19 日　　住所　△市　　作成年月日　2017 年 1 月 11 日

生活全般の解決すべき課題（ニーズ）	援助目標				援助内容				
	長期目標	期間	短期目標	期間	サービス内容	援助内容	担当者	頻度	期間
水分摂取量が不十分となっており、全身状態が悪化する危険性がある。	穏やかに苦痛なく施設での生活を継続する	H29.1〜H29.7	脱水状態を悪化させずに過ごすことができる	H29.1〜H29.4	とろみをつけた水分（経口補水液・お茶）の摂取を全面介助にて行う・各回120cc・ベッド背部を35度に挙上（体がずれないようゆっくりと行う）・スプーンに一口ずつ、嚥下を確認しながら介助・水分摂取量を記録・本人が嫌がる場合は中止する		介護職員・看護職員	7回/日	H29.1〜H29.4
					バイタルサインの測定 異常時の嘱託医への連絡		看護職員	2回/日	
褥瘡の既往があり、栄養状態なども良くないため、再発の危険性がある。	穏やかに苦痛なく施設での生活を継続する	H29.1〜H29.7	褥瘡を再発させない	H29.1〜H29.4	ミキサー・とろみ食、栄養補助食品（とろみをつけたエンシュアリキッド）の摂取を全面介助にて行う・ベッド背部を35度に挙上（体がずれないようゆっくりと行う）・スプーンに一口ずつ、嚥下を確認しながら介助（水分120ccも）・摂取量を記録・本人が嫌がる場合は中止する・食後口腔内の清掃・義歯の洗浄を行う		介護職員・管理栄養士 長女・次女	3回/日	H29.1〜H29.4
					ベッド上にエアマットを設置し、定時に体位変換を行う・体位変換時にはクッションを使用して良肢位を確保する・排泄の有無を確認し、必要に応じてオムツ交換を行う		介護職員・看護職員	8回/日	H29.1〜H29.4
					定時にオムツ交換を行う・6時間以上排尿がない場合、腹部を手で押して圧迫して排尿を介助する・排便が3日以上ない場合、看護職員に連絡する・排泄の状況を毎回記録する		介護職員	5回/日	H29.1〜H29.4
精神機能や認知機能の日内変動があり、その悪化を防止する必要がある	穏やかに苦痛なく施設での生活を継続する	H29.1〜H29.7	せん妄を起こさずに過ごすことができる	H29.1〜H29.4	介助の際には、その説明や会話をしながら実施する・本人が大事にしてきたもの（夫のぬいぐるみ）をそばに置き、本人に見せるなどして、会話を行う		介護職員・看護職員 管理栄養士・生活相談員 長女・次女		H29.1〜H29.4

第4表

日課計画表

作成年月日　2017 年　1 月　11 日

利用者名　C　殿

時間	共通サービス	担当者	個別サービス	担当者	主な日常生活上の活動
深夜 4:00					
5:00					
早朝 6:00			体位変換	夜勤者	起床
7:00	起床・整容	夜勤者			
8:00	食事・水分補給・服薬・口腔ケア	夜勤者	水分補給・排泄介助・体位変換	夜勤者	
午前 9:00			バイタルサイン測定	看護職員	
10:00			体位変換・水分補給・排泄介助	日勤者	
11:00					
12:00	食事・水分補給・服薬・口腔ケア	日勤者	体位変換・排泄介助	日勤者	
13:00					
午後 14:00					午睡
15:00	おやつ・水分補給				
16:00			バイタルサイン測定	看護職員	
17:00					
18:00	食事・水分補給・服薬・口腔ケア	夜勤者	体位変換・水分補給・排泄介助	夜勤者	
夜間 19:00					
20:00					
21:00	就寝		体位変換・排泄介助	夜勤者	就寝
22:00					
23:00			体位変換	夜勤者	
深夜 0:00					
1:00					
2:00					
3:00					

| 随時実施するサービス | 全身清拭（週3回・体調により協議のうえで） | 日勤者 | 口腔内の吸引 | 看護職員 | |

その他のサービス　エアマット（常時使用）・診察（嘱託医）2回／週・口腔内チェック（歯科衛生士）・更衣（随時）・リネン交換1回／週・爪切り1回／週・理美容1回／2か月

事例3のまとめ

　特別養護老人ホーム入居中の利用者・Cさん(81歳)は，アルツハイマー型認知症の進行による嚥下機能の悪化などで誤嚥性肺炎を繰り返し，直近では平成28年11月末から入院していた．経口による栄養・水分の摂取が十分ではなくなったものの，長女らが経管栄養などを希望せず，退院後は特別養護老人ホームでの看取りを望んだ事例である．

　退院前に施設ケアマネジャーや看護職員・介護職員が入院先を訪問し，事前にケアプランを作成するように対処しており，終末期における脱水・褥瘡・せん妄の防止・軽減を図ろうとしたものである．「非がん」の看取りの事例であり，栄養・水分の摂取が困難になっていくことに対処しながらも，本人にとって苦痛や無理のない介護・看護を提供することが念頭に置かれている．なお，ここで示したケアプランは，介護報酬の看取り介護加算の要件の1つとなっている「医師，看護職員，ケアマネジャーその他の職種の者が共同で作成した入所者の介護に係る計画」(いわゆる「看取り介護計画書」)としても活用可能なものである．

　Cさんは平成29年1月11日の退院時(施設再入所時)からこのケアプランが実施されたが，2月中旬からは経口摂取がほぼ困難になり，2月27日に施設の居室で亡くなった．全身状態は徐々に悪化していったが，褥瘡や顕著なせん妄はなく長女らに見守られながらの最期となった．

　制度面では医療・介護一体改革が進められるなか，また国民の意識の面では看取り期の緩和ケアの理解が進むなか，介護保険施設などでの看取りに対する期待が高まっており，この事例のような対応が求められるケースは増加していくであろう．

事例4　介護老人保健施設での在宅復帰支援の事例

事例の概要と経過

　Dさん(男性・84歳)は西日本の大都市で生まれ，高校卒業後に地元のバス会社に就職し，25歳から60歳まで路線バスや長距離バスの運転士として勤めた．その後，68歳まで高齢・障害者施設の通所サービスの送迎車の運転に従事した．23歳の頃に同じバス会社に勤務する妻と結婚．1男1女(長男：59歳・長女：54歳)をもうけた．子どもたちはそれぞれ結婚して，Dさんの住むE市に住んでいる．妻は50歳まで同じバス会社に勤務した．現在，Dさんは妻(84歳)との二人暮らしである．

　Dさんは80歳の頃(平成25年)に脳梗塞を発症して入院加療(約3か月)を受け，介護老人保健施設(約3か月)を経て，81歳(平成26年)の頃に在宅生活となる．この頃は要介護2の認定を受けており，軽度の左上下肢の麻痺は残ったものの，入浴に介助が必要な点と数日に1回程度の尿失禁がある他はADLに大きな支障はない．ただ，脳血管性認知症の診断も受けており，見当識障害(日時や場所の感覚が衰える)や短期記憶の障害，外出すると戻れないことや思いどおりにならないときの暴言や抵抗などが生じていた．

　主介護者は妻であるが，長男の妻もADL面・IADL面・心理面のサポートを行っている．在宅復帰後は，機能訓練の継続と介護負担の軽減を目的に通所介護を週2回利用していた．自宅に戻ってから，入院中・老健入所中には改善されていた尿失禁が週に数回程度起こるようになり，それに妻は特に困っていた．

　その後，平成28年夏頃から妻に対する暴言や介護の際の抵抗が増え，それに対応するために通所介護の利用が週4～5回となった．しかし，それでも妻の介護負担感は軽減せず，平成29年2月に入ってから，担当している居宅介護支援事業所のケアマネジャーから「妻が『以前にお世話になった介護老人保健施設でしばらく預かってもらえないだろうか』と言っている」と相談があり，2月10日に本人と妻・長男の妻が施設を訪れて初回相談を実施した．それを受けて施設で入所調整を行って，平成29年2月15日に入所となる．このとき，Dさん本人に対しては，妻とケアマネジャーから「歩行のリハビリテーションをして，外出時に困らないように」と入所の意味を説明し，説得した．

　介護老人保健施設では，入所後1週間は暫定的なケアプランで対応すると同時に，入所後すぐにインターライ方式でのアセスメントを行い，詳細なケアプランを作成することとした．

アセスメント時の概要

1)疾患

　脳血管性認知症，脳梗塞後遺症による左上下肢麻痺(軽度)，高血圧症

2)ADL

　歩行・移動・ベッド上の可動性・食事摂取：すべて可．歩行・移動に際しては，左足を少し引きずるような動きがあるが，転倒などは起きていない．

　入浴：浴槽への出入りは体重を支える援助が必要．洗身は本人が50％以上実施可能であり，

背中や足先などの介助を行う．

排泄：数日に1回程度の尿失禁がある．衣類の上げ下げが不十分であったり，トイレの場所に迷ったりして失禁する（機能性尿失禁）．

更衣：下半身については下肢の動きを助ける程度の介助が必要．上半身については見守りや更衣後の衣類の乱れを直す程度で可能．

整容：準備のみの支援で可能．

3) 認知およびコミュニケーション・行動など

言葉や考えをまとめることに若干の支障があったり，会話の一部を理解できないことがあるが，コミュニケーションは可能．短期記憶については，その日の食事をしたことを忘れていたりすることが多く，支障がある．妻や相性の悪い職員には，気に入らないことがあると激しい暴言があり，手持ち無沙汰なときには意味なく歩き回り，家に帰ろうとする言動もある．

4) 経済状況

夫婦ともに老齢厚生年金を受給しており，自宅（賃貸）の家賃と生活費・入所費用・医療費は賄えている．

＊アセスメント基準日（初回アセスメント）：平成29年2月21日

施設版 インターライ方式 アセスメント表

A. 基本情報

A1. 氏名
D

A2. 性別 [1]
1 男性
2 女性

A3. 生年月日
1933 - 09 - 09
　年　　月　　日

A4. 婚姻状況 [2]
1 結婚したことがない
2 結婚している
3 パートナーがいる
4 死別した
5 別居中，事実上婚姻関係にない
6 離婚した

A5. 介護保険証番号
　A5a. 保険者番号
　0000
　A5b. 被保険者番号
　0000

A6. 事業所番号
00000

A7. 要介護度 [4]
0 現在有効の認定結果はない
1 要支援1
2 要支援2
3 要介護1
4 要介護2
5 要介護3
6 要介護4
7 要介護5

A8. アセスメントの理由 [1]
1 初回アセスメント
2 定期アセスメント
3 再開時アセスメント
4 著変時アセスメント
5 終了時アセスメント
6 終了時の記録のみ
7 その他

A9. アセスメント基準日
2017 - 02 - 21
　年　　月　　日

A10. 本人のケア目標

歩行をもっと安定させたい．でも，早く家に帰りたい．

A13. 退院後の経過期間 [0]
0 過去90日間に入院していない
1 31〜90日前に退院した
2 15〜30日前に退院した
3 8〜14日前に退院した
4 退院したのは7日以内
5 現在入院中

A メモ

B. 相談受付表

※このセクションは，初回アセスメント時のみ

B1. 入所に対して本人の意思が関与した度合い [2]
0 完全
1 いくらか関与
2 ほとんどなし
8 答えられない(答えたくない)

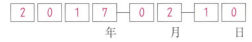
施設版 インターライ方式 アセスメント表

B2. 受付日

2	0	1	7	—	0	2	—	1	0

年　　　　月　　　日

B3. 相談受付時までの経過

平成25年に脳梗塞・脳血管性認知症を発症後, 通所介護を週2回利用しながら自宅で過ごしていた. 平成28年夏頃から妻に対する暴言や介護の際の抵抗が増え, それに対応するために通所介護の利用が週4～5回となった. しかし, それでも妻の介護負担感は軽減せず, 担当している居宅介護支援事業所のケアマネジャーから「妻が『以前にお世話になった介護老人保健施設でしばらく預かってもらえないだろうか』と言っている」と相談があった(なお, Dさん本人に対しては, 妻とケアマネジャーから「歩行のリハビリをして, 外出時に困らないように」と入所の意味を説得している).

B4. 相談受付内容

妻より「本人の暴言や徘徊で, 自宅での介護が困難になった」と相談.

B5. 過去5年間の利用履歴(短期は含まず)
　　0　いいえ
　　1　はい

- B5a. 介護施設, 療養病院／病棟　　【1】
- B5b. 認知症対応型共同生活介護, 小規模多機能型居宅介護　　【0】
- B5c. 高齢者住宅：有料老人ホーム(特定施設入居者生活介護有り・無し含む)　　【0】
- B5d. 精神科病院, 精神科病棟　　【0】
- B5e. 精神障害者施設　　【0】
- B5f. 知的障害者施設　　【0】

B6. 入所直前と通常の居住場所

- B6a. 入所直前の居住場所　　【1】
- B6b. 通常の居住場所　　【1】
    1. 自分の家／アパート／賃貸の部屋
    2. 高齢者住宅：有料老人ホーム(特定施設入居者生活介護無し)
    3. 高齢者住宅：有料老人ホーム(特定施設入居者生活介護有り)
    4. 認知症対応型共同生活介護
    5. 小規模多機能型居宅介護
    6. 介護老人福祉施設
    7. 介護老人保健施設
    8. 介護療養型老人保健施設
    9. 介護療養型医療施設
    10. 回復期リハビリテーション病棟／病院
    11. 精神科病院／病棟
    12. 緩和ケア病棟
    13. 上記(9～12)以外の病院
    14. 精神障害者施設
    15. 知的障害者施設
    16. ホームレス(シェルター利用の有無は問わない)
    17. 刑事施設
    18. その他

B7. 入所前の同居形態　　【2】
1. 1人暮らし
2. 配偶者のみ
3. 配偶者とその他と
4. (配偶者なし)子供と
5. (配偶者なし)親や保護者と
6. (配偶者なし)兄弟と
7. (配偶者なし)その他親族と
8. (配偶者なし)親族以外と

B8. 精神疾患歴　　【0】
0. いいえ
1. はい

B9. 教育歴　　【4】
1. 未就学：小学校中退含む
2. 小学校卒：高等小学校・新制中学中退も含む
3. 高等小学校・新制中学校卒：旧制中学・新制高校中退も含む
4. 旧制中学・新制高校卒：専門学校・専修学校中退も含む
5. 専門学校・専修学校卒：旧制高校・短大中退も含む
6. 旧制高校・短大卒：大学中退も含む
7. 大学卒：大学院中退も含む
8. 大学院修了

施設版 インターライ方式 アセスメント表

B10. 医療機関受診時の送迎 [1]
- 1 家族
- 2 友人
- 3 施設等の職員
- 4 その他：送迎支援必要ない場合を含む

B11. 受診中の付き添いが必要 [1]
- 0 いいえ
- 1 はい

Bメモ

平成25年に脳梗塞を発症して入院加療（約3か月）を受け，介護老人保健施設（約3か月）を経て，平成26年頃に在宅生活となる．

C．認知

C1. 日常の意思決定を行うための認知能力 [3]
- 0 自立：首尾一貫して理にかなった判断ができる
- 1 限定的な自立：新しい事態に直面したときのみいくらかの困難がある
- 2 軽度の障害：特別な状況において，判断力が弱く，合図や見守りが必要である
- 3 中等度の障害：常に判断力が弱く，合図や見守りが必要である
- 4 重度の障害：判断できないか，まれにしか判断できない
- 5 認識できる意識がない，昏睡：セクションGへ

C2. 記憶を想起する能力
- 0 問題なし
- 1 問題あり

- C2a. 短期記憶：5分前のことを思い出せる，あるいはそのように見える [1]
- C2b. 長期記憶 [1]
- C2c. 手続き記憶：段取りを踏んで行うべきことを合図がなくても初めから手順を踏んでほとんどすべてできる．[1]
- C2d. 状況記憶：よく顔を合わせる介護者の名前や顔を認識し，かつよく訪れる場所（寝室や台所など）の位置がわかっている [1]

C3. せん妄の兆候
［注：正確なアセスメントのためには，過去3日間の利用者の行動を知る家族らと会話する必要がある］
- 0 行動はない
- 1 行動はあるが，それは普段と同じである
- 2 行動はあり，普段の様子と違う：新たに出現した，悪化した，数週間前とは違うなど

- C3a. 注意がそらされやすい：集中力がない，話がそれるなど [0]
- C3b. 支離滅裂な会話がある：会話が無意味で無関係，もしくは話題が飛ぶ，思考が脱線するなど [1]
- C3c. 精神機能が1日の中で変化する：時々良かったり，悪かったりする [1]

C4. 精神状態の急な変化：通常とは異なり，不穏になった，無気力になった，起き上がれなくなった，周囲の環境への認識が変わった，などの変化 [ ]
- 0 いいえ
- 1 はい

C5. 過去90日間（または前回アセスメント以降）の意思決定能力の変化 [1]
- 0 改善した
- 1 変化なし
- 2 悪化した
- 8 判定不能

Cメモ

平成25年頃までは自家用車の運転や家事動作はできていた．現在は，場所や日時の理解，日課の理解は難しくなっており，声かけが必要である．昼食をしたことをその直後に忘れているなど，短期記憶に問題がある．長期記憶については，細かいことは覚えていないが，生活歴や職歴などは概ね正確に覚えている．更衣の際の手順やテレビの操作などに支障がある．トイレの場所がなかなか理解できない．職員を自宅近所の知人と間違えていたりする．機嫌が良かったり悪かったりして，そのときに会話に脈絡がなくなる．ただし，自宅にいたときから同様のことは起こっていた．

施設版 インターライ方式 アセスメント表

D. コミュニケーションと視覚

D1. 自分を理解させることができる [2]

- 0 理解させることができる：容易に考えを表現できる
- 1 通常は理解させることができる：十分に時間が与えられていないと，言葉を思い出したり，考えをまとめるのが困難．しかし，本人の考えを引き出す必要はない
- 2 しばしば理解させることができる：言葉を見つけたり，考えをまとめるのに困難．通常は本人の考えを引き出す必要がある
- 3 時々は理解させることができる：その能力は具体的な欲求に限られる
- 4 ほとんど，あるいは全く理解させることはできない

D2. 他者を理解できる能力（理解力） [2]

補聴器を用いている場合は使用した状態で．

- 0 理解できる：明解な理解力
- 1 通常は理解できる：会話の大部分は理解している．ほとんど，あるいは全く言い直す必要はない
- 2 しばしば理解できる：一部を理解できないことがあるが，言い直しによって，しばしば会話を理解できる
- 3 時々は理解できる：単純で直接的なコミュニケーションには適切に反応する
- 4 ほとんどまたは全く理解できない

D3. 聴覚

D3a. 聴力 [1]

補聴器を用いている場合は使用した状態で．

- 0 適切：普通の会話，社会的交流，テレビ，を見ることに何の問題もない
- 1 軽度の障害：状況によって困難がある（相手が静かにしゃべったり，2メートル以上離れているときは困難，など）
- 2 中等度の障害：通常の会話を聞くのに問題があり，周りを静かにすると良く聞こえる
- 3 重度の障害：すべての状況で困難がある（話し手が大声を出したり，非常にゆっくり話す必要がある）
- 4 ほぼ聴こえない

D3b. 補聴器の使用 [0]

- 0 いいえ
- 1 はい（右耳のみ）
- 2 はい（左耳のみ）
- 3 はい（両耳）

D4. 視覚

D4a. 視力 [0]

眼鏡や拡大鏡等を使用した状態で

- 0 適切：新聞や本の細字も含めて細かい部分まで見える
- 1 軽度の障害：見出しは見えるが，新聞や本の普通の文字は見えない
- 2 中等度の障害：新聞の見出しは見えないが，周囲の物体を識別できる
- 3 重度の障害：周囲の物体を識別しているかわからないが，目で動体を追っているようである．明かりや色，形を識別できるだけも含まれる
- 4 視力がない：視力がない．目は物体を追わないように見える

D4b. 眼鏡，コンタクトレンズ，拡大鏡などの使用 [1]

- 0 いいえ
- 1 はい

D メモ

耳鳴りの訴えはあるが，聴力に大きな問題はない．字を読んだりする際には，老眼鏡を用いる．

E. 気分と行動

E1. うつ，不安，悲しみの気分の兆候

過去3日間に観察された兆候．原因は問わない[可能なら本人に聞く]

- 0 ない
- 1 あるが，過去3日間には見られていない

施設版 インターライ方式 アセスメント表

　　2　過去3日間のうちに1～2日に見られた
　　3　過去3日間毎日見られた

E1a. 否定的なことを言う　　　　　　　　　　0
E1b. 自分や他者に対する継続した怒り　　　　3
E1c. 非現実な恐れがあることを思わせる非言語を含む表現　　　　0
E1d. 繰り返し体の不調を訴える　　　　　　　3
E1e. たびたび不安，心配ごとを訴える（健康上の不安は除く）　　3
E1f. 悲しみ，苦悩，心配した表情　　　　　　3
E1g. 泣く，涙もろい　　　　　　　　　　　　2
E1h. ひどいことが起こりそうだと繰り返し言う　　0
E1i. 興味を持っていた活動をしなくなる　　　0
E1j. 社会的交流の減少　　　　　　　　　　　3
E1k. 人生の喜びを失っているという非言語を含む表現（快感喪失）　　0

E2. 利用者自身が応えた気分
　　0　過去3日間にはない
　　1　過去3日間にはないが，しばしばそのように感じる
　　2　過去3日間のうちに1, 2日あった
　　3　過去3日間毎日あった
　　8　答えられない（したくない）
"過去3日間どのくらい○○がありましたか"と聞く

E2a. 普段楽しんできたことに興味や喜びが沸かなかったこと　　2
E2b. 不安だったり，落ち着かない感じ　　　　3
E2c. 悲しく，落ち込んで，絶望する感じ　　　3

E3. 行動の問題
観察された兆候．原因は問わない

　　0　ない
　　1　あるが，過去3日間には見られていない
　　2　過去3日間のうちに1～2日に見られた
　　3　過去3日間毎日見られた

E3a. 徘徊　　　　　　　　　　　　　　　　　2
E3b. 暴言　　　　　　　　　　　　　　　　　3
E3c. 暴行　　　　　　　　　　　　　　　　　2
E3d. 社会的に不適切な迷惑な行為　　　　　　0
E3e. 公衆での不適切な性的行動や脱衣　　　　0
E3f. ケアに対する抵抗　　　　　　　　　　　2
E3g. 無許可の退居・家出またはその恐れ　　　2

E4. 最近3日間における生活満足度（心身の健康度，日常生活の充実度や趣味活動への参加など）　　4
　　0　とても満足
　　1　満足
　　2　ある程度満足
　　3　どちらとも言えない
　　4　あまり満足していない
　　5　とても不満である

Eメモ
「妻が来ない」「職員が思うような対応をしてくれない」といつも怒っている．「耳鳴りがする」「気分が悪い」という訴えがあるが，元気そうに振舞っている．「誰も話を聞いてくれない」「いつ家に帰ることができるか」「もう帰れないのか」と不安を訴える．それが高じると涙を流すこともある．妻や長男の妻の来訪を望んでいるが，過去3日間にはない．「家に帰りたい」と施設内を歩き回っている．職員に対し，気に入らないことがあると暴言がある．介護を行う際に「手を叩かれた」という職員もいる．

F. 心理社会面

F1. 社会関係
[可能な限り，本人に聞く]
　　0　全くない
　　1　30日以上前にあった
　　2　8～30日前にあった
　　3　4日～7日前にあった
　　4　過去3日間にあった
　　8　判定不能

F1a. 長期にわたっての関心のある活動への参加　　8
F1b. 家族や友人の訪問　　　　　　　　　　　3
F1c. 家族や友人とのその他の交流　　　　　　3

F2. 孤独　　　　　　　　　　　　　　　　　1
自分はさみしいと思っていると言うか，それを表す
　　0　いいえ

施設版 インターライ方式 アセスメント表

1 はい

F5. 自発性・参加意識

0 なし
1 あるが過去3日間にはみられなかった
2 過去3日間に1～2日みられた
3 過去3日間毎日みられた

F5a. 他者と付き合う際に落ち着いている	2
F5b. 計画された，あるいは組織だった活動に落ち着いて参加する	2
F5c. 大部分のグループ活動への誘いを受ける	0
F5d. 施設内の生活に積極的に参加する	0
F5e. 他者との交流を自分から始める	2
F5f. 他者が始めた交流に肯定的に反応する	2
F5g. 日課の変化に対応する	2

F6. 対人関係の不安定

0 いいえ
1 はい

F6a. ほかの利用者との対立，批判を繰り返す	1
F6b. ケアスタッフとの対立，批判を繰り返す	1
F6c. ケアスタッフは利用者との対応に不満がある	1
F6d. 家族や近い友人は利用者の病気によって憔悴している	1

F7. 過去90日間の大きなストレス　　1

深刻な病気に罹った，近い関係の人の中に重病にかかった人がいたり，亡くなった人がいた，家を失った，収入や資産が激減した，泥棒や詐欺の被害にあった，運転免許を失ったなど．

0 いいえ
1 はい

F8. 強み（ストレングス）

0 いいえ
1 はい

F8a. 一貫して前向きである	0
F8b. 日々の生活に意味を見出す	0
F8c. 家族との強い支援的な関係	0

F メモ

関心のある活動は「釣りと山歩き」と言うが，最近のその活動時期は不明．妻・長男の妻の訪問などが4日前と5日前にあった．「子どもは誰も来てくれない」「家に帰りたい」「この施設では誰もわかってくれず，さみしい」と繰り返し言う．他の入所者には特段の問題なく接している．食事や入浴などは落ち着いて行っている．ただし，一部の認知症の入所者には暴言があることも見受けられる．以前に入所していたことは覚えてはいるが，慣れない施設に入所したことは大きなストレスとなっている．

G. 機能状態

G2. ADL

過去3日間に起きた該当ADLのすべての動作に基づいて評価する．1度でも6があり，他の場面ではより自立していた場合，5を記入．それ以外の状況は，最も依存的であった動作に着目する．その中で最も依存的な状態が1であれば1．そうでなければ2から5より最も依存していない援助レベルを記入する．

0 自立：すべての動作に身体援助，準備，見守りはなかった．
1 自立，準備の援助のみ：物品や用具を用意したり，手の届く範囲に置くのみで，すべての動作において身体援助も見守りもなかった
2 見守り：見守り／合図
3 限定的な援助：四肢の動きを助ける，体重を支えずに身体的な誘導をする
4 広範囲な援助：利用者がタスクの50％以上を実施し，1人の援助者による体重を支える（四肢を持ち上げることも含まれる）援助
5 最大限の援助：2人以上の援助者による体重を支える（四肢を持ち上げることも含まれる）援助，またはタスクの50％以上に及ぶ体重を支える援助
6 全面依存：すべての動作において他者がすべて行った
8 この動作はなかった

G2a. 入浴：背中を洗う，洗髪は含めない	3
G2b. 個人衛生：入浴とシャワーは含めない	1
G2c. 上半身の更衣	2
G2d. 下半身の更衣	3
G2e. 歩行	0
G2f. 移動	0

施設版 インターライ方式 アセスメント表

G2g. トイレへの移乗 　0
G2h. トイレの使用：移乗は含めない 　0
G2i. ベッド上の可動性 　0
G2j. 食事 　1

G3. 移動／歩行

G3a. 主な室内移動手段 　0
- 0 器具なしで歩行
- 1 器具を使用して歩行：杖，歩行器，松葉づえ，車いすを押す
- 2 車いす，電動車いす，電動三輪車（スクーター）
- 3 寝たきり

G3b. 4メートルの歩行時間 　6
利用者が第一歩を地面につけたときに計測を開始．4メートルを超えた時点の秒数を記入する．
テストを始めたが終了できなかった場合，77
テストを拒否した場合，88
テストをしなかった場合（1人で歩けない場合），99

G3c. 歩行距離 　3
過去3日間において，支援を必要に応じて受けた状態で，途中1度も座ることなく歩くことができた最長距離
- 0 歩かなかった
- 1 5m未満
- 2 5～49m
- 3 50～99m
- 4 100m以上
- 5 1km以上

G3d. 車いす自操距離 　8
過去3日間に車いすを1度に自己操作して移動した最長距離
- 0 車いすを押してもらった
- 1 電動車いすや電動三輪車（スクーター）を利用した
- 2 5m未満　自己操作した
- 3 5～49m　自己操作した
- 4 50～99m　自己操作した
- 5 100m以上　自己操作した
- 8 車いすは使用しなかった

G4. 活動状況

G4a. 過去3日間において体を動かした時間の合計（散歩など） 　2
- 0 なし
- 1 1時間未満
- 2 1時間以上2時間未満
- 3 2時間以上3時間未満
- 4 3時間以上4時間未満
- 5 4時間以上

G4b. 過去3日間に家（建物）の外に出た日数（短時間でもよい） 　1
- 0 1日もない
- 1 過去3日間は出ていないが，通常は3日間のうちに出ている
- 2 1～2日間
- 3 3日間

G5. 身体機能の潜在能力

- 0 いいえ
- 1 はい

G5a. 本人は自分の身体機能が向上すると信じている 　1
G5b. ケアスタッフは本人の身体機能が向上すると信じている 　1

G6. 過去90日間（または前回アセスメント以降）のADLの変化 　1
- 0 改善した
- 1 変化なし
- 2 悪化した
- 8 判定不能

Gメモ

朝のラジオ体操には参加しているが，それ以外の時間の活動はほとんどない．歩行の動作については，本人もスタッフ（OT）も改善できると考えている．

施設版 インターライ方式 アセスメント表

H. 失禁

H1. 尿失禁 … 3
- 0 失禁していない
- 1 カテーテルや瘻があり, 失禁しない
- 2 まれに失禁する
- 3 ときに失禁する
- 4 頻繁に失禁する
- 5 失禁状態
- 8 尿の排泄はなかった

H2. 尿失禁器材(オムツやパッドは除く) … 0
- 0 なし
- 1 コンドームカテーテル
- 2 留置カテーテル
- 3 膀胱瘻, 腎瘻, 尿管皮膚瘻

H3. 便失禁 … 0
- 0 失禁しない:完全なコントロール, 瘻なし
- 1 瘻があり, 失禁しない:過去3日間瘻を用いてコントロールされている
- 2 まれに失禁:過去3日間失禁がないが, 失禁したことがある
- 3 ときに失禁:毎日ではないが失禁
- 4 頻繁に失禁:毎日失禁するが, いくらかコントロールされている
- 5 失禁状態:コントロールはない
- 8 排便はなかった:過去3日間に排便はなかった

H5. ストーマ … 0
- 0 なし
- 1 あり

Hメモ

過去3日間で1回の尿失禁があった. トイレの場所がわからなくて, 衣類の着脱に手間どったためだと思われる.

I. 疾患

疾患コード
- 0 なし
- 1 主診断である:現時点の主な診断(1つ以上も可)
- 2 診断があり, 治療を受けている:治療には, 投薬, 療法, 創傷のケアや吸引などその他専門技術を必要とするケアが含まれる
- 3 診断があり, 経過観察されているが, 治療は受けていない

I1. 疾患

筋骨系
- I1a. 過去30日間(または前回アセスメント以降)の大腿骨骨折 … 0
- I1b. 過去30日間(または前回アセスメント以降)のその他の骨折 … 0

神経系
- I1c. アルツハイマー病 … 0
- I1d. アルツハイマー病以外の認知症 … 1
- I1e. 片麻痺 … 3
- I1f. 多発性硬化症 … 0
- I1g. 対麻痺 … 0
- I1h. パーキンソン病 … 0
- I1i. 四肢麻痺 … 0
- I1j. 脳卒中/脳血管障害 … 1

心肺系
- I1k. 冠動脈疾患(CHD) … 0
- I1l. 慢性閉塞性肺疾患(COPD) … 0
- I1m. うっ血性心不全(CHF) … 0
- I1n. 高血圧症 … 2

精神
- I1o 不安症 … 0
- I1p. 双極性障害 … 0
- I1q. うつ … 0
- I1r. 統合失調症 … 0

感染症
- I1s. 肺炎 … 0
- I1t. 過去30日間の尿路感染症(UTI) … 0

その他
- I1u. がん … 0
- I1v. 糖尿病 … 0

施設版　インターライ方式　アセスメント表

I2. その他の診断

診断名	疾患コード（1～3）

I メモ

J. 健康状態

J1. 転倒　　0

- 0　過去90日間に転倒していない
- 1　過去30日間にはなかったが，31～90日間に転倒した
- 2　過去30日間に1度転倒した
- 3　過去30日間に2度以上転倒した

J2. 最近の転倒

［注：前回アセスメントから30日経っている場合や初回アセスメントの場合はJ3へ］

- 0　過去30日間には転倒していない
- 1　過去30日間に転倒した

空白［初回アセスメントや，前回アセスメントが30日以上前の場合］

J3. 問題の頻度

過去3日間にみられた頻度

- 0　なし
- 1　あるが過去3日間には見られなかった
- 2　過去3日間のうち1日見られた
- 3　過去3日間のうち2日見られた
- 4　過去3日間毎日見られた

バランス

- J3a.　支えなしでは立位になることが難しいか，できない　0
- J3b.　立位での方向転換が難しいか，できない　0
- J3c.　めまい　0
- J3d.　不安定な歩行　0

心肺

- J3e.　胸痛　0
- J3f.　気道内分泌物の排出困難　0

精神

- J3g.　異常な思考　0
- J3h.　妄想　0
- J3i.　幻覚　0

神経

- J3j.　失語症　0

消化器系

- J3k.　胃酸の逆流　0
- J3l.　便秘　0
- J3m.　下痢　0
- J3n.　嘔吐　0

睡眠障害

- J3o.　入眠または睡眠の継続困難　0
- J3p.　睡眠過多　0

その他

- J3q.　誤嚥　0
- J3r.　発熱　0
- J3s.　消化管出血，尿性器出血　0
- J3t.　不衛生　0
- J3u.　末梢浮腫　0

J4. 呼吸困難（息切れ）　　0

- 0　症状はない
- 1　休息中にはないが，非日常的な活動により生じる
- 2　休息中にはないが，日常的な活動により生じる
- 3　休息中にもある

J5. 疲労感　　1

日々の活動（ADLやIADLなど）を終えることができない程度

- 0　なし
- 1　軽度：体がだるく，疲れやすいが，通常の日々の活動を行うことはできる
- 2　中等度：通常の日々の活動を始めるが，体のだるさや疲労感のため終えることができない
- 3　重度：体のだるさや疲労感のため，通常の日々の活動のうちいくつかは始めること

施設版 インターライ方式 アセスメント表

　　すらできない
　4　通常の日々の活動を始めることが全くできない：体のだるさや疲労感のため

J6．痛み
［注：頻度，程度，コントロールについて尋ねる．利用者を観察し，利用者と接する周囲の人に聞く］

J6a．痛みの頻度　　　　　　　　　　　　　　[2]
　0　痛みはない
　1　あるが，過去3日間はなかった
　2　過去3日間のうち1～2日あった
　3　過去3日間毎日あった

J6b．痛みの程度：最も重度のもの　　　　　　[1]
　0　痛みはない
　1　軽度
　2　中等度
　3　重度
　4　激しく，耐え難いことがある

J6c．痛みの持続性　　　　　　　　　　　　　[2]
　0　痛みはない
　1　過去3日間に1回だけあった
　2　断続
　3　持続

J6d．突破する痛み　　　　　　　　　　　　　[0]
　0　いいえ
　1　はい

J6e．痛みのコントロール：現在痛みのコント　　[1]
　　ロールが効いている程度（本人の視点から）
　0　痛みはない
　1　痛みはがまんできる範囲であり，とくにコントロールは行っていないか，または変更の必要はない
　2　コントロールは適切に効いている
　3　コントロールは効くが，常に実施できていない
　4　コントロールを行っているが，十分に効いていない
　5　痛み時のコントロール方法はないか，効いていない

J7．状態の不安定性
　0　いいえ
　1　はい

J7a．認知，ADL，気分，行動を不安定にするような病態や症状がある（不安定，変動，悪化）　[1]

J7b．急性症状が発生したり，再発性や慢性の問題が再燃した　[0]

J7c．末期の疾患であり，余命が6ヶ月以下である　[0]

J8．主観的健康感　　　　　　　　　　　　　　[2]
"一般的にご自分の健康状態をどう思いますか"と聞く
　0　とても良い
　1　良い
　2　まあまあ
　3　良くない
　8　答えられない（答えたくない）

J9．喫煙と飲酒

J9a．毎日喫煙　　　　　　　　　　　　　　　[0]
　0　吸わない
　1　過去3日間は吸っていないが，普段は毎日吸っている
　2　吸う

J9b．飲酒　過去14日間に最も飲んだ1回量　　[0]
　0　飲んでいない
　1　1杯
　2　2～4杯
　3　5杯以上

Jメモ

歩行は左足を少し引きずる様子であるが，不安定ではない．頭痛の訴えがある．

K．口腔および栄養状態

K1．身長と体重
　K1a．身長（cm）　　[1][6][5]
　K1b．体重（kg）　　　　[6][2]

K2．栄養上の問題
　0　いいえ
　1　はい

施設版 インターライ方式　アセスメント表

K2a. 過去 30 日間に 5％以上か 180 日間に 10％以上の体重減少 … 0
K2b. 脱水である，または BUN／クレアチニン比が 20 以上 … 0
K2c. 1 日 1 リットル未満の水分摂取 … 0
K2d. 水分排泄量が摂取量を超える … 0

K3. 栄養摂取の方法 … 0
0 正常（いかなる種類の食物も飲み込んでいる）
1 自分で加減
2 固形物を飲み込むのに調整を要する
3 液体を飲み込むのに調整を要する
4 裏ごしした固形物ととろみをつけた液体しか飲み込むことができない
5 経口摂取と経管栄養／経静脈栄養の混合
6 経鼻経管栄養のみ
7 腹部の栄養のみ
8 経静脈栄養のみ
9 この活動はなかった

K4. 経静脈／経管栄養摂取量 … 0
0 経静脈／経管栄養はない
1 経静脈／経管栄養のみ．経口はなし
2 全カロリーの 1％から 25％未満
3 全カロリーの 25％以上

K5. 歯科口腔
0 いいえ
1 はい
K5a. 義歯使用（取り外しのできる補綴物） … 1
K5b. 自分の歯が折れている，欠けている，ゆるい，ほか正常でない … 0
K5c. 口や顔の痛み／不快感を訴える … 0
K5d. 口の渇きを訴える … 0
K5e. 咀嚼困難を訴える … 0
K5f. 歯に隣接する歯肉の炎症または出血 … 0

K6. 栄養管理（ダイエットタイプ）の必要
0 いいえ
1 はい
K6a. 食物形態の加工（ソフト食，刻み，とろみ等の必要性） … 0
K6b. 低塩分 … 0
K6c. カロリー制限 … 0
K6d. 低脂肪 … 0
K6e. その他 … 0

K メモ

食事は全量摂取しており，食欲も旺盛である．

L. 皮膚の状態

L1. 最重度の褥瘡 … 0
0 褥瘡はない
1 持続した発赤部分がある
2 皮膚層の部分的喪失
3 皮膚の深いくぼみ
4 筋層や骨の露出
5 判定不能：壊死性の痂（か）被で覆われているなど

L2. 褥瘡の既往 … 0
0 いいえ
1 はい

L3. 褥瘡以外の皮膚潰瘍 … 0
静脈性潰瘍，動脈性潰瘍，動静脈混合性潰瘍，糖尿病性の足潰瘍など

0 いいえ
1 はい

L4. 重要な皮膚の問題 … 0
外傷，2 度や 3 度の火傷，回復過程の手術創など
0 いいえ
1 はい

L5. 皮膚の裂傷や切り傷（手術創以外） … 0
0 いいえ
1 はい

L6. その他の皮膚の状態や変化 … 0
挫傷（打ち身），発疹，痒み，斑点，帯状疱疹，間擦疹（あせも），湿疹など

施設版　インターライ方式　アセスメント表

　　0　いいえ
　　1　はい

L7. 足の問題　　　`0`
外反母趾，槌状趾(ハンマートゥ)，つま先の重複，変形，感染，潰瘍など
　　0　足の問題はない
　　1　足の問題はあるが，歩行に支障はない
　　2　足の問題があるため，歩行に支障がある
　　3　足の問題があるため，歩行できない

　　4　足に問題があるが，他の理由で歩いていない

L メモ

M. アクティビティ

M1. 活動への平均参加時間　　　`0`
　　0　なし
　　1　ほとんど：2/3 よりも多い
　　2　半分位：1/3 から 2/3
　　3　少し：1/3 未満

M2. 好む活動と関与（現在の能力に適応）
　　0　好みではない，過去3日間行っていない
　　1　好みである，行っていない
　　2　好みである，過去3日間に行った

M2a.	カード，ゲーム，クイズ	0
M2b.	コンピュータ，インターネット関係	0
M2c.	会話，電話	0
M2d.	創作活動	0
M2e.	ダンス，舞踊	0
M2f.	人生についての議論／回顧（回想法）	0
M2g.	運動	3
M2h.	庭仕事，畑仕事	0
M2i.	他者の手助け	0
M2j.	音楽や歌	0
M2k.	ペット	0
M2l.	読書，執筆	0
M2m.	宗教活動	0
M2n.	旅行や買い物	0
M2o	屋外の散歩	1
M2p.	テレビ，ラジオ，ビデオ／DVD 鑑賞	2
M2q.	料理／お菓子作り	0
M2r.	パズル／クロスワード	0
M2s.	その他1	

M2t.　その他2

M3. 日中寝ている時間　　　`0`
　　0　いつも，あるいはほとんど起きている（1度以上の居眠りはしない）
　　1　何回も居眠りする
　　2　ほとんどの時間寝ているが，起きている時間もある（食事の時間だけなど）
　　3　概ね寝ているか，反応がない

M4. 興味・関心
　　0　いいえ
　　1　はい

M4a.	より多くのレクリエーションに参加することに興味がある	1
M4b.	転倒予防プログラムに参加することに興味がある	0
M4c.	記憶力改善のためのプログラムに参加することに興味がある	0
M4d.	身体機能向上プログラムに参加することに興味がある	0

M メモ

身体を動かしたいとの希望はある．ラジオ体操には参加しているが，それ以外の集団的な活動には参加しない．

施設版 インターライ方式 アセスメント表

N. 薬剤

N1. 全使用薬剤のリスト

過去3日間に使用したすべての処方薬，非処方薬(市販薬)のリスト

各薬剤について

- N1a. 薬剤名
- N1b. 1日量
- N1c. 単位(cc, ml, mg, g, 滴, 押し, 枚, 単位など)
- N1d. 経路
    1. 経口(経口，舌下)
    2. 注射(静注，皮下注，筋注)
    3. 外用(坐薬[坐剤，軟膏剤，浣腸など]，点眼，点鼻，外皮[塗布，貼付，スプレーなど]，口腔[含嗽，噴霧など])など
    4. 経管(経鼻，PEG[胃ろう]など)　その他
- N1e. 回数(1回/日，3回/日など，頓用の場合，過去3日間に使用した回数)

N1f. 頓用

　0　いいえ　　1　はい

a. 薬剤名	b 1日量	c 単位	d 経路	e 頻度	f 頓用
プラビックス錠	75	mg	1	1/d	0
ノルバスク錠	5	mg	1	1/d	0
セロクエル錠	25	mg	1	1/d	0
マグミット錠	500	mg	1	1/d	0

N2. 薬のアレルギー　　0

　0　わかっている薬剤アレルギーはない
　1　ある

N メモ

O. 治療とケアプログラム

O1. 健診・予防接種

　0　いいえ
　1　はい

- O1a. 過去1年間の血圧測定　　1
- O1b. 過去5年間の大腸内視鏡検査　　0
- O1c. 過去1年間の歯科検査　　1
- O1d. 過去1年間の眼科検査　　0
- O1e. 過去2年間の聴力検査　　0
- O1f. 過去1年間のインフルエンザワクチン　　1
- O1g. 過去2年間のマンモグラフィーか乳房検査(女性のみ)
- O1h. 過去5年間か65歳以降の肺炎ワクチン　　0

O2. 特別な治療・ケア(過去3日間)

　0　計画も，実施もされなかった
　1　計画されたが，実施されなかった
　2　過去3日間のうち1〜2日実施した
　3　過去3日間毎日実施した

治療

- O2a. 抗がん剤療法　　0
- O2b. 透析　　0
- O2c. 感染管理　　0
- O2d. 経静脈的薬物投与　　0
- O2e. 酸素療法　　0
- O2f. 放射線療法　　0
- O2g. 吸引　　0
- O2h. 気管切開口のケア　　0
- O2i. 輸血　　0
- O2j. 人工呼吸器　　0
- O2k. 創のケア　　0

プログラム

- O2l. トイレ誘導　　0
- O2m. 緩和ケアプログラム　　0
- O2n. 体位変換／姿勢保持　　0

施設版 インターライ方式 アセスメント表

O4. リハビリテーション

	計画日数(A)	実施日数(B)	合計時間(分)(C)	
O4a. 理学療法	0	0		0
O4b. 作業療法	2	2	8	0
O4c. 言語療法	0	0		0
O4d. 心理療法	0	0		0
O4e. 呼吸療法	0	0		0
O4f. 看護師等による機能リハ・歩行訓練	0	0		0

O5. 受診・入院(過去90日間の回数を記入)

O5a. 入院　0
O5b. 救急外来(入院に至ったものは含まない)　0

O6. 受診(過去14日間の回数)　1

O7. 医師の指示変更(過去14日間の回数)　0

O8. 身体抑制

四肢が抑制されている，ベッド柵で覆われている，椅子に座っている間縛られているなど

0 使用しなかった
1 毎日でなく使用した
2 毎日使用した：夜間のみ
3 毎日使用した：昼間のみ
4 昼夜使用したが常時ではない
5 常時使用した(24時間継続使用[定期の取り外しを含む])

O8b. すべてにベッド柵　0
O8c. 体幹部の抑制　0
O8d. 立ち上がりを防ぐ椅子　0

O メモ

作業療法では創作的活動(陶芸など)を通じた訓練を行っている．

P. 意思決定権と事前指示

P1. 意思決定権

0 いいえ
1 はい

P1a. 法定後見人等　0
P1b. 任意後見　0
P1c. 家族などの代理決定　1

P2. 事前指示

0 いいえ
1 はい

P2a. 蘇生術をしない　0
P2b. 挿管しない　0
P2c. 入院しない　0
P2d. 経管栄養しない　0
P2e. 薬剤制限　0

P メモ

妻と長男の妻による代理決定が行われている．事前指示については確認できていない(明確な事前指示はない)．

R. 退所の可能性

R1. 退所の可能性

0 いいえ
1 はい

R1a. 利用者は地域に戻りたい／留まりたいと言うか，それを示す　1
R1b. 退所に対して，または地域にある住宅の維持に対して積極的な支援者がいる　1
R1c. 地域に住む家がある　1

R2. 地域に退所するまでの予測期間　4

0 1〜7日
1 8〜14日
2 15〜30日
3 31〜90日
4 91日以上
5 予測されていない

施設版 インターライ方式 アセスメント表

R メモ

妻が休息をとり，本人の行動の問題が減少すれば退所は可能だと思われる．その期間は3～4か月として検討をする．

U. 利用の終了

[注：終了時のみ記入]

U1. 終了日

☐☐☐☐-☐☐-☐☐
　　年　　　月　　日

U2. 今後の居住場所 ☐

1 自分の家／アパート／賃貸の部屋
2 高齢者住宅：有料老人ホーム(特定施設入居者生活介護無し)
3 高齢者住宅：有料老人ホーム(特定施設入居者生活介護有り)
4 認知症対応型共同生活介護
5 小規模多機能型居宅介護
6 介護老人福祉施設
7 介護老人保健施設
8 介護療養型老人保健施設
9 介護療養型医療施設
10 回復期リハビリテーション病棟／病院
11 精神科病院／病棟
12 緩和ケア病棟
13 上記(9～12)以外の病院
14 精神障害者施設
15 知的障害者施設
16 ホームレス(シェルター利用の有無は問わない)
17 刑事施設
18 その他

U3. 退所後に居宅サービスを受ける予定

0 いいえ
1 はい

U メモ

V. アセスメント情報

V1. アセスメント担当者のサイン

T T

V2. アセスメント完成日

2017-02-22
　年　　　月　　日

V メモ

事例4（Dさん）CAP サマリー表

利用者：D
アセスメント基準日：2017/02/21
アセスメント担当者：T T

スケール

BMI	22.8
うつ評価尺度 （DRS）	9点
認知機能尺度 （CPS）	3：中程度の障害がある
日常生活自立段階 （ADL-H）	0：自立
痛み評価尺度 （Pain Score）	1：軽度の痛み

機能面

CAP	トリガー	優先順位	状態	ケアへの反映，方法
1. 身体活動の推進	○		機能的には可能であるにも関わらず，身体活動の時間が短いことによりトリガーされている．しかし，社会関係・うつといったCAPがトリガーされており，それらの問題を解決・軽減したうえでこのCAPを検討するべきであると考えられるため，ここでは詳細検討を行わない．	
2. IADL				
3. ADL				
4. 住環境の改善				
5. 施設入所のリスク				
6. 身体抑制				

精神面

CAP	トリガー	優先順位	状態	ケアへの反映，方法
7. 認知低下				
8. せん妄				
9. コミュニケーション				
10. 気分	○（高リスク）	3	DRS=9点にてトリガーされた．介護がしっかりと受けられなくなり，孤独感が高じている．失禁が起こり，自己の尊厳が損なわれるような気持ちもうかがえる．	排尿動作の訓練を行う．また，身体活動を好むため，それを促進する．改善しないようであれば精神科を受診する．

CAP	トリガー	優先順位	状態	ケアへの反映，方法
11. 行動	○（毎日ではない）	2	在宅での暴言などが増えて入所に至った．指示されることを嫌い，その表現としての暴言と思われる．入所に納得していないことも一因と思われる．体操にはリラックスして取り組む．	接し方の工夫や，本人の好む活動への参加，強みを生かすような活動を検討する．
12. 虐待				

社会面

CAP	トリガー	優先順位	状態	ケアへの反映，方法
13. アクティビティ				
14. インフォーマル支援				
15. 社会関係	○	1	入所前から孤独感の訴えがあり，発症後の社会交流が限定的である．うつのCAPもトリガーされている．和やかに接するスタッフとは一定の関係が構築できている．	本人と個人的な会話をするようにスタッフを促したり，本人の強み（運転士として活躍していた誇り）のプラス面を引き出すような支援を行う．また，うつに対する対応も必要である．

臨床面

CAP	トリガー	優先順位	状態	ケアへの反映，方法
16. 転倒				
17. 痛み				
18. 褥瘡				
19. 心肺機能				
20. 低栄養				
21. 脱水				
22. 胃ろう				
23. 健診・予防接種				
24. 適切な薬剤使用				
25. 喫煙と飲酒				
26. 尿失禁				
27. 便通				

事例4（Dさん）サービス計画書

第1表

施設サービス計画書（1）

作成年月日　2017 年　2 月　21 日

(認定済)・申請中

利用者名　D　殿　　生年月日　昭和8 年　2 月　9 日　　住所　△市

施設サービス計画作成者氏名　T T

施設介護支援事業者・事業所名及び所在地　　介護老人保健施設▽▽苑

施設サービス計画作成（変更）日　　平成29 年　2 月　21 日　　初回施設サービス計画作成日　平成29 年　2 月　15 日

認定日　平成28 年　10 月　23 日　　認定の有効期間　平成28 年 11 月 1 日～平成29 年 10 月 31 日

要介護状態区分　　要支援　・　要介護1　・　(要介護2)　・　要介護3　・　要介護4　・　要介護5

利用者及び家庭の生活に対する意向	本人：歩行の機能を改善し、自信を持って自宅に戻って生活をしたい。 妻：本人とのコミュニケーションが難しく、自宅での世話が難しくなってきた。しばらく施設で預かってもらい、休養したい。介護がやりやすくなるように本人の状態を良くして欲しい。
介護認定審査会の意見及びサービスの種類の指定	
総合的な援助の方針	①Dさんが自宅に戻って若い頃のような誇りある暮らしができるよう、心理的支援のプログラムを実施して支援します。 ②妻による介護が容易になるように、コミュニケーションや行動面の改善のための訓練等を行って支援します。 ③Dさんが悩みや不安の少ない生活ができるように、身体面の訓練や身体活動を増やすような支援を行います。 〈緊急連絡先〉妻：○氏＝携帯 080 －＊＊＊＊－＊＊＊＊ 　　　　　　長男の：□氏＝携帯 090 －＃＃＃＃－＃＃＃＃

施設サービス計画書(2)

利用者名　D　殿　　生年月日　昭和8年2月9日　　住所　△市　　　作成年月日　2017年2月21日

第2表

生活全般の解決すべき課題(ニーズ)	援助目標				援助内容			
	長期目標	期間	短期目標	期間	サービス内容	担当者	頻度	期間
若い頃のようなプライドのある生活を取り戻して、周囲の人と和やかに過ごし、楽しく生活したい。	自宅に戻って、外出や魚釣りなどを楽しめるような生活ができる	H29.2〜H30.10	若い頃のプライドを思い出し、前向きな気持ちになることができる	H29.2〜H29.4	ライフ・レビュー(回想法)に参加を促し、実施する。	介護職員(認知症ケア専門士・Fさん)	1回/週	H29.2〜H29.4
					運転士をしていた頃の写真を居室に置く・それを話題に格式ばらない会話を行う・その様子を長男の妻に連絡する	妻・長男の妻	―	H29.2〜H29.4
						介護職員(Kさん・Mさん)	訪室時(随時)	H29.2〜H29.4
他の入所者や職員と上手にコミュニケーションをとって、活動的な生活をしたい。	自宅に戻り、妻や近隣の人と上手にコミュニケーションをとって長く暮らし続けることができる	H29.2〜H30.10	自宅に帰っても困らないように身機能を改善させることができる	H29.2〜H29.4	作業療法(創作的活動)の実施・コミュニケーション能力の改善と心理的状態の安定を図るための訓練を行う・手指動作の巧緻性を高める訓練を行う	作業療法士	2回/週	H29.2〜H29.4
			周囲の人と和やかに会話が楽しめる	H29.2〜H29.4	本人に帰宅をしたいと思っているような言動が生じた際、本人に気分の状態を聞き、落ちつくまで対処をする	介護職員	随時	H29.2〜H29.4
			頭痛によるイライラさを減らすことができる	H29.2〜H29.4	バイタル・サインの測定時に頭痛の有無やその程度、痛み方を確認し、必要時に医師に照会する	看護師	1回/日	H29.2〜H29.4
気持ちを少しでも明るくさせて、身体を動かしてストレスを減らしたい。	自宅に戻って、運動などをしながら明るい気持ちで生活を継続できる	H29.2〜H30.10	身体を毎日動かして心理的ストレスを少なくすることができる	H29.2〜H29.4	ラジオ体操に参加する。	本人	1回/日	H29.2〜H29.4
					施設周囲の散歩の同行(介助)を行う	介護職員(Kさん・Mさん)	1回/1〜2日	H29.2〜H29.4
			排尿の失敗をなくすことができる	H29.2〜H29.4	トイレまでの経路の表示をわかりやすくして、Dさんにわかりやすい目印などを設置する	介護職員・作業療法士	―	H29.2〜H29.4
					排尿動作(衣類着脱を含む)の個別訓練を行う	作業療法士	2回/週	H29.2〜H29.4
			気持ちを落ち込ませないようにすることができる	H29.2〜H29.4	診察を行う(脳梗塞と精神的なストレスについて)	医師	1回/2週	H29.2〜H29.4

第4表

日課計画表

作成年月日 2017 年 2 月 21 日

利用者名 D 殿

		共通サービス	担当者	個別サービス	担当者	主な日常生活上の活動
深夜	4:00					
	5:00					
早朝	6:00					
	7:00	起床・整容・ラジオ体操	夜勤者			
	8:00	食事・水分補給・服薬・口腔ケア	夜勤者			
午前	9:00					
	10:00					
	11:00			作業療法(集団的訓練)：週2回	作業療法士	
	12:00	食事・水分補給・服薬・口腔ケア	日勤者			
	13:00					午睡
午後	14:00					
	15:00	おやつ・水分補給		作業療法(個別訓練)：週2回	作業療法士	
	16:00			回想法：週1回	介護職員(Fさん)	
	17:00					
	18:00	食事・水分補給・服薬・口腔ケア	夜勤者			
夜間	19:00					
	20:00					
	21:00	就寝				
	22:00					
	23:00					
深夜	0:00					
	1:00					
	2:00					
	3:00					
随時実施するサービス		入浴(週2回)	日勤者	散歩の同行・介助 更衣(随時)・リネン交換1回/週・爪切り1回/週・理美容1回/1か月	介護職員(Kさん・Mさん)	
その他のサービス		診察(医師)1回/2週・口腔内チェック(歯科衛生士)・更衣(随時)・リネン交換1回/週・爪切り1回/週・理美容1回/1か月				

事例4のまとめ

　脳血管性認知症により妻の介護を受け，通所サービスを利用しながら在宅生活を送っていたDさん(84歳・男性)は，認知症の行動・心理症状(BPSD)の暴言や徘徊が増悪していった．そのために妻が介護困難を訴えて，介護を半ば拒絶する形で，Dさんが入所した経験のある介護老人保健施設への入所を依頼した事例である．

　入所後早期の詳細なアセスメントにより，本人の「強み」(若い頃にバス運転士を長年勤めた誇り・身体活動が好みであり，その際には落ち着いてリラックスしていることなど)を把握し，特に「CAP15．社会関係」「CAP11．行動」により，本人の強みを活かしたケアを行うことを企図したケアプランを作成し，ケアにあたったものといえる．

　具体的には，CAPにより示唆されたライフ・レビュー(回想法)の実施や，相性のよい(おそらくはコミュニケーションスキルが高い)介護職員による格式ばらない会話，体操や散歩といった身体活動，創作的活動による生活の活性化と排尿動作の改善のための作業療法を個別ケアとして導入していった．

　その後，この事例はこのケアプランの実施により，3か月後のリ・アセスメントの際には下記のように行動・心理症状は軽減し，うつ状態のスケール(DRS)も改善した．なお，認知機能尺度(CPS)については改善も悪化もなく，維持であった．

行動・心理症状とDRS(うつ機能尺度)・CPS(認知機能尺度)のアセスメントデータの変化

□E3a(徘徊)＝2　→　3か月後＝1
□E3b(暴言)＝3　→　3か月後＝1
□E3c(暴行)＝2　→　3か月後＝0
□E3f(ケアに対する抵抗)＝2　→　3か月後＝1
□E3g(無許可の退去)＝2　→　3か月後＝0
＊DRS＝9点　→　3か月後＝3点
＊CPS＝3点　→　3か月後＝3点

　また，これに加えて尿失禁の頻度も2〜3日に1回起こっていたものが，週に1回程度に減少する(H1＝3　→　3か月後H1＝2)などしている．

　こうしたDさんの状態の改善を理解した妻は，当初は在宅復帰に拒絶感の強かったものの，徐々に在宅での介護に前向きとなり，小規模多機能型居宅介護を利用することで在宅生活の再開を検討するに至った．

　すなわち，インターライ方式の活用により，在宅生活に危機を生じさせた状態の悪化を，施設入所による集中的なアセスメントとケアで軽減・改善させることができた事例と言える．

　そして，施設のケアマネジャーやスタッフも，上記のように初回アセスメント時とその後の再アセスメント時の利用者の変化を定量的に把握できるというインターライ方式の優位性を実感できたといえよう．

第4章

よくある質問に対する回答

これまでインターライ日本に問い合わせをいただいた質問の中から，導入方法や使い始めたユーザーからのアセスメントに関する質問などを取り上げて，その回答を掲載します．なお，本章では『インターライ方式 ケア アセスメント―居宅・施設・高齢者住宅』(医学書院)を『マニュアル』と表記します．

4.1 インターライ方式の導入に関する質問

4.1.1 これから始めようと考えている方

①事業所でインターライ方式を採用する場合に必要な準備を教えて下さい．

アセスメント結果を入力してCAPを選定するためにインターライ方式に対応したソフトウェアが必要になります．対応するソフト会社の一覧は，インターライ日本の公式ホームページに表示されています(http://interrai.jp/)．

また，アセスメントの記入要綱やCAP全文が掲載された『マニュアル』を購入して，事業所に常備しておいて下さい．まずは，記入要綱を参照しながら数名の担当利用者にアセスメントを実施して，事業所内で確認し合うなど少しずつ慣れていくと良いでしょう．

②インターライ方式の利用は有料だと聞きましたが，費用はどのくらいですか？

いいえ，介護事業者がケアプラン作成などにアセスメント表を利用する際には著作権料が免除されており無償で利用できます．インターライ方式の著作権は，国際的な研究組織のインターライ(interRAI©)に帰属しており，ソフト開発や出版物などの商業利用にのみ著作権料が課されています．

ただし，ソフトの購入費用やその他製品の利用料は他の方式と同様に必要です．

③居宅事業と介護保険施設の運営に加え，今後は高齢者住宅事業を予定しています．インターライ方式を採用するメリットを教えて下さい．

　インターライ方式には，生活する環境に応じて〔居宅版〕・〔施設版〕・〔高齢者住宅版〕の三種類のアセスメント表があります．またそれらそれぞれのアセスメントのセクションや項目，選択肢を再構成して共通化している点が特徴の1つです．つまり対象者の生活の場が移ったとしても，同じアセスメントの項目で評価を続けていくことができるという利点があります．

　複合的な事業を運営する法人が，インターライ方式を統一的に採用することで次のような効果が期待されます．

- 利用者が住宅から施設などに移る場合もアセスメント情報やケア指針の共有が容易で，法人としてのシームレスケアの実現に貢献
- 法人内各事業の利用者プロフィールの把握を同一指標で比較可能
- 職員のアセスメント研修をサービス種別にかかわらず一元化することが可能

④グループホームは何版を使うべきですか？

　軽度者中心の予防型グループホームには「高齢者住宅版」の利用をお勧めしますが，一般的には「施設版」の利用が適切です．

4.1.2　旧MDS版を利用されている方

⑤旧MDS版からインターライ方式に移行するのは難しくありませんか？

　アセスメント項目の一部が変更されCAPも一新されましたが，アセスメント結果からトリガーされた領域を検討するという基本構造は変わりません．ADLの各段階の基準など一部のアセスメント項目の変更には注意が必要ですが，全体としてよりわかりやすく整理されました．また，観察期間も過去3日間にほぼ統一されて，アセスメントしやすくなりました．

　この中で迷うことがあるとしたら，「疾患」について，MDS-HCでは「在宅ケアスタッフによる処置や観察」でチェックをしましたが，インターライ方式では「疾患」それ自体をチェックするようになった点です．これについては疾患コードを参照して下さい．

　また，CAPのトリガーが複数の項目の組み合わせによってなされる場合もあるので，MDSのように領域選定表を用いることはできません．

⑥旧MDS版は，いつか利用できなくなりますか？

　インターライ日本では，旧版の使用期限を特に定めていませんので，ソフトが動く限り旧版を使い続けることも不可能ではありません．しかし，旧版マニュアルも廃刊され，新たな実務者研修を終えたケアマネジャーはインターライ方式で学んできます．できるだけ早く，最新の知見に更新されたインターライ方式への移行をお願いします．なお，ソフトの切り替えについ

ては，旧版とインターライ方式の併用期間を含め，契約中のソフトベンダー（提供元）と早めに調整して下さい．

> ⑦移行する場合の研修での留意点はありますか？

アセスメント部分で大きく変更された部分（例：IADL や痛み）は，旧版との違いを丁寧に確認したほうがよいでしょう．また，CAP についてはトリガーの基準を含めて，大幅な改定がありますので，課題検討などの機会を通じてよく読み込んで下さい．

4.2 アセスメントに関する質問

4.2.1 全体に共通する質問

> ①3日間でアセスメントを取ることになっているが，項目によってはその3日間に該当しないことがある．どうすれば良いですか？

確かに便秘など，その3日間に見られないこともありますが，期間を厳密に規定しないと，評価者によってブレが生じ，データの信頼性が損なわれます．3日間では十分把握できないが，重大ゆえ記憶されやすい項目（例：転倒）については 90 日間以内など期間が長くなっています．また，「H3. 便失禁」で「排便はなかった」になった場合でも，「J3l. 便秘」でチェックされるなど，1つの状態を重層的に検討する仕組みになっています．

> ②週1回の訪問対象である場合，3日間はいつからの期間になりますか？

「A9. アセスメント基準日」の考え方

「A9 アセスメント基準日」＝アセスメントのための観察期間の最終日です．

特に指定しない限り，アセスメント期間はこの基準日を含めて過去3日間になります．この設定によって，ケアに携わるすべての人の観察期間を同じに統一することができ，利用者の情報や全体像の正確な把握につながります．

補足的に後日再度訪問をする場合は，すでに設定した基準日にさかのぼった状態をアセスメントすることで，記録された結果を同じ時期の状態を評価することができます．

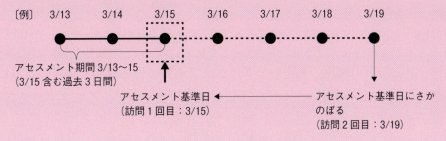

まず，アセスメント基準日を設定します．例えば，訪問日を基準日とする場合は「今日までの3日間」と聞きます．聞き取れなかった項目を次週の訪問日に再度，聞く場合には「(基準日とした)先週の○曜日までの3日間」と振り返って聞くことになります．

③「0(ゼロ)」は「なし」になるが，「有無(あるのかないのか)」が不明の場合も0を記入すべきですか？

不明の場合は，「0(なし)」は入れずに未記入のままとして下さい．

④医療の経過はどこに書きますか．また，インターライは個人の状況が一目でわかるサマリー※は用意していないのですか？

医療の経過は「B3. 相談受付時までの経過」に記入して下さい．インターライのアセスメント表は，ニーズをきめ細かく把握するツールです．したがって，利用者の全体状況を要約した「サマリー」は，それぞれの法人または，各事業所で現在使っている「基本情報」様式を利用することになります．
※サマリー：本人・家族の氏名，生年月日，住所，緊急連絡先，家系図，キーパーソン，使用している保険の種類，かかりつけ医など，基本情報をまとめたもの．

⑤痛みや褥瘡など事業所独自の評価尺度を採用している場合の対応は？

CAPのトリガーによってニーズを確認するためにも，内容が重複する場合でもアセスメント表の項目をすべて埋めて下さい．法人で採用している各種ツールを継続して使用する必要がある場合には，できるだけインターライの評価結果を読み替えるようにして下さい．インターライ方式では精度が高く，痛みについては国際的に用いられている痛み尺度で表示することができます．

⑥アセスメント表に記載した特記事項は，どのように活用できますか？

アセスメントシートの余白などに筆記した特記事項は，ソフト上にメモとして入力することが可能です．ただし，CAP選定には反映されませんので，ケアプラン検討などへの活用は各自の手作業となります．

⑦本人が認知症の場合，どのようにアセスメントを行えば良いですか？

本人の表情，対応などの観察，家族やケアスタッフからの情報収集，記録の参照に基づいて，総合的に判断して行ってください．これは認知症の場合に限らず，インターライ方式でアセスメントする際の原則です．

4.2.2 アセスメント領域別の質問

A. 基本情報

①「A4. 婚姻状況」：現在の状況が不明の場合は？（例：結婚していたが今は不明のとき）

空欄にして，メモ欄にその旨を記入して下さい．

②「A10. 本人のケアの目標」：どのように記入すればよいでしょうか？

この項目を利用者と一緒に考えることによって，利用者本人もケアチームの重要な1人であることを理解してもらうことにつながり，また利用者中心のケアプランやケアサービスを作成していくうえでの出発点にもなります．『マニュアル（p.68）』にあるように，利用者に対して，「サービスを使うことになった（または施設に入ることになった）のはなぜですか」，「どんなことを期待されますか」，「（そのために）私たちは何をしましょうか」といった問いかけをしながら，ケアを受ける目的・目標は何であるかを利用者と一緒に明確に共有しておくことが大切になります．また，例えば「痛み」など，今一番対応してもらいたい問題も併せて聞く必要があり，再アセスメント時に確認することも必要です．

とはいうものの，利用者の中には自分が今後どうなりたいといった期待や，なぜサービスが必要となっているかについて語れない方もいます．また周囲の勧めから申し込んでいたり，自分でもよく理解しないままその場に至っているケースもあるかも知れません．そのような場合は，利用者の発した言葉を簡潔に記載するなどし，くれぐれもアセスメント担当者や他のケアスタッフの解釈は入れないようにする必要があります．また，本人がどうしても意思を表明できない場合には，家族等の希望を，だれであるかを明記のうえ記入します．こうした情報も得られない場合には「不明」と記載します．

③「A12c. 利用者や家族，身内は，利用者は他のところに住むほうがいいのではないかと思っている」：家族は入所させたいが，本人は入所したくない，入所していたくないなど，意見が食い違う場合，どちらを優先させたらよいですか？

A12cは，「CAP12. 虐待」がトリガーされます．虐待やネグレクト，搾取などとの関連がある（ありそう）かを考慮して判断して下さい．また，どちらかの言い分を選んだ場合でも，食い違っていたことを欄外や備考欄などにメモしておくことは，有効です．

B. 相談受付表

> ④「B3. 相談受付時までの経過」：ここに記載する内容は，医療と介護に限定したほうが良いですか？

特に限定していません．必要だと思われれば，その他の情報も入れて下さい．

> ⑤「B6. 通常の居住場所」：長期に療養病棟などに入院していても，自宅があれば「1（自分の家／アパート／賃貸の部屋）」を選択してよいでしょうか？

はい．自宅があればB6bは「1（自分の家／アパート／賃貸の部屋）」を選んで下さい．

> ⑥「B9. 教育歴」：その年代より，旧制・新制が不明なときがあります．本人の生年月日で判断すべきですか？

A．教育歴を知ることはアセスメント（認知状態の把握など）やケアプランの作成（活動の焦点の当て方を決めるなど），また利用者に身の回りのことをする技能について教育するときなどに役立ちます（『マニュアル』p.78参照）．あまり厳密にする必要はなく，わかる範囲で構いません．

サービス利用中に情報が変化したら…

B. 相談受付表 には基本的に利用者がサービスを受けている間に変化することのない情報が入りますが，「B10. 医療機関受診時の送迎の有無」と「B11. 医療機関受診中の付き添いが必要」については，サービスを利用している間に変化する可能性があります． A. 基本情報 の居住環境や同居者の情報なども同様です．

ではそれらの情報が変化した場合，どのようにすればよいでしょうか．

基本的には情報の内容に変更が生じたときに，そのつど変更部分の新しい情報を入力し直しておくようにしましょう．また，その内容の変更が利用者の状態の変化に伴って生じているものである場合（例えば，ADLの低下や全体状況の悪化など）は，「A8. アセスメントの理由」における「4（著変時のアセスメント）」に該当しますので，変更部分の入力とともにフルアセスメントを行い，適切なケアプランを導けるよう検討する必要があります．

C. 認知

このセクションのQ&Aはありません.

D. コミュニケーションと視覚

⑦「D1. 自分を理解させることができる(伝達能力)」:本人のいない場所など,実際の場面を観察できないときに,主観的な判断でもよいですか?

その場面を自身で全く観察できない場合には,担当のケアスタッフや家族からの情報を総合して下さい.

E. 気分と行動

⑧「E1. うつ,不安,悲しみの気分の兆候」:認知症が重度の方で本人から聞くことができない場合はどうなりますか?

まず,聞いて,表情や態度をよく観察して見て下さい.家族(介護者)から情報が収集できる場合もあります.そのうえで,どうしても判断できなければ,空欄にして下さい.ただし,E2は「8(答えられない,したくない)」と回答して下さい.

F. 社会心理面

⑨「F1. 社会関係」:は可能な限り本人に聞くことになっているが,本人が認知症の場合,正確に把握できない場合がある.また,家族(配偶者)が認知症だったらどうしたらよいですか?

A. F1a〜cは,日数の規定が細かいため,記憶障害などにより「8(判定不能)」になるかも知れません.これらは把握すべき問題ではありますが,直接CAPにトリガーされる項目にはなっていません.しかし,F1d〜f(居宅版のみ)は,すべて「CAP12. 虐待」にトリガーされる重要な項目ですので,状況のわかる人などから,必ず聞いて下さい.F2以降も同様です.

(参考　社会心理面とCAPの対応)

F　心理社会面	No.	項目	CAPNo.	内容
	F1	d	12	虐待
	F1	e	12	虐待
	F1	f	12	虐待
	F2		12	虐待
	F2		15	社会関係
	F3		15	社会関係
	F4		14	インフォーマル支援
	F4		15	社会関係
	F5	a	13	アクティビティ
	F5	d	15	社会関係
	F5	e	13	アクティビティ

⑩「F4．日中，1人きりでいる時間」：2世帯住宅の場合など，1人だが，家族はよく顔を出す場合はどうしますか？

　家族がいない時間を足し合わせて判断して下さい．分刻みの正確な時間というよりも，1人でいる時間が長いことでCAPがトリガーされますので参考にして下さい．

⑪「F5g．日課の変化に対応できる」：3日間で変化がない場合，どう評価すればよいですか？

　4.2.1の質問①を参照して下さい．

⑫「F8．強み（ストレングス）」：設問上，判断基準が評価者の主観となってしまうのですがよいですか？

　利用者との会話やケアスタッフ，家族からの話を総合したうえでの主観的評価なら問題ありません．

〈参考〉CAPについて（『マニュアル』p.183-186）

CAPによって指針が示され，それを元に立てられたケアプランの目標は「問題を解消するか，あるいは悪化の危険性を軽減または改善の可能性を向上させるかのいずれかである」．インターライ方式のCAPトリガーは次のような人を特定するように作られています（p.185）．
①予想以上に悪化が進んでいる人
②急性疾患等（せん妄，精神病，転倒，肺炎など）によって最近の悪化が見られた人を含めて今後改善する可能性がある人
　　　↓
「CAPは問題を解消し，悪化の危険性を軽減し，改善の可能性を向上するためのケアプランのガイドである」（『マニュアル』p.185）

G. 機能状態

⑬「G2. ADL」：寝返り，移乗はどこで評価されているのですか？

　寝返りは「G2i. ベッド上の可動性」(『マニュアル』p.113)に入ります．移乗は「G2g. トイレへの移乗」でチェックして下さい．ADLは通常，早期喪失(入浴，更衣，個人衛生)→中期喪失(歩行，移動，トイレの利用)→後期喪失(食事，ベッド上の可動性)と段階的に低下する(『マニュアル』p.203参照)ため，それらをチェックし，「CAP3. ADL」(『マニュアル』p.199)で指針を示しています．特に「G2b. 個人衛生」，「G2f. 移動」，「G2h. トイレの使用」，「G2j. 食事」，の4項目を使用することにより「日常生活自立段階(ADL-H)」(『マニュアル』p.349)で状況変化を評価することができます．また，G2b, G2f, G2gは「G3a. 主な室内移動手段」，「G4b. 過去3日間に家(建物)の外に出た日数」とともに，「CAP5. 施設入所のリスク」(『マニュアル』p.210)でもトリガーされますので，合わせて確認してみて下さい．

⑭「G2. ADL」：「5(最大限の援助)」と「6(全面依存)」の違いがわかりません．

　5(最大限の援助)：2人以上の援助者による体重を支える(四肢を持ち上げることも含まれる)援助，または，50％以上に及ぶ体重を支える援助．
　6(全面依存)：すべての動作において他者がすべて行った．
　少しでも自分でできる，何らかの参加をしていると考えられる場合は「5」をつけます．

⑮「G2. ADL」：3日間のうち，最も重い状態を見ればよいのですか？

　原則的にはそうですが，一度でも「6(全面依存)」があり，それ以外の場面では「6」よりも自立していれば，「5(最大援助)」に評価してください(『マニュアル』p.12参照)．

⑯「G3b. 4メートルの歩行時間」：家屋内で4mの距離が取れない等，測定できない場合は空欄にすべきですか？

　どんな形でも「支え」なければ歩行できない人の場合は，テストをせず「99」を入れて下さい．テスト可能な状態であってやらないことを選んだ場合は「88」を入れて下さい(『マニュアル』p.118)．家屋の事情によって行わなかった場合もこれに準じて判断して下さい．歩行能力ではなく体力を測るテストになっていますのでこれらを総合して下さい．

⑰「G4a. 過去3日間において体を動かした時間の合計」：1時間以上2時間未満，2時間以上3時間未満などがあり，時間の記入が難しいです．

　おおよその時間で構いません．どうしてもわからなければ空欄にして下さい．なおG4aは2時間未満で「CAP1. 身体活動の推進」(『マニュアル』p.188)と「CAP4. 住環境の改善」(『マ

ニュアル』p.205)にトリガーされる項目です．それらを理解し，できる限り周囲の協力等も得て評価して下さい．なお，初刷『マニュアル』のG4aは選択肢が間違っており，以下が正しいものです(2刷以後やソフト上では修正されています)．

```
0  なし
1  1時間未満
2  1時間以上2時間未満
3  2時間以上3時間未満
4  3時間以上4時間未満
5  4時間以上使用する
```

⑱「G5．身体機能の潜在能力」：「G5a．本人は自分の身体機能が向上すると信じている」は，認知症で意思疎通が図りにくい方はどうすればよいですか？

　まず，聞いてみて，表情や態度をよく観察して見て下さい．認知症の程度により，評価者の判断になる場合もあります．そのうえで，どうしても判断できなければ，空欄にして下さい．

⑲G5a，G5bは本人の気持ちであり，同じ人でもスタッフによって評価が分かれることも考えられますが，どう判断すればよいですか？

　G5aは現実的でなくても純粋に本人の自己評価に基づきます(『マニュアル』p.120)．G5bはその人をよく知る人がそう考えると思うところをつけて下さい．G5a，bは「CAP1．身体活動の推進(『マニュアル』p.188)」，「CAP2．IADL(『マニュアル』p.193)」，「CAP27．便通(『マニュアル』p.341)」において，改善の可能性をトリガーするための項目です．

H．失禁

⑳「H1．尿失禁」「H3．便失禁」：オムツで排泄している人は失禁にあたりますか？

　尿失禁に関しては，オムツをしていないと皮膚がぬれたり衣服を汚したりする場合は，尿失禁があったと考えます．同様に，便失禁でも，オムツに便をしている場合は便失禁があったと考えます．逆にオムツを予防的にはいている場合は失禁に当たりません．

㉑「H3．便失禁」：下剤使用時の便失禁の評価は？　「J．健康状態」の「J3l．便秘」や「J3m．下痢」との違いはあるのですか？

　ここでは，下剤の使用に関わらず，その失禁状態を評価して下さい．「便の自制力とは利用者が便通をコントロールできるかどうかを意味する．この項目は，排泄誘導や失禁訓練プログラ

ム，便秘薬等を使用した状態での利用者の便の自制力パターンを把握するものであり，利用者がトイレに1人で行けるかどうかは問わない(『マニュアル』p.127)」．なお便失禁は「CAP27. 便通(『マニュアル』p.341)」に，便秘は「CAP21. 脱水(『マニュアル』p.308)」，下痢は「CAP26. 尿失禁(『マニュアル』p.335)」にトリガーされるなど，目的が異なります．

㉒「H4．おむつやパッドの使用(居宅版のみ)」：なぜ施設版にはアセスメント項目がないのですか？

この項目は，どのCAPにもトリガーとなっておらず，家族の負担等を測る指標として居宅のみに設定されたものと思われます．

I. 疾患

㉓疾患コード1，2で主診断の定義がよくわかりません？

主診断とは現在診断され，かつ治療を受けているものです．例えば，糖尿病と高血圧症があり，治療を受けていればいずれも「1」を記入します．これに対して，片麻痺があり，医師が状態の確認をしている場合には「2」を記入します．また，10年前にがんで胃の摘出術を受け，現在そのために受診していなければ「3」をつけます．

CAPのトリガーとなる場合もあるので，わかる範囲でできるだけつけるようにして下さい．例えば，「I1a．過去30日間(または前回アセスメント以降)の大腿骨骨折」は「CAP26．尿失禁(『マニュアル』p.335)」の改善目的と「CAP27．便通(『マニュアル』p.341)」の改善可能性でトリガーされます．

㉔「I2．その他の診断」のその他は，どんな疾患ですか？

I1で提示されている病名以外の疾患です．

㉕病名として診断されていないが，症状が見られる場合はチェックすべきですか？

診断されているかどうかをチェックする項目ですので，診断されているものに限って下さい．

㉖「疑い」の場合，病名はどう記載しますか？

「○○(病・疾患)疑い」は医師の診断ですので，そのまま記入して下さい．精査中など情報はメモ欄に記載して下さい．

㉗「I1b. その他の骨折」とはすべての骨折を入れるのか,圧迫骨折も含めるのですか?

そのとおりです.

J. 健康状態

㉘「J3. 問題の頻度」:「1(あるが過去3日間には見られなかった)」とはどのくらい前までを指すのか,さかのぼってもよいのですか?

「あるが」は「=通常よく起こっている」という意味です.よく起こっているかどうかはさかのぼって構いませんが,過去3日間の有無についてはそのとおりにチェックして下さい.

㉙「J3a. バランス支えなしでは立位になることが難しいか,できない」:「問題の頻度」の回答選択肢で「0なし」はどういうことですか?

立位になることが「難しくない」か「できないことがない」です.

㉚「J3c. めまい」,「J3e. 胸痛」,「J5. 疲労感」:認知症の方の判断はどうすればよいですか?

めまいは「ぐるぐる」,「ふわふわ」などわかりやすい言葉で有無を聞いてみて下さい.胸痛も,その方がわかる範囲で聞き,胸を押さえる,苦しそうな表情があるかどうか観察して見て下さい.疲労感も普段の表情と比べて疲れた表情であるか,座ったままで立ち上がろうとしない,動くのを嫌がるなど,普段と比較して観察し,できるだけ本人に聞いて確認し,判断して下さい.

㉛「J3q. 誤嚥」:胃ろうの人の評価はどうなりますか?

唾液の誤嚥や逆流による誤嚥があれば「ある」を選んで下さい.

㉜「J3k. 胃酸の逆流」:胃酸の逆流はどう把握すればよいですか?

一般的な症状(胃酸の逆流症状:胸焼けがする,苦い水が上がる,酸っぱい液がこみあげる,胸の痛みなど)を聞いて判断して下さい.

㉝「J6. 痛み」:痛みの種類(しびれる,重いなど)など,聞き方によって違ってきませんか?

痛みは「CAP17. 痛み(『マニュアル』p.284)」でトリガーされますが,その目的は適切な管理によってADL・QOLなどの一般状態の改善し,うつ,ひきこもり,機能低下などの望まれない影響を低減することです.痛みの頻度と程度を記録することによって,痛みの有無の把握

にも，ケアに対して痛みがどう反応したかのモニタリングにも活用できます．

痛みの種類は"つらい"，"焼け付くような"，"電気が走るような"，"しめつけられるような"，"重くのしかかるような"，"じんじんひりひりする"，"ずきずきする"，"さされるような"感じがするという表現がされることもあります(『マニュアル』p.137)．このような痛みの種類についてはガイドライン中で痛みを管理するために把握すべき項目にあげられ，より詳細な(深い)アセスメントが用意されています(『マニュアル』p.287)．

㉞「J6. 痛み」：いつも痛いという人がいます．日常的な会話として発言しているだけなのか区別が難しいのですが．

本人が訴えている以上は，アセスメントにそのまま反映させ，CAPのトリガー後に，心理的な要因も含めて，そのコントロール(管理)の必要性を検討します．

㉟「J6e. 痛みのコントロール」の評価がよくわかりません？

J6eは，痛みの「有無」と「コントロールの状況」の2つを聞いています．J6のa～eは，痛みが全く存在しない場合は，すべて「0(痛みはない)」にチェックします．例えば，痛みがあったが，痛み止め(鎮痛薬)を使用して現在は「痛みがない」場合は，J6eに「2(コントロールは適切に効いている)」のほうをチェックして下さい．湿布やマッサージの非薬物療法によって痛みがない状態も同様です．

㊱「J6. 痛み」：認知症などで本人に聞いても確認できない場合はどうすればよいですか？

会話が困難な場合は，動作や表情などをよく観察し，判断して下さい．

K. 口腔および栄養状態

㊲「K2c. 1日1リットル未満の水分摂取」：水分摂取量を訪問で把握するのが難しいです．

普段飲み物を飲むカップの一杯量を把握し，何杯飲んだか聞く，専用湯沸かしポットのお湯がどのくらい使われているかで把握する方法などがあります．K2cは「CAP21. 脱水(『マニュアル』p.308)」でハイリスク項目としてトリガーされますが，ml単位の詳細の記録が必要ということではなく，1日1リットル未満かどうかを確認するために必要な情報です．

㊳「K2b. 脱水である，またはBUN/クレアチニン比が20以上」，「K2d. 水分排泄量が摂取量を超える」：浮腫などで水分のインがアウトを超えるときにはどう判断しますか？

それぞれの項目についてそのままチェックして下さい．CAPにおいて治療として意図的にコントロールされているかどうかを検討します．なお，浮腫の有無はJ3において別途チェッ

L. 皮膚の状態

㊴「L7. 足の問題」：足の問題はないが，歩行に支障がある場合はどうなりますか？

　この項目は足の問題の有無（フットケアの必要性）を確認しており，歩行能力の障害はG3で把握しています．なお，「足」は大腿・下腿・足をすべて含めた下肢（Lower）ではなく，くるぶしより下の，足（foot）の部位を指します．

M. アクティビティ

㊵「M2. 好む活動」：本人がアクティビティを好みではないが，事実上やらされているような場合や，積極的ではない場合はどう評価すればよいですか？

　そのような場合でもすべてチェックをして下さい．「本人は好みではなく，家族の意向やケアプランとして勧め，参加している」などは備考欄に記入して下さい．この項目は「CAP13. アクティビティ（『マニュアル』p.262）」でトリガーされます．

㊶「M1. 活動への平均参加時間」の捉え方がよくわかりません．

　「アクティビティに参加した時間」／「余暇時間」で算出します．また，「余暇時間」は「利用者の1日の（起きている）時間」−「ADL，リハビリ，処置をしている時間」で算出します（『マニュアル』p.152）．

　注意点としては，消極的にでも参加していれば「参加」として計算し，過去3日間の平均を用います．

【計算例】
- ❶覚醒（起きている）時間：朝7時起床，夜21時就寝　→14時間
- ❷ADL・リハビリテーション・処置に要する時間　→8時間
  - ●朝・昼・夕の食事：1時間×3回＝3時間
  - ●更衣：30分×2回（朝夕）＝1時間
  - ●入浴：（含む更衣）　1時間
  - ●リハビリ：1時間×2回（午前・午後）＝2時間
  - ●車いす・ベッド移動：15分×4回/日＝1時間

- ❸余暇時間：❶14時間−❷8時間＝6時間　→6時間
- ❹アクティビティに参加した時間　→4時間
  - ●屋外の散歩：1時間

- 庭木や草花への水やり：30分×2回(朝夕)＝1時間
- 調理の手伝い(皮むき)：30分×2回(昼夕)＝1時間
- テレビ視聴：1時間

❺平均参加時間：❹4時間／÷❸6時間＝2/3

※M1の選択肢は「2(半分くらい)」をチェックします．

なお，「アクティビティ」の対象となる活動はM2にありますので，M2を先に記入すると簡単です．なお，リハビリテーションの一環として行われるアクティビティは参加時間に算入して構いません．

N. 薬剤

㊷「N．薬剤」：主治医以外の処方だったり，お薬手帳以外で飲んでいたりするものがあり，把握が難しいことがあるが，すべて書かなければいけませんか？

この部分の目的は，「CAP24．適切な薬剤使用」において多剤服用(9種類以上)をトリガーし，適切な薬剤管理が行われているかを確認するものです．多剤服用でなくとも，CAPにおいて副作用や交互作用(飲み合わせ)が問題になる場合もありますので，できる限り利用者の服用している薬剤を把握すべきです．

㊸「N．薬剤」：その他の薬が多く，チェック欄に入力できない入居者の方もいます．すべての入力をしないといけないのでしょうか？

前述のとおり，多数服用をトリガーする目的上はチェック欄に記載しきれないものが出ても支障ありませんが，主要なものを漏らさずに記載する注意は必要だと思います．

㊹「N．薬剤」：1週間に1回服用する場合は薬剤リストにどう記載すべきですか？

薬剤名を書き，「N1f．頓用」の欄に「1(はい)」を記入して下さい．メモ欄に1週間に1回使用と記載して下さい．

㊺「N．薬剤」：外用薬は1日量(mmやmg等)をどのように入力したら良いですか？

『マニュアル』の例では，貼付剤は「1枚」としています．mgなど正確にわからないものは，○滴，○押し，○単位などの単位を使って下さい．

㊻「N. 薬剤」：処方はすぐに変更することも多いと思いますが，そのつど変更しているのでしょうか？

　インターライ方式のケアアセスメントは，短い期間の状態変化をチェックすることが目的ではありません．薬剤の細かい変化や体重などの変動があるものは，必要に応じて別の記録用紙などで把握することをお勧めします．インターライ方式のアセスメントの目的は，あくまで，アセスメント時（アセスメント基準日前の3日間）の状態を把握することです．

㊼「N. 薬剤」：飲んでいなくても，頓用として処方されたものはリストに記載すべきですか？

　過去3日間に飲んでいなければ，記入しなくてよいです．

第Ⅱ部

インターライ方式の活用例

第5章

ケアサービスの質の評価と改善

> インターライ方式のアセスメントデータは，高齢者のケアプラン作成への活用だけでなく，利用者の機能状態を定量的に把握するスケールや事業所の質を評価する指標（Quality Indicators：QI）を算出できる仕組みが備わっている．この章では，実際に国内で得られたデータを用いながら，客観的な評価に基づきサービスの質を改善する方法を紹介する．

5.1 アセスメントデータを質の管理に活用しよう！

1）尺度による特徴の可視化：スケール

インターライ方式では，利用者の ADL や認知機能の状態を段階的に表すスケールが複数用意されている．アセスメントデータから算出したスケールを利用者の「モニタリング」に利用すれば，利用者の状態変化を早期に把握したり，他の専門職との共通言語に活用したりできる．また，事業所単位で集計すれば，要介護度では得られない事業所の特徴が浮かび上がってくる．こうした情報を，例えば「うつ」利用者が増加しているようであれば，職員研修を開催するなど，エビデンスに基づく質の向上に役立てることができる．

2）サービスの質の客観的な評価：QI

ケアマネジャーなどがケアプラン作成のために評価したアセスメントデータを二次利用して，施設や事業所の質の評価を行う仕組みも用意されている．「質の指標（Quality Indicators：QI）」は，ADL や気分（うつ）の悪化と改善，転倒，介護者のストレスなど，ケアの方法によって結果に差がつくもの，適切にケアしないと後で重篤な結果を及ぼす領域から 20〜40 項目が設定されている．QI の評価結果は，他事業所と成績を比較するだけでなく，どの利用者のケアプランを再検討すべきかの情報も得られるため，具体的な質の改善へつなげる仕組みが備わっている．

図表 5-1　アセスメントデータの多角的な活用方法

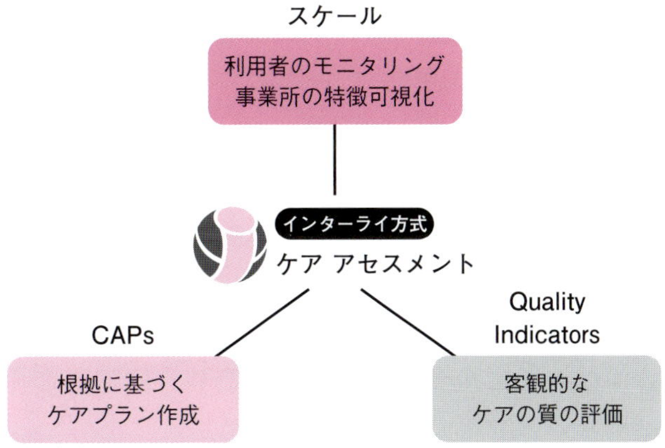

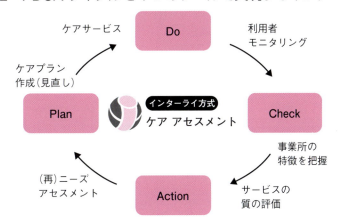

3）PDCAサイクルの実現

このように，ケアプラン作成から客観的な質の評価，改善までを一貫したアセスメントで実現するインターライの手法は，PDCA（Plan-Do-Check-Act）サイクルそのものである．アセスメントツールの統一化は，特に複数の施設や事業所を抱える大規模法人における質の管理やサービスの標準化に大きな効果を発揮することが期待できる．

図表 5-2　PDCAサイクルを1つのツールで実現するインターライ方式

5.2 スケール：アセスメントデータから算出するスケールの活用

ADL-H【日常生活自立段階】
（Activities of Daily Living Self-Performance Hierarchy Scale：エーディーエルエイチ）

1）使用するアセスメント項目
アセスメント表のADL機能のなかから，個人衛生（G2b）・移動（G2f）・トイレの使用（G2h）・食事（G2j）の評価結果※を用いて算出する7段階の尺度．

各段階は，機能低下のプロセスに基づき設定されており，段階が変化した場合，利用者に有意な機能状態の変化が起こったと解釈することができる[1]．

2）算出方法

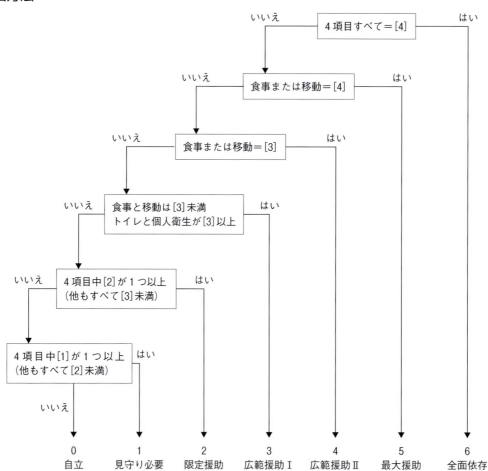

※アセスメント表の選択肢を次のように読み替える．0～1→[0]　2→[1]　3→[2]　4～5→[3]　6・8→[4]

以降に示す第 5 章の図表は,「高齢者介護サービスの質の包括的評価に関する研究」[7] において国内の事業者を対象にして算出した結果である.

図表 5-3　ADL-H の事業所間の比較（居宅介護支援事業所 11 か所）

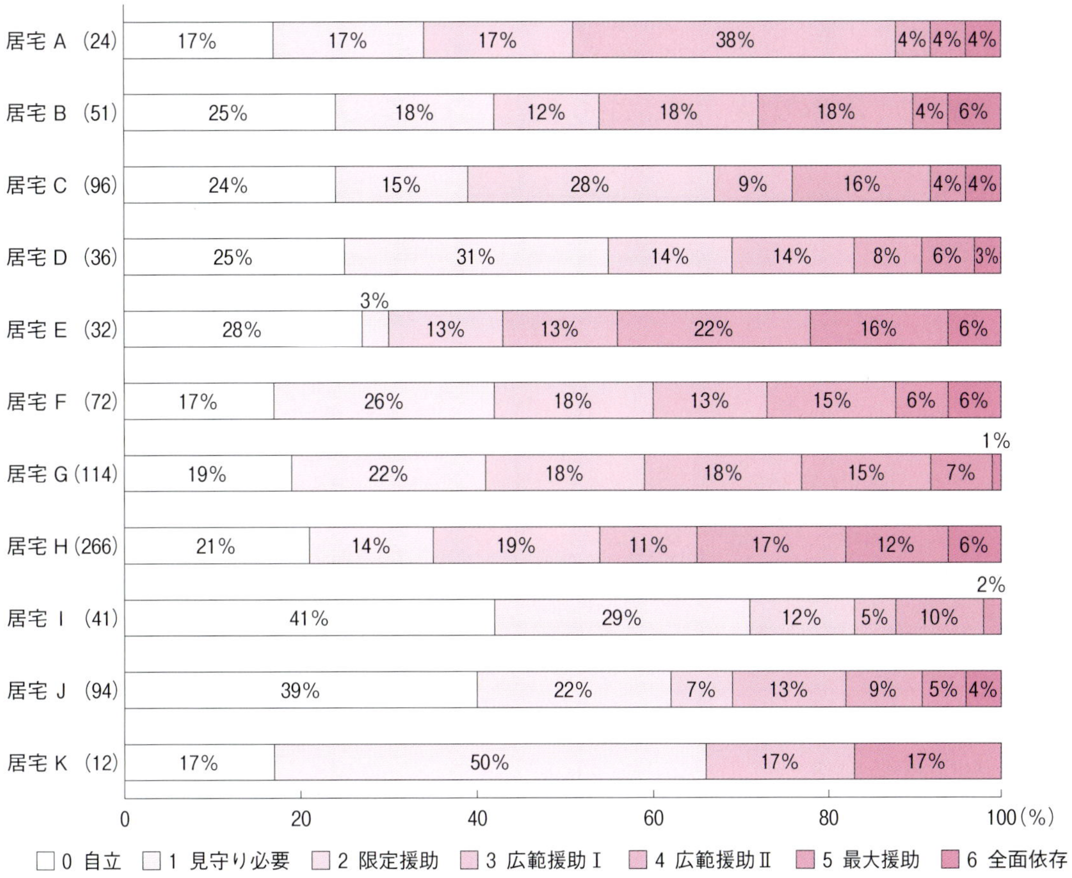

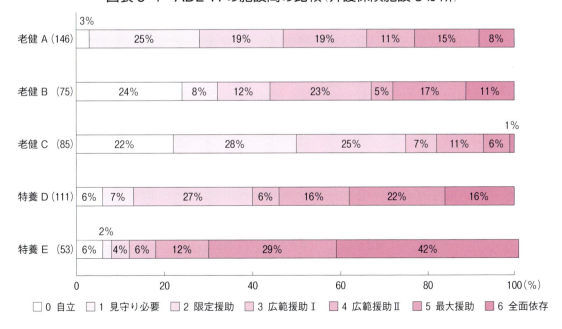

図表 5-4　ADL-H の施設間の比較（介護保険施設 5 か所）

CPS【認知機能尺度】
(Cognitive Performance Scale：シーピーエス)

1)使用するアセスメント項目

アセスメント表の認知に関する項目のなかから，日常の意思決定を行うための認知能力(C1)・自分を理解させる能力(D1)・短期記憶(C2a)・食事(G2j)の評価結果を用いて算出する認知機能を評価する7段階の尺度．2点以上の場合，認知機能に関する問題を抱えている可能性がある．

各段階は，代表的な認知機能尺度のMMSE(Mini-Mental State Examination)の平均得点と高い相関がある[2]．

2)算出方法

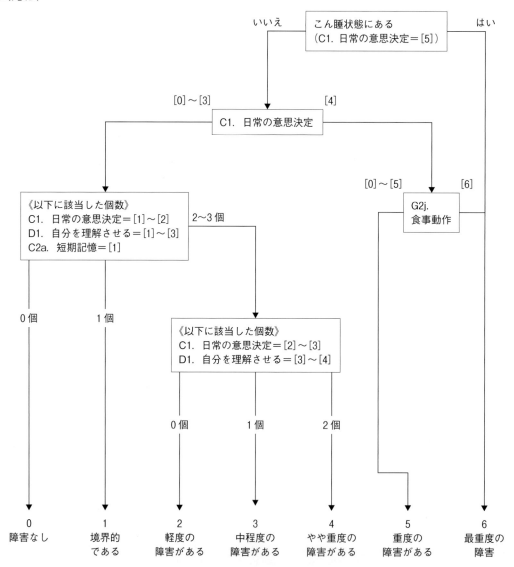

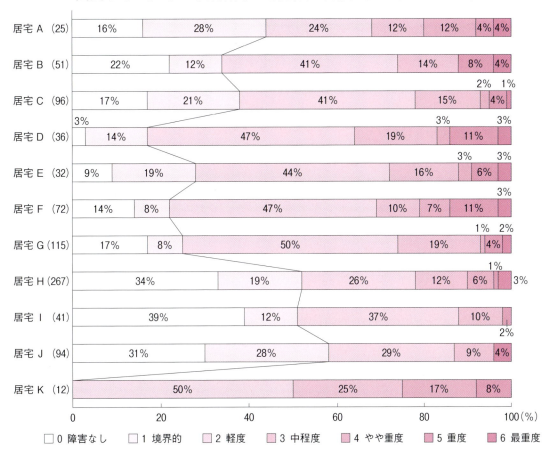

図表 5-5　CPS の事業所間の比較（居宅介護支援事業所 11 か所）

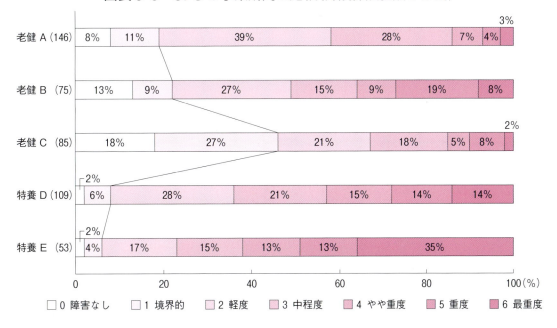

図表 5-6　CPS の事業所間の比較（介護保険施設 5 か所）

DRS【うつ評価尺度】
(Depression Rating Scale：ディーアールエス)

気分に関する7つのアセスメント項目から算出する，うつの評価尺度(0～15点)．3点以上の場合，うつに関する問題を抱えている可能性がある[3]．

1)使用するアセスメント項目
  E1a 否定的なことを言う
  E1b 自分や他者に対する継続した怒り
  E1c 非現実な恐れがあることを思わせる非言語を含む表現
  E1d 繰り返し体の不調を訴える
  E1e たびたび不安，心配ごとを訴える
  E1f 悲しみ，苦悩，心配した表情
  E1g 泣く，涙もろい
  選択肢をスコア算定用に換算：0→[0]・1～2→[1]・3→[2]

2)算出方法

$$DRS = E1a + E1b + E1c + E1d + E1e + E1f + E1g$$

範囲 0～14点

図表 5-7　DRS の事業所間の比較（居宅介護支援事業所 11 か所）

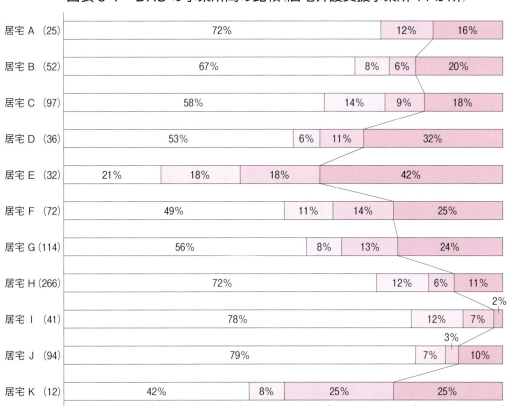

図表 5-8　DRS の事業所間の比較（介護保険施設 5 か所）

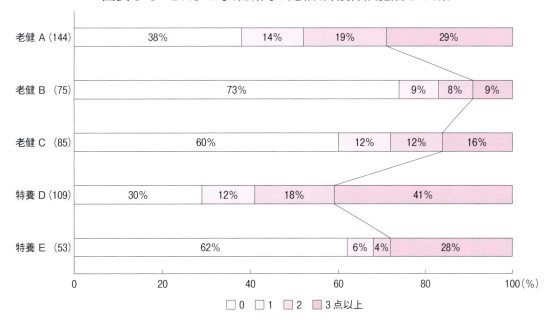

Pain Score【痛み尺度】
（ペインスコア）

痛みの程度を，頻度と強さを組み合わせて算出する5段階の尺度（0〜4）[4]．

1) 使用するアセスメント項目

J6a	痛みの頻度（0：ない〜3：3日間毎日）
J6b	痛みの程度（0：ない〜4：激しく，耐え難いことがある）

2) 算出方法

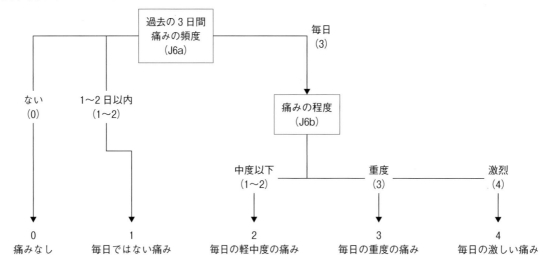

図表 5-9　Pain Score の事業所間の比較（居宅介護支援事業所 11 か所）

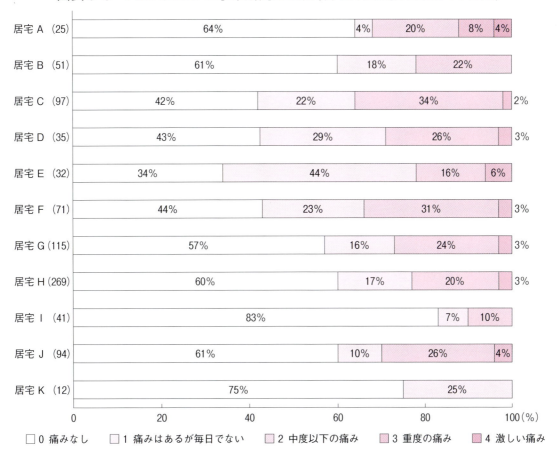

図表 5-10　Pain Score の事業所間の比較（介護保険施設 5 か所）

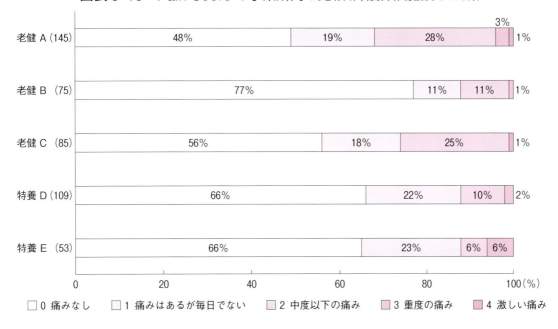

事業所の特徴を可視化する

1) 要介護度だけでは不十分

　他の事業所との利用者構成の比較には平均要介護がよく用いられる．例えば，「平均要介護が 3.98 なので重度者が多い施設だ」という説明だ．

　しかし，インターライ方式のスケールを活用すれば，より多面的な情報を管理者に提供して，事業所の特徴を見える化することができる．

2) スケールを活用した「見える化」

　事例として，コンソーシアムに参加する 2 つの介護老人保健施設の結果を紹介しよう．**図表 5-11** に示すように，それぞれの施設の要介護度の分布はほぼ同じである．次に，日常生活の自立度を示す ADL-H スコアを比較した場合，0 自立と 1 見守りに差があるものの，ほぼ同様の結果となっている（**図表 5-12**）．これは，要介護認定基準が ADL 中心で設計されていることを考えると，当然の結果である．

　ところが，**図表 5-13** の認知機能障害の程度を表す CPS で比較すると，両施設の様相は異なり，老健 B 施設のほうが認知機能の中重度障害者が多くなっている．これとは逆に，**図表 5-14** のうつ評価尺度（DRS）での比較では，老健 A 施設にうつの問題を抱える人が多くなっている．

　このように，スケールに注目すると要介護度では得られない自分の事業所の特徴が浮かび上がってくる．

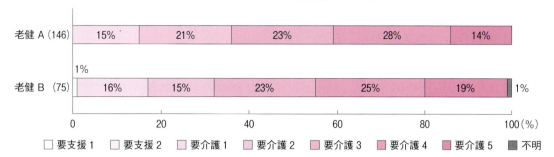

図表 5-11 「要介護度」の比較

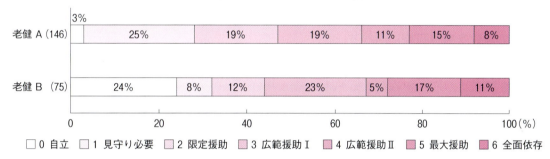

図表 5-12 ADL-H の比較

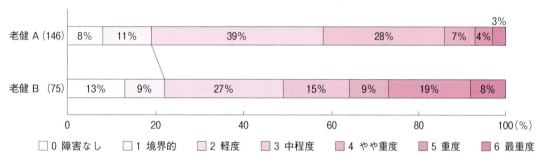

図表 5-13 CPS の比較

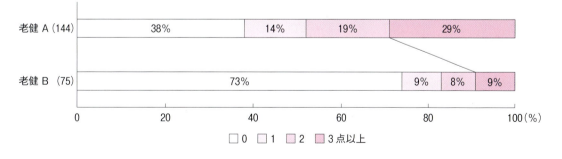

図表 5-14 DRS の比較

ニーズの変化に気づく

1)スケールのもう1つの活用方法

　前のページでは，スケールに基づく利用者の構成を他の施設や事業所と比較することで，その特徴を可視化する方法を紹介してきた．ここでは，スケールの結果を継続的に把握して「事業所のニーズの変化」に気づくための資料として活用する方法を考えよう．アセスメントデータから算出されるスケール得点の分布は，利用者の入れ替わりや個々の利用者の状態変化(悪化や改善)を反映して，変動していく．現在の利用者の構成を事業所のニーズと捉え，それに対応した研修などの取り組みを図ることで，エビデンスに基づく質の向上に役立てることができる．

2)ニーズの変化を職員研修に活かす

　199ページには，6か月単位で利用者のスケールを計算した結果の抜粋を掲載した．それぞれの変化を踏まえた取り組みを考えてみよう．

　図表5-15のC事業所は，利用者のADL-Hのスコアから，全体的に軽度障害者が増える傾向にあることがわかる．「見守り」や「限定的な介助(限定援助)」が必要な利用者は，悪化防止だけでなく改善の見込みも高く，機能回復のためのケアプランが求められてくる．[CAP3. ADL]を参照して，ADLの維持・改善に向けたアプローチの方法を事例検討や研修の機会において確認しておくと良いだろう．

　図表5-16のH事業所は，利用者のCPSスコアから「境界的」〜「軽度」の認知障害をもつ利用者の存在が目立ってきている．これらの層は，MMSE(Mini Mental State Examination：ミニメンタルステート検査)の19点以上に相当し，インターライでは「CAP7. 認知低下」で悪化予防の対象者としてトリガーされる．トリガーされた人の1/4程度はその後90日間で認知機能が低下するとされており，適切な対応策を図るためのリスク要因を把握する方法について職員研修で取り上げると効果的である．

　図表5-17のB事業所のDRSスコアの変化を見ると，うつに関する問題を抱えている可能性があるとされる3点以上の利用者の割合が徐々に高まっている．一方で，3点以上となった人であっても適切な対応により，90日後には4割が改善するとされており(CAP10.「気分」)，気分障害に対する初期アセスメントの重要性や全体像を把握するための方法を学ぶ機会を用意することが必要である．なお，認知症の初期にはうつを併発していることが多いので，CPSスコアを計算する際は，DRSスコアも併せて計算することが勧められる．

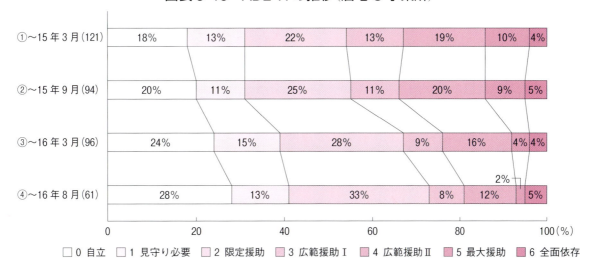

図表 5-15　ADL-H の推移（居宅 C 事業所）

□ 0 自立　□ 1 見守り必要　□ 2 限定援助　□ 3 広範援助Ⅰ　□ 4 広範援助Ⅱ　□ 5 最大援助　□ 6 全面依存

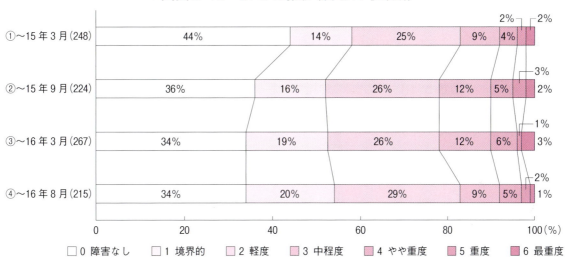

図表 5-16　CPS の推移（居宅 H 事業所）

□ 0 障害なし　□ 1 境界的　□ 2 軽度　□ 3 中程度　□ 4 やや重度　□ 5 重度　□ 6 最重度

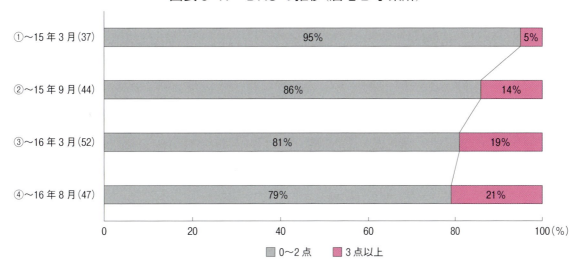

図表 5-17　DRS の推移（居宅 B 事業所）

■ 0～2 点　■ 3 点以上

5.3 介護QI：アセスメントデータから算定する質の指標の活用

サービスの質の評価の現状

1）大きく出遅れた日本の状況

2000年4月1日の介護保険制度施行から時が経ち，量的な整備が進むとともに，介護サービスの質が問われてきた．特に，利用者の要介護度の維持・改善に基づくアウトカム評価への関心が高まっているが，日本では対象者の状態変化を定期的に把握する体制が整備されていない（図表5-18）．厚生労働省は，客観的な質の評価体制のデータ収集モデル事業をスタートしているが，その実現には10年スパンの年月が必要とされている[5]．

こうした状況に業を煮やして，介護保険の保険者である市区町村が独自で「要介護度」の改善に応じた報奨制度をスタートし始めている．しかし，こうした取り組みには，要介護度が改善しにくい高齢者の受け入れ拒否が起こる危険性が指摘されるなど，課題が多く残されている．

第3の質の評価は，事業者が各施設や事業体を評価する目的で新たに開発されたものであり，これをQIとして本章で取りあげている．現場を評価し，結果をフィードバックできるようにするため，利用者の構成による相違を統計的に補正している．

図表5-18　わが国の介護サービスの質に関する取り組み
〈参考　我が国における介護保険サービスの質の評価の取組〉

質の評価の取組	ストラクチャー評価	プロセス評価	アウトカム評価
介護サービス施設・事業所の指定基準等	・人員に関する基準 ・設備に関する基準等	・運営に関する基準（重要事項説明，個別計画の作成等）	―
介護サービス施設・事業所の指導監査	・人員，設備及び運営基準等の指定基準違反の監査，行政指導等	・運営指導（一連のケアマネジメントプロセスに関する指導等）	―
介護サービスの情報公表	・設備の状況 ・人員の状況 ・利用者の状況	・サービスの質の確保への取組状況（記録の状況等） ・外部機関との連携の状況　等	―
介護報酬による評価	・各種体制加算等	・リハビリテーションマネジメント加算（通所リハ），個別機能訓練（通所介護）等 ・各種連携加算等	・在宅復帰・在宅療養支援機能加算（老健）等

出典：厚労省「介護保険サービスにおける質の評価に関する調査研究事業」[6]

2) 米国ではすでに結果を公開

一方，米国では1990年代に全米のナーシングホームにMDS方式（現在のインターライ方式）アセスメントの導入が義務づけられ，その過程でケアの質を評価するためにQI（Quality Indicators）が開発された．当初の目的は，6か月ごとに提出される全入所者のアセスメントデータに基づいて州当局による監査に活用することであった．第2のQIは，利用者がナーシングホームを選ぶ際の情報を提供するため，連邦政府は，施設間の比較ができる質の水準（Quality Measure）としてウェブ上で公開している．Quality Measureは，各施設における入所者の構成の相違を補正するため，統計的な補正をした値で表示している．

ウェブサイトには，まず州を選択するとそこに所在するすべての施設名が表示され，そこから施設を3つまで並べて比較することができるようになっている．表示されるグラフには，その州の平均値と米国全体の平均値も一緒に表示されるように工夫されている（**図表 5-19**）．

図表 5-19 Nursing Home Compare Web Site の例示

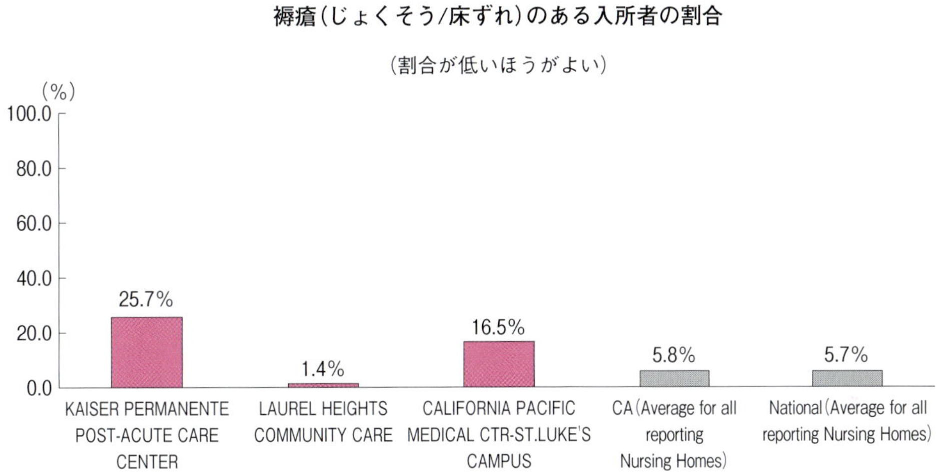

褥瘡（じょくそう/床ずれ）のある入所者の割合

（割合が低いほうがよい）

施設	割合
KAISER PERMANENTE POST-ACUTE CARE CENTER	25.7%
LAUREL HEIGHTS COMMUNITY CARE	1.4%
CALIFORNIA PACIFIC MEDICAL CTR-ST.LUKE'S CAMPUS	16.5%
CA (Average for all reporting Nursing Homes)	5.8%
National (Average for all reporting Nursing Homes)	5.7%

https://www.medicare.gov/nursinghomecompare/search.html
※左から3つの施設，カリフォルニア州の平均値，米国全体の平均値

現場目線で考える「質の評価」

1) 誰のための質の評価か

　サービスの質を考えるとき，評価する立場によって重視するポイントは異なる．例えば，「行政」は，法令の順守（コンプライアンス）や苦情のないことに力点がおかれ，「利用者」にとっては親切な対応や快適な施設環境が顧客の満足度に大きく影響する．

　では，介護サービスを提供する専門職の立場ではどうか．提供したケアの適切性，つまり「ケアの専門技術的側面」に重点が置かれるのではないだろうか．インターライ方式の評価は，ADL や気分（うつ）の悪化と改善，転倒，介護者のストレスなどケアの仕方によって結果に差がつくもの，ケアの仕方で結果が異なる 23 の指標が設定されている．これらの指標は，専門職の納得感が得られやすく，内発的な動機づけに結びつきやすい．さらに，この手法はケアプラン作成やモニタリング時のアセスメントデータを二次利用するため，質を評価するために新たな現場における負担も発生しない．

2) 地域包括ケア時代の質の評価

　同時に，評価の指標が介護職だけしか理解できない内容では，「地域包括ケア」に適さない．この点，QI は算出のベースとなるアセスメント表とケアの指針（CAP）が，ある特定の専門職の視点に偏らない包括的にあるように開発されているので，こうした問題は発生しない．そもそもアセスメント表からして，アセスメント担当者が福祉職の場合は医療の知識を補うように，アセスメント担当者が福祉職の場合は医療の知識を補ってアセスメントを行うことができるように配慮されている．

　こうした"共通言語"に基づく質の評価であるからこそ，その結果は職種間での共有が容易である．また，「記入要綱」でアセスメントの定義と評価基準が明確化されていることは，評価の信頼性の面からも有用である．評価を適切に行うためには，データを恣意的に操作するアップコーディング（up coding：不正コーディング詐欺）を防止する必要があるが，他の専門職とアセスメントデータを共有する手法は，不正防止の面からも優れている．

3) サービスの質の改善に役立てるか

　質の評価で最も重要な点は評価結果が，具体的な質の改善に活用することができる点である．インターライ方式の QI は，他事業者との相対評価だけでなく，ケアプランを優先的に見直すべき利用者の ID も通知する対応ができることにある．

図表 5-20　望ましい評価の条件とインターライ方式の質の評価

失敗しない質の評価のポイント	インターライ方式の質の評価 QI（Quality Indicator）
専門職からみて納得できる評価指標である	ケアの専門技術的な側面に着目した指標（ケアの方法により結果に差が出る内容）
評価結果が具体的な質の向上に活用できる	評価結果を利用者のケアプラン見直しにつなげる仕組み
介護職以外の医療関連職とも共有できる	ツールが多職種での利用を前提にした「共通言語」で開発
評価のための作業負担が小さいこと	アセスメントデータを二次利用する方式により負担は最小限

インターライ QI の実際

1）QI（Quality Indicator：キューアイ）

　本章で取り上げる QI（Quality Indicator：キューアイ）は，管理者として当該事業所・施設の質を，法人内外の他の事業所・施設と比べて，長所短所を把握し，マーケティングで長所をアピールしたり，研修によって短所を改善する，といった経営戦略上のツールとして活用することが目的である．

　QI は，ADL や気分（うつ）の悪化と改善，転倒，介護者のストレスなど，ケアの方法によって結果に差がつくもの，適切にケアしないと後で重篤な結果を及ぼす 23 の領域（居宅の場合）が設定されている．

　QI を算出する基本的な考え方はシンプルである．施設や事業所の利用者のうち，ケアの質が低い状態にある利用者の割合（％）を数値で表す．例えば「転倒」の QI は，アセスメント表の「J1．過去 90 日間の転倒」にチェックされた利用者の数が A 施設 5 人，B 施設 12 人のように自動集計される．例えば，両施設の入所者数がともに 100 人なら，QI の値は A 施設 5％，B 施設 12％ となる．このように，QI の数値は 100 に近づくほど，「改善」の指標ならよい評価に，「悪化」の指標なら逆に悪い評価と解釈する．

2）利用者構成の違いを調整

　ただし，単純にこの値をそのままサービスの質と見るのは問題がある．例えば，A 施設は軽症の利用者が多く，逆に B 施設は，認知障害や歩行が不安定な利用者が多かった場合，5％と 12％の差は，「単に利用者の違いを反映した」可能性があるからだ．インターライの QI には，これらの偏りを補正する "リスク調整" の仕組みが備わっている．前例の「転倒」では，アセスメント表の 65 歳以上・不安定な歩行・最近 ADL が悪化・歩行補助具の使用・認知障害の項目のチェックの有無で補正する．こうした計算ルールは，これまでの膨大なアセスメントデータから導かれており，利用者の状態が異なる施設や事業所同士での比較を可能にしている．

　具体的には，まず各利用者の当該 QI の発生確率を，規定されたアルゴリズム（予測式）によって個人別予測値を算出する．次に，個人別予測値から事業所単位の平均値を算出してこれを事業所の「予測値」とする．最後に，「実測値」と「予測値」の差分を「全体平均」に加えて，最終的な「補正値＝QI」を算定する（**図表 5-21～23**）．

　こうした仕組みがないと，よい評価結果を得るために，軽症者やリハビリテーション意欲の高い人などを意図的に集めた施設や事業所が優れた評価を受けてしまう危険性が高まる．自治体が独自に要介護度の改善した事業者に成功報酬を支給する事例にも全く同じ落とし穴があるといえる．

図表 5-21 インターライ QI のリスク調整の手順

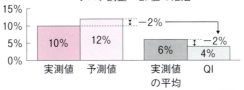

補正 QI 値＝（実測値－予測値）＋全事業所平均

■実測値＜予測値の場合→ケアの質は高い
■実測値＞予測値の場合→ケアの質は低い

図表 5-22 QI の評価指標

	居宅版	施設版			居宅版	施設版
（1）ADL の改善	○	○※1	（24）抗精神病薬の利用			○
（2）IADL の改善	○		（25）行動の問題（徘徊等）の改善			○
（3）認知障害の改善	○	○	（26）徘徊の出現			○
（4）コミュニケーション障害の改善	○	○	（27）暴言・暴行			○
（5）気分の改善	○		（28）行動の問題（徘徊等）の悪化			○
（6）尿失禁の改善	○	○	（29）留置カテーテルの利用者			○
（7）痛みの改善	○		（30）便失禁の悪化			○
（8）ADL の悪化	○	○※1	（31）尿路感染のり患			○
（9）IADL の悪化	○		（32）毎日の尿失禁			○
（10）認知障害の悪化	○	○	（33）便失禁の悪化			○
（11）コミュニケーション障害の悪化	○	○	（34）せん妄症状の改善			○
（12）気分の落ち込み	○	○	（35）1つ以上の感染症のり患（肺炎等）			○
（13）尿失禁の悪化	○	○	（36）歩行能力の低下			○
（14）疼痛管理の不十分	○		（37）歩行能力の改善			○
（15）重度の痛み	○	○※3	（38）経管栄養を使用する利用者			○
（16）体重減少	○	○	（39）褥瘡の利用者			○
（17）転倒	○	○※2	（40）身体拘束を受けている利用者			○
（18）孤独	○					
（19）外出日数の減少	○					
（20）介護者のストレスの継続	○					
（21）外傷の発生	○					
（22）インフルエンザワクチン未接種	○					
（23）入院	○	○				

※1 ADL の内容別に3種類．※2 けがの有無別に2種類．※3 痛みの悪化を含む3種類．施設版 QI は今後改訂される可能性．
「改善」の指標を色で示している．

図表 5-23　インターライ QI（居宅版）の計算アルゴリズム

QI 項目	分子	リスク調整
(1) ADL の改善	Early-loss ADL スケールが前回アセスメントより減少した利用者	①65 歳以上　②CPS　③ADL の変化(G6)　④臨床リスク尺度*1　⑤うっ血性心不全 CHF(I1m)　⑥痛みの頻度(J6a)　⑦転倒(J1)　⑧入院回数(O5a)　⑨前回アセスメントからの月数　⑩ADL-H　⑪CPS
(2) IADL の改善	IADL5 項目「食事の用意(G1aa)」「家事一般(G1ba)」「薬の管理(G1da)」「買い物(G1ga)」「外出(G1ha)」の合計値が前回アセスメントより減少した利用者	①65 歳以上　②否定的なことを言う(E1a)　③ADL の変化(G6)　④痛みの頻度(J6a)　⑤入院回数(O5a)　⑥ADL の 7 項目合計(G2b, G2g, G2e, G2i, G2d, G2f, G2h)　⑦アルツハイマー病(I1c)とアルツハイマー以外の認知症(I1d)　⑧臨床リスク尺度　⑨前回アセスメントからの月数　⑩ADL-H　⑪80 歳以上
(3) 認知障害の改善	CPS スケールが前回アセスメントより減少した利用者	①65 歳以上　②IADL：電話の利用の能力(G1eb)　③日常の意思決定を行うための認知能力(C1)　④アルツハイマー病(I1c)とアルツハイマー病以外の認知症(I1d)　⑤臨床リスク尺度　⑥痛みの頻度(J6a)　⑦入院回数(O5a)　⑧CPS　⑨活動状況(G4a)　⑩他者を理解できる能力(D2)　⑪前回アセスメントからの月数　⑫80 歳以上
(4) コミュニケーション障害の改善	伝達能力と理解力の値が前回アセスメントより減少した利用者（伝達能力：D1＝0〜4）と他者を理解できる能力（理解力：D2＝0〜4）の合計値	①アルツハイマー病(I1c)　②アルツハイマー病以外の認知症(I1d)　③臨床リスク尺度　④否定的なことを言う(E1a)　⑤入院回数(O5a)　⑥前回アセスメントからの月数　⑦CPS　⑧ADL-H　⑨80 歳以上
(5) 気分の改善	気分（うつ評価等）の値が前回アセスメントより減少した利用者	①65 歳以上　②ADL の変化(G6)　③入院回数(O5a)　④前回アセスメントからの月数　⑤80 歳以上　⑥DRS
(6) 尿失禁の改善	尿失禁(H1)のアセスメント評価(0〜8)が改善した（より低い値になった）人	①アセスメント間隔　②CPS　③否定的なことを言う(E1a)　④ADL 入浴(G2a)　⑤ADL の変化(G6)　⑥入院回数(O5a)　⑦前回アセスメントからの月数　⑧施設ケアのリスク(E3a, E3b, E3c, E3d, E3e, E3f)　⑨80 歳以上
(7) 痛みの改善	痛み評価尺度が前回アセスメントより低下した利用者	①65 歳以上　②CPS　③IADL：薬の管理の能力(G1db)　④バランス(J3d)　⑤入院回数(O5a)　⑥臨床リスク尺度　⑦アセスメント間隔　⑧前回アセスメントからの月数　⑨CPS　⑩80 歳以上
(8) ADL の悪化	Early-loss ADL スケールが前回アセスメントより増加した利用者（Early-loss ADL スケール：入浴，トイレの使用，移動 3 つの ADL の自立度の平均値から算出される．得点が高いほど自立度が低い）	①65 歳以上　②アセスメント間隔　③IADL：食事の用意能力(G1ab)　④IADL：家事一般の用意能力(G1bb)　⑤ADL：入浴(G2a)　⑥転倒(J1)　⑦バランス(J3d)　⑧入院回数(O5a)　⑨CPS　⑩前回アセスメントからの月数　⑪ADL-H　⑫80 歳以上　⑬施設ケアのリスクと介護施設の利用(B5a)、日常の意思決定(C1)、短期記憶(C2a)、伝達能力(D1)、理解力(D2)、個人衛生(G2b)、移動(G2f)、トイレ移乗(G2g)、室内移動の手段(G3a)、過去 3 日間の外出回数(G4b)、ADL 変化(G6)、尿失禁(H1)、アルツハイマー病(I1c)、転倒(J1)の該当数　⑭ADL-H
(9) IADL の悪化	IADL 5 項目の合計スコアが前回アセスメントより増加した利用者（「食事の用意(G1aa)」「家事一般(G1ba)」「薬の管理(G1da)」「買い物(G1ga)」「外出(G1ha)」の合計値）	①65 歳以上　②アセスメント間隔　③IADL：買い物の能力(G1gb)　④臨床リスク尺度　⑤IADL：食事の用意能力(G1ab)　⑥IADL：家事一般の用意能力(G1bb)　⑦施設ケアのリスク　⑧ADL-H
(10) 認知障害の悪化	CPS スケールが前回アセスメントより増加した利用者	①65 歳以上　②アセスメント間隔　③IADL：電話の利用の能力(G1eb)　④アルツハイマー病(I1c)とアルツハイマー病以外の認知症(I1d)　⑤臨床リスク尺度　⑥食事の用意(G1ab)　⑦金銭管理(G1cb)　⑧転倒(J1)　⑨痛みの頻度(J6a)　⑩施設ケアのリスク　⑪前回アセスメントからの月数　⑫80 歳以上　⑬ADL：入浴(G2a)

QI項目	分子	リスク調整
(11)コミュニケーション障害の悪化	伝達能力と理解力の値が前回アセスメントより増加した利用者 (伝達能力：D1＝0～4)と他者を理解できる能力(理解力：D2＝0～4)の合計値	①アルツハイマー病(I1c)　②アルツハイマー病以外の認知症(I1d)　③臨床リスク尺度のうち，息切れ(J4)，5％以上の体重減少(K2a)，大腿部以外の骨折(I1b)，胸痛(J3e)，嘔吐(J3n)，急性症状や慢性症状の再燃(J7b)，尿カテーテル使用(H1)，脱水(K2b)，意思決定能力の変化(C5)，ADLの変化(G6)の該当個数　④否定的なことを言う(E1a)　⑤入院回数(O5a)　⑥前回アセスメントからの月数　⑦CPS　⑧ADL-H　⑨80歳以上
(12)気分の落ち込み	気分(うつ評価等)の値が前回アセスメントより増加した利用者	①アセスメント間隔　②臨床リスク尺度　③ADL：入浴(G2a)　④施設ケアのリスク　⑤80歳以上　⑥DRS
(13)尿失禁の悪化	尿失禁の状態が前回アセスメントより悪化した利用者 〔尿失禁(H1)の評価(0～8)が改善し，より低い値になった〕	①アセスメント間隔　②CPS　③否定的なことを言う(E1a)　④ADL：入浴(G2a)　⑤ADLの変化(G6)　⑥入院回数(O5a)　⑦前回アセスメントからの月数　⑧施設ケアのリスク　⑨80歳以上
(14)痛みのコントロールが不十分	痛みの訴えが前回と今回の両方で見られた利用者 〔アセスメントで痛みの頻度(J6a≧1)が確認された利用者〕	①65歳以上　②アセスメント間隔　③日常の意思決定能力(C1)　④金銭管理の能力(G1c)　⑤薬の管理の能力(G1db)　⑥臨床リスク尺度　⑦否定的なことを言う(E1a)　⑧バランス(J3d)　⑨入院回数(O5a)　⑩前回アセスメントからの月数　⑪CPS
(15)重度の痛み	今回のアセスメントで重度の痛みが見られた利用者 〔痛みの程度が重度(J6b>2)かつ一定の頻度(J6a>1)確認された利用者〕	①65歳以上　②前回アセスメントから6か月以内　③呼吸困難(J4)　④バランス(J3d)　⑤ADLの7項目合計(G2b, G2g, G2e, G2i, G2d, G2f, G2h)　⑥臨床リスク尺度　⑦ADLの4項目合計(G2b, G2g, G2e, G2i)　⑧前回アセスメントからの月数
(16)体重減少	過去30日間に5％以上か180日間に10％以上の体重減少した利用者 (今回のアセスメントでK2a＝1と評価された利用者)	①65歳以上　②前回アセスメントから6か月以内　③ADL：入浴(G2a)　④糖尿病(I1v)　⑤入院回数(O5a)　⑥前回アセスメントからの月数
(17)転倒	過去90日間に1回以上転倒した利用者	①65歳以上　②前回アセスメントから6か月以内　③CPS　④ADLの変化(G6)　⑤補助具の使用(G3a)　⑥バランス(J3d)　⑦歩行の問題(G2e)　⑧前回アセスメントからの月数
(18)孤独	孤独でストレスを感じている利用者 〔日中1人きりでいる時間が2時間以上であり(F4>2)かつ過去90日間の社会活動が減っており，悩んでいる(F3＝2)と評価された利用者〕	①65歳以上　②前回アセスメントから6か月以内　③CPS　④ADLの変化(G6)　⑤補助具の使用(G3a)　⑥バランス(J3d)　⑦歩行の問題(G2e)　⑧前回アセスメントからの月数
(19)外出日数の減少	前回よりも外出日数の減少が見られた利用者 〔「過去3日間の家(建物)からの外出日数(G4b)」が前回より減少した利用者〕	①ADLの変化(G6)　②アセスメント間隔6か月以下　③IADLの項目(G1ab, G1bb, G1db, G1fb, G1gb)　④歩行の問題(G2e)　⑤痛みの頻度(J6a)　⑥バランス(J3d)　⑦前回アセスメントからの月数
(20)介護者のストレスの継続	前回と今回の両方に介護者にストレス状態が見られた利用者 〔「インフォーマルな援助者の状況(Q2)」で，怒り・うつやストレスがある利用者〕	①65歳以上　②アセスメント間隔　③日常の意思決定能力(C1)　④金銭管理の能力(G1c)　⑤薬の管理の能力(G1db)　⑥臨床リスク尺度　⑦否定的なことを言う(E1a)　⑧バランス(J3d)　⑨入院回数(O5a)　⑩前回アセスメントからの月数　⑪CPS
(21)外傷の発生	今回のアセスメントで新たに骨折や熱傷が見られた利用者 〔「骨折(I1a・I1b)」または「重要な皮膚の問題(L4)」に該当した利用者〕	①65歳以上　②アセスメント間隔　③ADLの変化(G6)　④糖尿病(I1v)　⑤痛みの頻度(J6a)　⑥バランス(J3d)　⑦入院回数(O5a)　⑧臨床リスク尺度　⑨前回アセスメントからの月数
(22)インフルエンザワクチン未接種	前回・今回ともにインフルエンザの予防接種を受けていない利用者 〔「過去1年間のインフルエンザワクチン(O1g)」で未接種の利用者〕	①65歳以上　②アセスメント間隔　③移動(G2f)　④過去3日間の活動時間(G4a)　⑤家事に困難あり(G1b)　⑥糖尿病(I1v)　⑦痛みの頻度(J6a)　⑧入院回数(O5a)　⑨ADL Longスケール　⑩前回アセスメントからの月数
(23)入院	今回のアセスメントで入院，救急外来救急ケアを受けていた利用者	①65歳以上　②アセスメント間隔　③救急外来移動(O5b)　④臨床リスク尺度　⑤ADL：入浴(G2a)　⑥糖尿病(I1v)　⑦前回アセスメントからの月数

[1] 臨床リスク尺度：J4, K2aが1, I1bが1, 2, 3, J3e, J3nが1, 2, 3, 4, J7bが1, H1が1, K2bが1, C5が2, G6が2である項目数

《国内でのQI算出事例[7]》

⑧ ADLの悪化

■解説

$$
\text{定義（計算式）} = \frac{\text{Early-loss ADL スケール}^{*1}\text{が前回アセスメントより増加した利用者（人数）}^{*2}}{\text{2時点のアセスメントをもつ全利用者（人数）}} \times 100
$$

[*1] Early-loss ADL スケール：入浴，トイレの使用，移動という早期喪失（Early loss）の ADL の自立度を示す尺度．上記3つの ADL の自立度の平均値から算出される．得点が高いほど自立度が低い．
[*2] ベースライン時の Early-loss ADL スケール得点が17以下の利用者のみが分子の対象となる．

1. 実測値

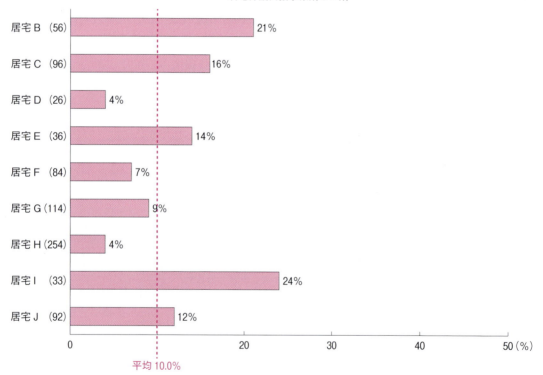

図表 5-24 「ADL の悪化」の実測値

2. 予測値→確定値(QI)

「ADLの悪化」の予測値の算出に用いる変数(リスク調整変数)

①65歳以上　②アセスメント間隔　③IADL：食事の用意能力(G1ab)　④IADL：家事一般の用意能力(G1bb)　⑤ADL：入浴(G2a)　⑥転倒(J1)　⑦バランス(J3d)　⑧入院回数(O5a)　⑨CPS　⑩前回アセスメントからの月数　⑪ADL-H　⑫80歳以上　⑬施設ケアのリスクと介護施設の利用(B5a)，日常の意思決定(C1)，短期記憶(C2a)，伝達能力(D1)，理解力(D2)，個人衛生(G2b)，移動(G2f)，トイレ移乗(G2g)，室内移動の手段(G3a)，過去3日間の外出回数(G4b)，ADL変化(G6)，尿失禁(H1)，アルツハイマー病(I1c)，転倒(J1)の該当数　⑭ADL-H

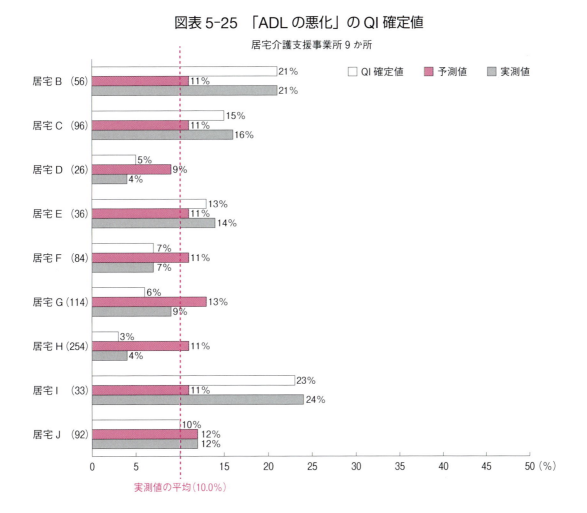

図表5-25　「ADLの悪化」のQI確定値

居宅介護支援事業所9か所

⑳ 介護者のストレスの継続

$$定義（計算式） = \frac{前回と今回の両方に介護者にストレス状態が見られた利用者（人数）※}{2時点のアセスメントのデータをもつ全利用者（人数）} \times 100$$

※「インフォーマルな援助者の状況（Q2）」で，怒り・うつやストレスがある利用者

1. 実測値

図表 5-26 「介護者のストレスの継続」の実測値

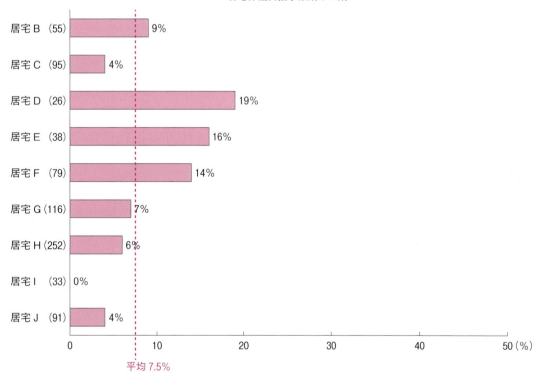

居宅介護支援事業所9か所

事業所	値
居宅 B （55）	9%
居宅 C （95）	4%
居宅 D （26）	19%
居宅 E （38）	16%
居宅 F （79）	14%
居宅 G （116）	7%
居宅 H （252）	6%
居宅 I （33）	0%
居宅 J （91）	4%

平均 7.5%

2. 予測値→確定値（QI）

「介護者のストレスの継続」の予測値に用いる変数（リスク調整変数）

①65歳以上　②アセスメント間隔　③日常の意思決定能力（C1）　④金銭管理の能力（G1c）
⑤薬の管理の能力（G1db）　⑥臨床リスク尺度　⑦否定的なことを言う（E1a）
⑧バランス（J3d）　⑨入院回数（O5a）　⑩前回アセスメントからの月数　⑪CPS

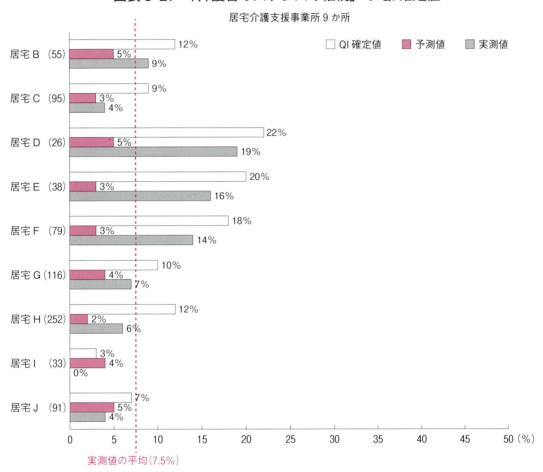

図表5-27　「介護者のストレスの継続」のQI確定値

5.4 PDCA サービスの質の改善への活用

強みと弱みを知る

1) レーダーチャートで長所と短所を可視化

項目別で表される QI 値は，これまでに掲載した棒グラフだけでなく，213 頁のように複数の項目を比較しやすいレーダーチャート※によって「見える化」される．

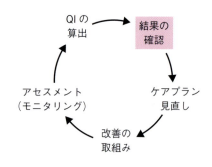

太線(赤線)は平均値の 0 を表しており，これより内側(低い値)なら改善の QI では「優れている」，悪化の QI では「劣っている」ことを示している．外側(高い値)に飛び出していれば，この逆の評価となる．

図表 5-28 に同一法人の 2 か所の居宅介護支援事業所の評価結果を掲載した．例えば，B 事業所は「6. 尿失禁の改善」がかなり優れているのに対して，C 事業所は，改善した利用者が少なく平均を下回っている．これとは逆に，「18. 孤独」や「19. 外出日数の減少」においては B 事業所より C 事業所のほうが優れている．

このように，同一法人の事業所を比較しても，その領域によって「強み」や「弱み」が異なっており，こうした相対的な位置を「見える化」することで質の改善に向けた一歩を踏み出すことができるのである．

2) 改善と悪化で成績が異なる

また，インターライの QI は"改善"と"悪化防止"の指標が分かれている．その理由は，同じ領域(例：ADL)を対象にした評価でも，"改善"に「強い」事業所が"悪化防止"でも優れているとは限らないからだ．

例えば，「6. 尿失禁の改善」が優良な B 事業所も，「13. 尿失禁の悪化」では平均程度の位置にいる．C 事業所は，その反対に「改善」では劣るが，「悪化」で優れている．

こうした相対的な位置を把握できれば，事業所の強み(得意分野)を明確にしてセールスポイントとしたり，弱点となった領域を重点的な研修内容に設定したりするなど，根拠に基づくサービス管理が可能となる．もちろん，全方向的にケアの質を高めることが理想だが，時間が限られるなか，弱点を優先的に克服するほうが，効率的であろう．

※レーダーチャートは，QI 値を平均値 0，標準偏差 1 の標準正規分布に置き換える Z スコアに変換した．Z スコア算出式 = (事業所の QI 値 − QI 値の全体平均) ÷ QI 値の標準偏差．QI の値が平均値と等しければ Z スコアは 0 となり，平均より高ければプラスの値，低ければマイナスの値となる．

図表5-28 居宅介護支援事業所のレーダーチャート

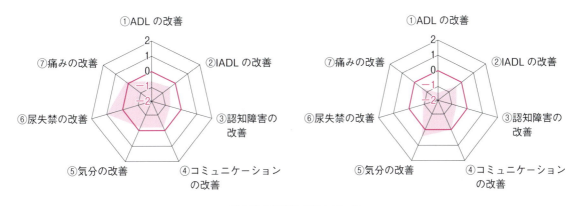

※赤線の外側ほど優れている

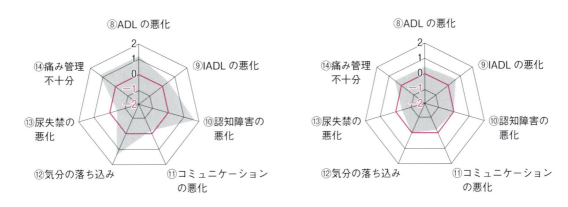

※赤線の外側ほど劣っている

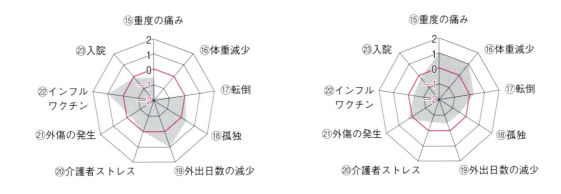

※赤線の外側ほど劣っている

QIを質の改善に生かす

事業所の長所や短所の「見える化」することによって事業所の客観的な位置を知ることができ，エビデンスに基づく質の改善に向けたスタートラインに立つことができる．

その際，インターライ方式のQIの最大の強みは，担当者が各利用者のケアプランに戻って再検証できる仕組みにある．具体的な手順に従ってその方法を紹介しよう．

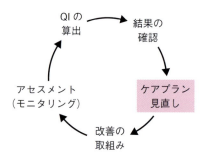

STEP 1：領域の選択

先ほどのレーダーチャートを参照して，成績が劣っていたQIを中心に事業所として，優先的に見直す領域を決定する．この際，1つだけでなく複数選んでも構わない（**図表 5-29**）．

STEP 2：対象者の選定

QIの評価レポートには個人別「予測値」一覧表が添付されている（**図表 5-30**）．これは，QI値の算出過程（リスク調整）で計算された，当該イベント（例：認知機能が低下）の発生確率（％）［これを予測値と呼ぶ］を利用者ごとに記したものである．実際にイベントが発生（経験）した人の予測値だけ表示され，問題が起きなかった項目は空欄となっている．

ケアプランを見直す対象者を「イベント発生者」のなかから選定するわけだが，予測値（リスク）が低い，つまり「危険性が少なかったのに悪化してしまった利用者」を優先して，ケアプランを検討していくことが推奨される．

STEP 3：見直し作業

対象とする利用者が選定されたら，実際にケアプランを見直す．このとき，関連するCAPを参照しながら検討を行うと，具体的な手かがりが得られる．

例えば「転倒」した利用者の原因を振り返ってみると，「ADLの評価が甘かった」「パーキンソン病の症状を軽く見ていた」など，アセスメント不足によってリスクを見逃していたことに気づく場合がある．あるいは，予測不能なアクシデントや「（ケアマネジャーが）言ったとおりに，利用者が動いてくれなかった」という場合もあるかもしれない．しかし，こういった場合でも，利用者や家族が守れないようなケアプランを作り続けたとすれば，ADLの改善は見込めないので，やはり何らかの見直しが必要になってくる．

⟨STEP 1⟩

　当該事業所者の全体像を表したレーダーチャートから，どの領域を特に改善すべきかを決定する．

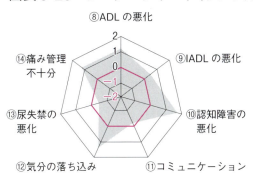

図表 5-29　レーダーチャート（サンプル）

⟨STEP 2⟩

　個人別予測値一覧表から，イベントの発生した（分子に該当した）利用者のなかから優先的に見直すべき人（〈予測値〉の低い人）を選定する．

図表 5-30　個人別予測値一覧表（サンプル）

施設内ID	ADL低下	認知低下	移動低下	コミュニケーション低下	留置カテーテル割合	留置カテーテル挿入	失禁割合	便失禁悪化	尿失禁悪化	褥瘡割合	褥瘡悪化
xx00001							49.6%	9.1%	34.8%		
xx00002	10.5%	11.1%	22.9%								
xx00003											
xx00004											
xx00005		9.7%	9.7%							4.4%	0.6%
xx00006											
xx00007					1.0%	1.00%				4.4%	
xx00008											
xx00009	10.5%			12.4%							
xx00010				6.7%			49.6%	6.6%	24.8%		
xx00011			9.7%				49.6%		10.1%		
xx00012											

⟨STEP 3⟩

　当該利用者のケアプランについて，CAP を参照しながら再点検し，改善策を検討する．改善点が確認できたら，次に示すように必要に応じてケアプランの修正やケアサービスの内容を変更する．

PDCAサイクルを回す

QIの評価結果からケアプランの見直しを試行した施設・事業所の研究事業の結果を紹介しよう．QIを算出した居宅介護事業所のケアマネジャー28名と介護保険施設のアセスメント担当者11名がこれに参加した．今回の対象としたQIは，⑧ADLの悪化・⑭痛みのコントロールが不十分・⑰転倒の3つで，計64例のレポートが寄せられた．

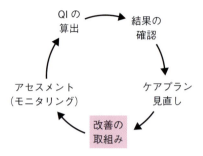

1) 担当者の心が動く「ケアプラン見直し」

まず，ケアプラン見直しの作業過程において，インターライ方式の「CAP (Client Assessment Protocols)を読む契機となったか」について約8割が肯定的(そう思う・やや思う)と回答した(**図表5-31**)．CAPは，最新の知見に基づく有効なケアの方法を示した《ガイドライン》が掲載されており，現場ではこれらが十分に活用されていない課題があった．今回，対象者を特定して見直しを求めたことが《ガイドライン》を読む意欲を引き出したと考えられ，こうしたフィードバックの手法が担当者の内発的な動機づけを高めることに有効的なことが明らかとなった．

2) 現場の受け入れは全体的に良好

ケアプラン見直し作業により「現在のケアプランを変更する」となったケースは23例(35.9%)であった．**図表5-32**に具体的な検討内容の事例を抜粋して示した．なお，ケアプラン変更に結びつかなかったのは，進行性の疾患により介入が困難なケースや経済的理由から本人・家族がサービスを拒否するケースのほか，今回の見直し作業以前にケアプランが変更されていたケースも同程度見られた(**図表5-33**)．QI算定は，平均で約6か月前のアセスメント情報に基づいて行われることから，情報のタイムラグによって十分に活用できないケースも一定の割合で発生することは避けられない．

しかし，経験した担当者39人は「ケアプラン見直しは全体として役に立ったか」との設問に「おおいに役立った(28.1%)」と「やや役立った(40.6%)」を合わせて約7割が有用と評価している(**図表5-34**)．また，こうした振り返りのPDCAサイクルを積み重ねることで，アセスメントの重要性にも気づくことができる．アセスメント精度の向上は，モニタリングの充実につながり利用者の状態変化にも早期に対応できるようになるだろう．

図表 5-31　CAP を読む契機となったか？

（円グラフ：そう思う 39%、やや思う 42%、どちらとも 13%、思わない 6%）

図表 5-32　ケアプラン見直しにつながった事例（抜粋）

種別	検討領域	検討の内容
施設	⑰転倒	見直しの結果，筋持久力などの低下を認めたため，いすへの移乗やトイレ動作に伴う立位保持時など日常生活の場面を利用した身体機能を維持向上させるエクササイズを取り入れる．
居宅	⑧ADLの悪化	再アセスメントにより下肢筋力の低下を再認識した．このままでは，トイレの自立が危ぶまれるため，筋力向上を目的に中断していたデイサービスの再開を本人に再提案したい．
居宅	⑭痛み	咽頭癌による喉の痛みが増しているが，緩和ケアの疼痛管理も行っており，痛み軽減への介入は困難．検討の過程で，痛みで食事が不十分なため低栄養リスクが把握されたので，栄養剤などの補助食を提案したい．
居宅	⑧ADLの悪化	同時に選定されている［気分］の CAP も参照した結果，身体機能低下の要因として抗精神病薬の影響が考えられた．主治医に ADL 低下の状況を伝え，服用する薬の内容について相談したい．

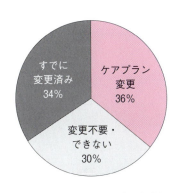

図表 5-33　ケアプラン見直しの結果

（円グラフ：ケアプラン変更 36%、すでに変更済み 34%、変更不要・できない 30%）

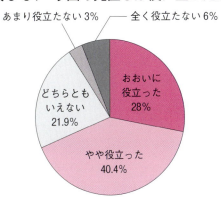

図表 5-34　今回の見直しは役に立ったか？

（円グラフ：おおいに役立った 28%、やや役立った 40.4%、どちらともいえない 21.9%、あまり役立たない 3%、全く役立たない 6%）

出典：「高齢者介護サービスの質の包括的評価に関する研究」報告書[7]

過去の研究事業で利用したケアプラン見直しの帳票を参考資料として掲載した．ケアプランの見直しは任意であり，各事業所の判断で実施すること．

図表5-35　ケアプラン見直しの参考書式

担当ケアマネ	×××××××
利用者ID	××××
対象QI項目名	⑧ADLの悪化
事象の発生は未然に防げたか	□防げた　☑どちらとも言えない　□防げなかった （その理由） 悪化のリスクは認識していたが，本人の拒否もあり，悪化防止のケアプランが組めていなかった反省がある．
関係するCAPを読んでみて気が付いた点（改善の方針）	【参照CAP：ADLの維持・改善】 過去に転倒して骨折に至ったため，機能訓練の実施と転倒予防のため，歩行補助具の必要性を感じた． ADLの向上を図るために通所リハビリテーションなどを検討する． 【参照CAP：認知機能低下】 外出の機会が少なく，家族と訪問者以外のかかわりがない．
ケアプラン変更の提案	☑する　□しない （具体的な変更内容／提案しない理由） 歩行補助具の利用により，自宅での歩行機会や外出機会を増やしていきたい． また，本人の拒否が強く，導入には至っていない通所リハビリテーションでの機能訓練の提案を続け，ADLの維持・向上につなげていきたい．

引用・参考文献

1) Morris JN, Fries BE, Morris SA「Scaling ADLs within the MDS」『J Gerontol A Biol Sci』54(11), 546-553, 1999.
2) Morris JN, Fries BE, Mehr DR, et al「MDS Cognitive Performance Scale©」『Journal of Gerontology』49(3), 174-182, 1994.
3) Burrows AB, Morris JN, Simon SE, et al「Development of a minimum data set-based depression rating scale for use in nursing homes」『Age Ageing』29(2), 165-172, 2000.
4) Fries BE, Simon SE, Morris JN, et al「Pain in U.S. Nursing Homes: Validating a Pain Scale for the Minimum Data Set」『Gerontologist』41(2), 173-179, 2001.
5) 日本公衆衛生協会「介護保険制度の適切な運営・周知に寄与する調査研究事業—介護サービスの質の評価のあり方に係る検討に向けた事業報告書(平成21年度厚生労働省老人保健事業推進費等補助金[老人保健健康増進等事業分])」2010.
6) 厚生労働省「介護保険サービスにおける質の評価に関する調査研究事業(第99回社会保障審議会介護給付費分科会・資料4-2(H26.3.27))」2014.
7) 池上直己「高齢者介護サービスの質の包括的評価に関する研究:平成27年度総合研究報告書(平成25年度-平成27年度):厚生労働科学研究費補助金政策科学総合研究事業(政策科学推進研究事業)」2016.

第6章

看護教育での活用

在宅看護教育の歴史は浅く,地域での多職種協働や情報連携を学ぶための教育教材も限られている.この章では,対象者(高齢者)の状態を「包括的老年科評価 CGA (Comprehensive Geriatric Assessment)」視点を体感する教材としてのインターライ方式の活用方法を提示する.また,演習事例はICTを利用した方法を用い,学生が興味をもって取り組める展開を提示した.

6.1　歴史の浅さゆえの在宅看護教材の不足

看護学教育においては,1996年のカリキュラム改正に伴い,「在宅看護論」が基礎教育の中に新設された.これは,1992年に診療報酬において老人訪問看護が収載されたことに対応するためともいわれている[1].看護学教育の中に在宅看護教育が新設されたのは,訪問看護制度が創設された後であり,在宅看護教育の歴史においても浅いためか,在宅看護領域の教育に関する研究は少なく[2,3],教育教材も不足している.各々が在宅看護に必要な情報を収集して看護ケアをしているのが現状であり,在宅看護におけるアセスメントは少なく,統一されたものはない.そこで,将来,看護師となる学生には,地域連携,多職種協働・連携を理解,さらに訪問看護計画につなげるために,各職種の専門性を包括的に活かしたアセスメントとして,インターライ方式を活用できないかという考えに基づいた実践可能な活用例をこの章で述べたい.

> **Point**
> 将来看護師となる学生に,インターライ方式をアセスメントとして活用させてみよう.

6.2　教材としてのインターライ方式の活用

　訪問看護制度は，2000年4月1日の介護保険制度の施行に伴い，医療保険だけではなく，介護保険からも給付されるようになった[4]．介護保険下の訪問看護は，介護支援専門員（以下，ケアマネジャー）が作成したケアプランにおいて訪問看護サービスが記載されてはじめて開始することが原則である．つまり，介護保険における訪問看護は，医師の指示書だけではなく，ケアマネジャーの作成するケアプランに基づいて提供される必要がある．したがって，これからの看護教育において，多職種連携を理解するための看護教育教材が大切であると考える．しかし，在宅看護の教科書において，多職種連携の必要性は書かれてはいるが，それを具体的に理解できる看護演習教材はあまり見当たらない．また，在宅療養者をアセスメントする力を養うための看護演習教材も整っておらず，在宅看護の教育方法は，各々の教員に委ねられているのが現状であると思われる．

　本節では，インターライ方式を用いた看護教材について解説する．インターライ方式は，長期ケアだけでなく，退院直後や在宅における病院からのケア提供時などの回復期のニーズをもつ利用者にも対応できる[5]．このようにシームレスかつ包括的に利用できる特徴をもっている「インターライ方式」は，多職種間のスムーズな連携が可能，利用者のニーズに応じた活用が可能[6]という利点がある．

　看護学生が，提示された想定事例の短い説明と，医師の指示書に基づいて，「インターライ方式」に従ってアセスメントし，ケアプランと訪問看護計画を作成する手順を以下，解説する．このように事例に基づいて訪問看護計画書を作成することは，療養者を理解するためにも，多職種との連携を理解するためにも有用である．

> **Point**
> インターライ方式を活用して，在宅療養者のニーズの把握や多職種連携におけるケアプランと訪問看護計画書の作成を学ぼう．

6.3　「在宅看護論」教育における「インターライ方式」の活用例

　「看護学生が，在宅療養者のニーズを思考して看護計画を立てられる」とともに，「ケアマネジャーとの連携を思考・理解できる」ように，インターライ方式を活用して，ケアプラン作成の演習例を提示する．

① インターライ方式を「在宅看護論」の教育教材として活用するためには，介護保険を理解することが前提であるので，以下をインターライ方式活用前のシラバス例とした．

シラバス例

回	内容
1	在宅看護とは何か，訪問看護師の役割は
2	訪問看護の開始から終了までのプロセス．在宅における看護過程の展開
3	介護保険と医療保険における訪問看護の規定
4	チームケアとマネジメント
5	ケアマネジャーとは―在宅療養を支える訪問看護師とケアマネジャーの連携

> **Point**
> 前提条件として，介護保険の情報は理解しておこう．

② 事例を用いて，インターライ方式を利用したアセスメントと介護サービス計画(ケアプラン)を説明する(この流れの基本的内容は，第Ⅰ部第1～3章をご参考いただきたい)．

　ここでは，ケアマネジャーの実践内容の一部として，インターライ方式を利用した課題分析(アセスメント)から介護サービス計画(ケアプラン)第1・2・3表までの作成の流れを講義形式で学生に行う．事例提示によるケアプランの流れの説明の際は，看護学生を対象にしているため，ケアプラン内に訪問看護サービスが組み込まれている事例で提示する．そのうえでケアマネジャーと訪問看護との連携の説明をすると，学生は理解しやすく，次に実施する看護学生らが自ら行う演習課題に取り組みやすい．

> **Point**
> 看護学生が対象なので，ケアプランに訪問看護サービスをいれてみよう．

③ 学生がインターライ方式を利用して，ケアプランと訪問看護計画を立案する(演習課題)．

　画面上でインターライ方式を体験させる．その際，学生1人で作業させるのではなく，グループワークで作業させてもよい．

図表6-1　訪問看護計画書作成までの流れ

```
Step 1：事例の提示
 ⇒ Step 2：情報収集
   ⇒ Step 3：アセスメント
     ⇒ Step 4：スケール，CAPの理解
       ⇒ Step 5：ケアプランの作成／目標の設定
          Step 5-1：第1表 居宅サービス計画書(1)
          Step 5-2：第2表 居宅サービス計画書(2)
          Step 5-3：第3表 週間サービス計画表
            ⇒ Step 6：訪問看護計画書の作成／目標の設定
```

Step 1：事例の提示

図表 6-2　事例の提示の例（想定上の事例）

＊事例：大腿骨頸部骨折による入院から在宅復帰を目指す事例

Eさん（80歳・1937年1月1日生まれ・女性・要介護2・150 cm　40 kg）は大腿骨頸部骨折にて入院していたが，1か月前に退院となった．

病歴：大腿骨頸部骨折，高血圧症，便秘症，両緑内障・老人性白内障，爪の白癬，腰痛，うつ病（夫他界時），軽度脳梗塞（現在回復しており治療なし）

薬：高血圧の薬（カンデサルタン錠4 mg「あすか」1回/日），酸化マグネシウム錠330 mg「ヨシダ」3回/日

生活状況（家族からの情報）：入院前は，食事，排泄，簡単な家事を行っていたが，退院後は，何をするのもおっくうになり，最近は布団で臥床気味のようだ．あまり食事もとれていない様子．トイレまではなんとか歩けているようだ．退院後，1人で生活できると本人は言っていたが，近郊にいる娘が心配して，ケアマネジャーに依頼．

本人の訴え：自分の家で暮らしたい．もっと歩けるようになりたい．

家族の訴え：娘は，子育てと仕事が忙しく，あまり訪問できないが，母の様子を把握したい．最近，母の物忘れがひどくなり，困っている．薬がちゃんと飲めているか心配である．食事量も減ってきている．水分をとれているか心配．頑として自分の家で暮らしたいと言っており，本人の意見を尊重してあげたい．一人暮らしなので，またいつ転倒するかも心配している．入院して足腰の筋力もかなり低下してしまった．思っていた以上に1人で生活していくのは大変そうである．

家族構成：独居．夫は他界．長女は，近郊在住．

アセスメント基準日：2017年2月28日

看護学生に提示する事例は，アセスメントする内容を考えさせるために，最小限の情報でもよい．ここでは Step 1 のような事例の提示（**図表 6-2**）と訪問看護を行うために必要な医師の指示書（**図表 6-3**）とした．

図表6-3　医師の指示書の例

訪問看護指示書
在宅患者訪問点滴注射指示書

※該当する指示書を○で囲むこと
訪問看護指示期間（平成29年3月1日～29年5月31日）
点滴注射指示期間（平成　年　月　日～　年　月　日）

患者氏名	E			生年月日　明・大・㊝・平 12年1月1日（80歳）		
患者住所	新宿区新宿　○丁目　○-○			電話（03）○○○○-○○○○		
主たる傷病名	(1)大腿骨頸部骨折　(2)高血圧　(3)便秘症					
現在の状況（該当項目に○等）	病状・治療状態	大腿骨頸部骨折にて入院していたが退院となった．認知機能少し低下気味．				
	投薬中の薬剤の用量・用法	1. カンデサルタン錠4mg「あすか」1回/日　2. 酸化マグネシウム錠330mg「ヨシダ」3回/日 3.　　　　　　　　　　　　　4. 5.　　　　　　　　　　　　　6.				
	日常生活自立度	寝たきり度	J1　J2　A1　㊸　B1　B2　C1　C2			
		認知症の状況	Ⅰ　Ⅱa　Ⅱb　Ⅲa　Ⅲb　Ⅳ　M			
	要介護認定の状況		要支援（1　2）　　要介護（1　②　3　4　5）			
	褥瘡の深さ		DESIGN分類　D3　D4　D5　　NPUAP分類　Ⅲ度　Ⅳ度			
	装着・使用医療機器等	1. 自動腹膜灌流装置　2. 透析液供給装置　3. 酸素療法（　　l/min） 4. 吸引器　5. 中心静脈栄養　6. 輸液ポンプ 7. 経管栄養（経鼻・胃瘻：サイズ　　　，　　　日に1回交換） 8. 留置カテーテル（部位：　　　サイズ　　　，　　日に1回交換） 9. 人工呼吸器（陽圧式・陰圧式：設定　　　　　　　　　） 10. 気管カニューレ（サイズ　　　） 11. 人工肛門　12. 人工膀胱　13. その他（　　　　　　　　）				

留意事項及び指示事項 Ⅰ　療養生活指導上の留意事項 　　　　　　　　　　転倒注意
Ⅱ　①　リハビリテーション 　　2. 褥瘡の処置等 　　3. 装着・使用医療機器等の操作援助・管理 　　④　その他 　　　　薬管理，健康管理
在宅患者訪問点滴注射に関する指示（投与薬剤・投与量・投与方法等）
緊急時の連絡先 不在時の対応法
特記すべき留意事項（注：薬の相互作用・副作用についての留意点，薬物アレルギーの既往，定期巡回・随時対応型訪問介護看護及び複合型サービス利用時の留意事項等があれば記載して下さい．）
他の訪問看護ステーションへの指示 　㊛　有：指定訪問看護ステーション名　　　　　　　　　　　　　　　） たんの吸引等実施のための訪問介護事業所への指示 　㊛　有：訪問介護事業所名　　　　　　　　　　　　　　　　　　　）

上記のとおり，指示いたします．　　　　　平成29年2月28日
　　　　　　　　　　　　　　　　医療機関名　　○○病院
　　　　　　　　　　　　　　　　住所
　　　　　　　　　　　　　　　　電話　　　　　○○-○○○
　　　　　　　　　　　　　　　　（FAX）
　　　　　　　　　　　　　　　　医師氏名　　　○○△　　　　　　印

事業所　　　　○○○○　　　殿

Step 2：情報収集

アセスメント情報を入力する際は，Step 1で事例提示した内容以外の情報については，学生自身の想定に基づいて行うようにする．アセスメントをするために，どのような情報が必要か，自ら，そしてグループで討議しながら，考えていく．あたかもケア従事者，またはケアマネジャーが，療養者・家族に聞きながら内容を情報収集するというようなロールプレイを兼ねて進めることも可能である．提示された事例をもとに，学生自身がその事例の療養者・家族になったつもりで，アセスメント項目内容を考え，それぞれ学生がシナリオを想定していき，在宅療養者がどのように生活しているのか（していくのか）を考えていく．ここでは，インターライ方式ケアアセスメント内のアセスメント情報を基に上記を進めていくと，学生は在宅における療養者についての全体像を把握できる．

Step 3：アセスメント

インターライ方式ケアアセスメントのシステム内に，図表6-4のアセスメントメニューの項目ごとにアセスメント情報を入力していく．

図表6-4 アセスメントメニュー

A．基本情報	L．皮膚の状態
B．相談受付表	M．アクティビティ
C．認知	N．薬剤
D．コミュニケーションと視覚	O．治療とケアプログラム
E．気分と行動	P．意思決定権と事前指示
F．心理社会面	Q．支援状況
G．機能状態	R．退所の可能性
H．失禁	S．環境評価
I．疾患	T．今後の見通しと全体状況
J．健康状態	U．利用の終了
K．口腔および栄養状態	V．アセスメント情報

ここでは，Step 2で想定した在宅療養者がどのような生活をしていて，どのような状況なのか，考えていく良い機会となる．ここでは，在宅看護の視点をもって，在宅療養者にはどのような内容をアセスメントしていく必要があるのかを再認識することができる．

Step 4：スケール，CAPの理解

Step 3にて，図表6-4で示したアセスメントメニューの各欄にアセスメント情報を入力すると「アセスメント総合」画面が表示され，スケール（第Ⅱ部第5章参照）とCAPの結果をシステムで出力することができる．学生は，Step 3で入力した在宅療養者の状況をスケールから数値的にアセスメントすることができ，CAP結果から，予測される内容を客観的にアセスメントすることができる．

なんとなく，療養者の物忘れが以前に比べてひどくなっていると家族が訴えているということを把握するだけではなく，図表6-5のスケールの例のなかのCPS（認知機能尺度）において

軽度の障害があることが理解できる．CAP結果も同様に，**図表6-6**のCAP結果の例の「7. 認知低下」の悪化予防，「9. コミュニケーション」の悪化予防，「10. 気分」の高リスクにそれぞれ○がついたことなどをふまえて，ガイドラインに従ったケア指針を参考に，客観的に療養者の今ある状況と今後予測される状況を把握し，悪化予防のケアにつなげられる．

また，リスク要因の発症の有無を観察する必要性も理解できる．まだ臨床経験を積み重ねて

図表6-5　スケールの例

BMI	17.8
うつ評価尺度：DRS	4点
認知機能尺度：CPS	2：軽度の障害がある
日常生活自立段階：ADL-H	2：限定援助
痛み評価尺度：Pain Score	1：軽度の痛み

図表6-6　CAP結果の例

機能面

	CAP		トリガー
1	身体活動の推進		○
2	IADL		○
3	ADL	改善	
		維持	
4	住環境の改善		
5	施設入所のリスク		○
6	身体抑制	ADL自立	
		ADL非自立	

精神面

	CAP		トリガー
7	認知低下	悪化予防	○
		モニター	
8	せん妄		
9	コミュニケーション	改善	
		悪化予防	○
10	気分	高リスク	○
		中リスク	
11	行動	毎日見られる	
		毎日ではない	
12	虐待	高リスク	
		中リスク	

いない看護学生にとって，現在の状況から予測される状況を理解することは，アセスメント能力を鍛えるのに役に立ち，また訪問看護計画書の立案の理解につながる．

CAPの結果を出す過程で，アセスメント情報を変更すると，トリガーされるCAPが変化していくことに学生は気づく．「インターライのアセスメントは，利用者の機能状態，社会的支援の状態，サービス利用状況，そしてQOLといった利用者の人生における重要な要因を取り扱っている．各CAPにおけるアセスメント項目とその組み合わせは，ケアによって効果の現れる可能性のある利用者を選定するうえで，トリガーとなっている」[5]．つまり，学生は，療養者のシナリオを考えていく過程で，療養者の状況の変化によって，予後予測をしながら，ケアの視

社会面

	CAP		トリガー
13	アクティビティ		
14	インフォーマル支援		○
15	社会関係		○

臨床面

	CAP		トリガー
16	転倒	高リスク	
		中リスク	○
17	痛み	高リスク	
		中リスク	
18	褥瘡	治癒目的	
		悪化予防	
		発生予防	
19	心肺機能		
20	低栄養	高リスク	○
		中リスク	
21	脱水	高リスク	
		低リスク	
22	胃ろう	認知軽度	
		認知重度	
23	健診・予防接種	診察あり	
		診察なし	
24	適切な薬剤使用		
25	喫煙と飲酒		
26	尿失禁	改善	
		悪化予防	
27	便通	改善	
		悪化予防	

点を学ぶことができる．単にCAPの結果からケアを結びつけるだけではなく，なぜこのCAPが選定されたのかという視点も含めて，根拠をもちながら，自らの看護ケアの計画へと思考をつなげることができるのだ．

Step 5：ケアプラン作成／目標の設定

看護学生の演習においてインターライ方式の情報とアセスメント結果・検討をもとに，訪問看護を組み込んだケアプランを作成させる．事例内容，インターライ方式の情報とアセスメント結果・検討をもとに，訪問看護サービスを組み込むケアプランを想定して，目標も考えていく．

Step 5-1：第1表 居宅サービス計画書(1)

ここでは，「利用者及び家族の生活に対する意向」と「統合的な援助の方針」を看護学生に考えさせる．

前者は，本人や家族がどのような要望があるのかを記述させる．後者の「統合的な援助の方針」は，アセスメントの結果から導き出させるものであるので，「利用者及び家族の生活に対する意向」に加えて，インターライ方式のアセスメント情報・アセスメント結果から考えさせる．この事例であがったCAPは「1. 身体活動の推進」，「2. IADL」，「5. 施設入所のリスク」，「7. 認知低下（悪化予防）」，「9. コミュニケーション（悪化予防）」，「10. 気分（高リスク）」，「14. インフォーマル支援」，「15. 社会関係」，「16. 転倒（中リスク）」，「20. 低栄養（高リスク）」であった．

これらのCAPのケア目標やガイドラインを参考に「統合的な援助」について考えさせると，客観的に療養者の今ある状況と今後予測される状況を把握することができ，リスク要因における有無を観察する必要性も理解しつつ，悪化予防の援助にもつなげられる．また，この演習のケアプランの作成は，在宅看護を学んでいる看護学生が行うので，訪問看護サービスを含めることを前提とする．したがって，訪問看護サービスの導入に必要な医師の指示書の内容を参考に提示するとよい．

この事例では，第1表の「総合的な援助の方針」を以下の3つとした．どの方針もすべてのCAPに関連したものであるが，特に考慮したCAPを示した．

① 自宅で自立した生活が送れるよう，低下した筋力の向上を援助していきます．
(CAP：「1. 身体活動の推進」，「16. 転倒」)

② 食事摂取・水分摂取の確保などができるように，日常生活動作の維持・向上を図れるように援助していきます．
(CAP：「1. 身体活動の推進」，「2. IADL」，「20. 低栄養（高リスク）」)

③ 薬の自己管理が継続できているか，健康状態の観察を含めて，援助していきます．
(CAP：「1. 身体活動の推進」，「5. 施設入所のリスク」，「7. 認知低下（悪化予防）」，「10. 気分（高リスク）」，「16. 転倒」，「20. 低栄養（高リスク）」)

総合的な援助とは，単に薬が飲めるとか，水分摂取が確保できるとか，単発的なものではない．それは認知低下の悪化と関係していないか，気分によって左右されていないか，身体活動

の低下からきていないか，など，統合的なアセスメントを必要としているものである．したがって，看護学生に観察・悪化予防・活動推進を含めた援助について考えさせるために，インターライ方式のアセスメント情報・結果は大変役に立つといえよう．

Step 5-2：第2表 居宅サービス計画書(2)

ここでは，援助目標と援助内容，具体的な援助内容（サービス内容やサービス種別）を考えさせる．どのようなサービスを利用すれば，事例の在宅療養者は自立して生活できるかを学生は学ぶことができる．また，在宅療養者を支える在宅ケアには，保険給付のサービスのみならず，本人，家族，友人（ご近所），民生委員等にも役割があることを考えさせる．

Step 5-3：第3表 週間サービス計画表

ここでは，週間サービス計画として具体的なサービスを表に入れていくことを学ぶ．ケアプランは週単位であるが，週単位以外のサービスを考えさせ，在宅療養者に対してどのようにサービスが組み込まれていくことが最適なのかを学んでいく．

第1表

居宅サービス計画書（1）

作成年月日 2017 年 2 月 28 日

初回・紹介・継続　　認定済・申請中

| 利用者名 | E　殿 | 生年月日 | 1937 年 1 月 ○ 日 | 住所 | ○○市○○町 1 丁目-1 |

居宅サービス計画作成者氏名　○○　△△

居宅介護支援事業者・事業所名及び所在地　○○居宅介護支援事業所 15　・　○○市○○町 2 丁目-1

居宅サービス計画作成（変更）日　2017 年 2 月 28 日　　初回居宅サービス計画作成日　2017 年 2 月 28 日

認定日　2016 年 2 月 15 日　　認定の有効期間　2017 年 2 月 15 日 ～ 2017 年 8 月 31 日

要介護状態区分	要支援　・　要介護 1　・　（要介護 2）　・　要介護 3　・　要介護 4　・　要介護 5
利用者及び家族の生活に対する意向	本人：自分の家でもっと暮らしたい。もっと歩けるようになりたい。 家族（娘）：最近、母の物忘れがひどくなり、困っている。薬がちゃんと飲めているようで、水分がとれているか心配。一人暮らしなので、またいつ転倒するか心配している。1か月前の入院で、足腰の筋力が低下している。母の様子を把握したい。
介護認定審査会の意見及びサービスの種類の指定	
総合的な援助の方針	①自宅で自立した生活が送れるよう、低下した筋力の向上を援助していきます。 ②食事摂取・水分摂取の確保等ができるように、日常生活動作の維持・向上を図われるように援助していきます。 ③薬の自己管理が継続できているか、健康状態の観察を含めて、援助していきます。
生活援助中心型の算定理由	1.　一人暮らし　　2.　家族等が障害、疾病等　　3.　その他（　　　）

第2表

居宅サービス計画書(2)

利用者名　E　殿　　　　　　　　　　　　　　　　　　　　　　　　　　　　　　作成年月日　2017年2月28日

生活全般の解決すべき課題(ニーズ)	援助目標				援助内容					
	長期目標	(期間)	短期目標	(期間)	サービス内容	※1	サービス種別	※2	頻度	期間
1. 自宅で自立した生活が送りたい。	低下した筋力向上に努め、自宅で自立した生活が送れる。	平成29.3～平成29.8	1)転倒しないように自宅で生活できる。	平成29.3～平成29.5	①在宅リハビリを行う。(自立した生活が送れるための自宅内での体の動かし方の指導や筋力向上の訓練を行う)	○	訪問看護	A訪問看護ステーション	1回/週	平成29.3～平成29.5
					②定期受診	○	医療機関	B病院	1回/月	
					③炊事、洗濯の援助		訪問介護	Cステーション	3回/週	
					④定期的な訪問による家族からの全般的な援助		家族(長女)		1回/週	
					⑤生活全般		本人		毎日	
					⑥声かけ・倒れていないか安否確認		友人・民生委員		適宜	
2. 日常生活動作の維持・向上を図りたい。	最低限の日常生活動作の維持・向上ができる。	平成29.3～平成29.8	1)脱水、栄養不足にならないように、食事摂取・水分摂取の確保ができる	平成29.3～平成29.5	①食事摂取・水分摂取の状況を把握する。栄養状態・脱水・皮膚の観察をする。どのようにしたら食事摂取・水分摂取を確保するか一緒に考える。	○	訪問看護	A訪問看護ステーション	1回/週	平成29.3～平成29.5
					②定期受診	○	医療機関	B病院	1回/月	
					③炊事、食事の後片付け		訪問介護	Cステーション	3回/週	
					④食料の買出し、食事の準備等		家族(長女)		1回/週	
					⑤定期的な水分摂取をする。		本人		毎日	
					⑥声かけ・意識があるか安否確認		友人・民生委員		適宜	
3. 施設入所することなく、自宅で暮らしていきたい。	③施設入所することなく、自宅で暮らしていける。	平成29.3～平成29.8	1)薬の自己管理ができる。2)健康維持ができる。	平成29.3～平成29.5	①バイタルサインチェック、健康状態の観察、薬剤管理(観察・確認・指導)をする。排便コントロール、認知機能悪化予防。腰痛の状況観察等	○	訪問看護	A訪問看護ステーション	1回/週	平成29.3～平成29.5
					②定期受診	○	医療機関	B病院	1回/月	
					③薬が正しく準備されているか確認する。		訪問介護	Cステーション	3回/週	
					④訪問の際、いつもと違ったことがないか様子をみる。電話で適宜、会話を継続。		家族(長女)		1回/週	
					⑤薬の自己管理の継続		本人		毎日	
					⑥声かけ・倒れていないか安否確認		友人・民生委員		適宜	

※1「保険給付の対象となるかどうかの区分」について、保険給付対象内サービスについては○印を付す。
※2「当該サービス提供を行う事業所」について記入する。

第3表

週間サービス計画表

利用者名　E　殿　　　　　　　　　　　　　　作成年月日　2017年2月28日

	月	火	水	木	金	土	日	主な日常生活上の活動
4:00								
深夜								
6:00								
早朝								朝食
8:00								
午前								
10:00								
12:00	訪問介護		訪問介護	訪問看護				昼食
14:00								
午後								
16:00								
18:00					訪問介護			夕食
夜間								
20:00								
22:00								就寝
深夜								
24:00								
2:00								
4:00								

以外のサービス：福祉用具貸与（歩行器）、週末日曜日は家族（長女）訪問あり．
月に1回火曜日、定期受診あり．

Step 6：訪問看護計画書の作成／目標の設定

訪問看護計画書

患者氏名	E	生年月日　明・大・㊊・平　12 年 1 月 1 日 (88歳)
要介護認定の状況	自立　要支援（1　2）　要介護（1　②　3　4　5）	
住所	○○○○	

看護・リハビリテーション目標

1. 自宅で自立した生活が送れるよう援助する．
2. 病状悪化や認知機能悪化を予防し，健康の維持に努める．

年月日	問題点・解決策		評価
平成 29 年 3 月 1 日	問題点 1. 入院により筋力低下がみられる．再転倒のリスクがある． 2. 低栄養のリスクがある．IADL の低下がみられる． 3. 物忘れがみられる．高血圧のため薬を継続して飲まなくてはいけない．便秘症である．腰痛もちである．	解決策 ・リハビリテーションを行う．（自立した生活が送れるための自宅内での体の動かし方の指導や筋力向上の訓練を行う） ・食事摂取・水分摂取の状況を把握する． ・栄養状態・脱水・皮膚の観察をする． ・どのようにしたら食事摂取・水分摂取を確保できるか一緒に考える． ・バイタルサインチェック． ・健康状態の観察． ・薬剤管理（観察・確認・指導）をする． ・排便コントロール． ・認知機能の観察．認知機能悪化予防． ・腰痛の状況観察等	

備考

上記の訪問看護計画書に基づき指定訪問看護又は看護サービスの提供を実施いたします．

平成 29 年 3 月 1 日

　　　　　　　　　　　　　　　　　事業所名　　○○訪問看護ステーション
　　　　　　　　　　　　　　　　　管理者氏名　○○△△　　　　　　　　印

○○病院
医師　　　○○　○○　殿

ここでは，訪問看護のケアプランとして，訪問看護計画書(「看護・リハビリテーション目標」「問題点・解決策」)を作成させる．訪問看護は，独自に療養者にケアをしているのではなく，Step 5までに学んだことを踏まえて，総合的な援助の1つとして訪問看護があることを理解させ，その計画を考えさせる．他職種を視野に入れず，看護サービスのみのことしか考えない訪問看護計画では，在宅で暮らしている療養者に通用しないことを認識すべきだ．

Step 5~6の試みでは，作成させて終わりではなく，Step 5で作成したケアプランとStep 6で作成した訪問看護計画書を学生の前で発表させ，自分(または自分のグループ)の考えが他人(他のグループ)の考えと違っていることを認識させる．疾患のみならず，療養者の日々の生活状況・身体状況により，アセスメント結果が変化していくこと，また本人や家族の考えの捉え方やケアプラン作成者の考えによって，ケアプランやサービス内容が違ってくるので，ここには完璧な正解がないことを理解させる．あくまでも作成したケアプランは選択肢の中の1つであり，選択した場合も訪問看護は統合的な援助の中の1つにすぎないことを理解すべきである．多職種連携において，統合的にアセスメントし，訪問看護の役割を考えることのできる学生を育てていくことの必要性は今後ますます高まるであろう．

6.4 訪問看護計画書の具体案

Step 6で作成した訪問看護計画書をより具体的に，そして看護の専門性を理解するために，学生に再度，検討させることを勧める．そのためにStep 3のCAPの結果に戻って，ガイドラインを参照させることが大切だ．

例えば，トリガーされたCAPの1つである「CAP 1. 身体活動の推進」のガイドラインを読み返すと，より具体的な看護計画書の内容になる．インターライ方式ケアアセスメント[5](以下，『マニュアル』)によると，「身体活動の推進」のガイドラインでは以下のとおりに記載されている．

機能状態が良い場合
□運動に関する本人の嗜好を話し合う．たとえば，ダンス，ウォーキングは生活の一部としてしたいのか，あるいは決まった時間に計画的にしたいのか
□現在の自立状態と本人の関心事の一致点を話し合う．
□生活変容の準備レベルを特定する．
□本人に合った，入手可能な運動プログラムについてできるだけ多くの情報を提供する．
□身体活動メニューを作成する：
・有酸素運動．最低30分の中程度の速さのウォーキングを週に4，5回など．
・少しずつ強度を強める筋力増強トレーニングを少なくとも週2日

IADLやADL障害がある場合 IADLやADLのCAPにトリガーされている場合，それぞれのガイドラインをまず参照する．

Step 6の訪問看護計画書内の解決策で「リハビリテーションを行う」と計画したとしても，具体的にどういうことが必要なのかを検討するために，ガイドラインを読み返させてより具体的なケアを考えさせる．そうすると，運動に関して本人の嗜好を話し合ったり，現在の状態と関心事を本人と話し合ったりして，本人に合った具体的な身体活動メニューを作成する必要性に気づく．訪問看護でのリハビリテーションをより具体的に考えさせるためにも，インターライ方式のアセスメントは有効である．

　在宅療養者に対して，看護の専門を発揮できるように，インターライ方式を活用することは，将来看護師になる学生の学びに貢献できるといえよう．

引用・参考文献

1) 厚生労働省「看護基礎教育の充実に関する検討会報告書」2-15, 2007.
2) 小野恵子, 片倉直子, 島内節「学生へのアンケート調査による在宅看護学概論の評価」『日本地域看護学会誌』12(2), 64-69, 2010.
3) 小野恵子, 小笠原映子「在宅看護学教育演習プログラム評価」『日本地域看護学会誌』17(3), 30-40, 2015.
4) 社会保険研究所『訪問看護業務の手引』社会保険研究所, 2016.
5) John N. Morris, Pauline Belleville-Taylor, Katherine Berg, ほか著, 池上直己監訳, 山田ゆかり, 石橋智昭訳『インターライ方式 ケア アセスメント[居宅・施設・高齢者住宅]』医学書院, 2011.
6) 天野貴史, 石橋智昭, 池上直己「『インターライ方式』ケアアセスメントの特徴と利点」『訪問看護と介護』17(4), 2012.

第7章

施設の看護職員による活用

> 体調悪化に伴う精神状態の混乱である「せん妄」は，要介護高齢者に発生しやすい症状だが，認知症との鑑別も難しく，看護師が見逃しやすい症状でもある．この章では，高齢者介護施設において，看護師を含むチームでインターライ方式のアセスメントに取り組むことによって，「せん妄」の早期把握を実現する方法を事例を用いて紹介する．

7.1 はじめに―なぜいま，「せん妄」を取り上げるのか

7.1.1 せん妄リスクが高い入所者の増加[1]

せん妄は高齢者の体調悪化に伴う精神状態の混乱であり，急性期病院入院患者の6〜56%に発症が認められる[2,3]．また，せん妄の発生するリスクが高いと考えられる要介護4と5の高齢者が入所者のうち介護老人保健施設の47%，特別養護老人ホームの65%をそれぞれ構成している．

7.1.2 看護師は3割程度しかせん妄を正しく認識できない

高齢者にベッドサイドで最も長く接するにもかかわらず，せん妄を正しく認識できる看護師は1〜3割で，多くは見逃してしまうとされている[3,4]．現在では看護師国家試験出題基準に「せん妄」が入るようになったが，このようにせん妄への関心が日本で急激に高まったのは2005年以降である[5]．したがってせん妄自体を基礎教育で教わった看護師は少なく，そのため現場において正確にせん妄と判断できる看護師はまだ十分に配置されていないと予測できることから，それだけ現場における継続教育が重要である．

7.1.3 介護施設の看護師が実践でせん妄を学ぶ重要性

介護施設でも同様に実践的なトレーニングをする必要であり，現場での最適なトレーニング方法は，実際の例について知識と根拠に基づいて考察し判断すること，あるいは振り返って考察することである．そこで本章では認知症との鑑別が難しく，緊急に医療による対応が必要なせん妄の，『マニュアル』を活用した実践的な早期発見・対応方法と施設マネジメントについて事例を交えて詳しく説明したい．

7.2 せん妄の原因と早期対応の重要性

7.2.1 ショートステイ利用者のせん妄発症リスク

要介護高齢者のショートステイ利用の効果としてADL(日常生活動作)やIADL(手段的日常生活動作)，BPSD(認知症の行動・心理症状)の改善や利用者本人の精神状態の安定や意欲の向上がある一方[6~8]，ステイ中に胸の苦しさや発熱，腹痛，不眠，失禁といった症状の出現で，心身状態の悪化を見ることがある[7,9]．その際，「普段」の情報が少ないので，ショートステイ利用者の急性症状への対応は判断が難しい．しかし，『マニュアル』を活用することでショートステイ利用者の「普段の状態」を的確に捉え，トリガーされたCAPによって詳細に検討することによって，せん妄を把握することが可能である．

7.2.2 せん妄の早期発見と対応

1) せん妄は深刻な急性の病態だが，治療により即時回復可能である

せん妄(急性の認知機能の喪失)は通常，感染症や脱水，薬物反応といった急性の健康上の問題によって生じる深刻な病態[10]，かつ全身疾患だが治療が可能であり，治療によって即時回復し，治癒する可能性が高い．しかし，せん妄は認知症と似た症状であることから誤った判断によって治療が遅れ，生命に危険が及ぶこともある．したがって疑われる場合は速やかな医療機関の受診が必要となる．

2) せん妄と認知症の違い

せん妄は，認知症が数か月〜年単位で悪化するのに対して数時間，数日単位で急激に進行し，1日の中でも行動や認知機能が良くなったり悪くなったりと変化したり，不穏症状，日中の傾眠，意味をもたない会話や解釈，錯覚，妄想などが見られる．せん妄の原因として最も多いものは感染症や脱水，新たな薬剤の投与，痛みやうつなどの存在である．また，認知症がある場合でも，せん妄によって症状が急激に悪化することがあるので，把握することが重要である．

7.3　せん妄の評価とアセスメントによる把握

7.3.1　これまでのせん妄評価の方法とインターライ方式

　近年，急性期病院のリスクマネジメントとして，入院時や救急時に高齢患者にせん妄のスクリーニングが実施される傾向があり，看護向けのスクリーニングツールとしてDST(Delirium Screening Tool)が代表的である[11]．

　しかし，DSTは11項目のチェックと鎮静処置の有無といった医療情報が必要で，ショートステイ入所時や，高齢者住宅入居時の健康チェックの一環として全員に行うのは現実的ではない．そこで，インターライ方式ケアアセスメントを入所時に行い，変化があった時点で再アセスメントすれば，せん妄だけでなく認知症との鑑別やせん妄の判断に確信がもて早期の対応が可能となる．

7.3.2　CAPにおけるせん妄の疑われる症状から把握する

　インターライ方式でアセスメントすれば，せん妄症状のある人がトリガーされる．トリガーされる利用者は以下のアセスメント項目が1つ以上当てはまる場合である．

❑普段と違う(新しく始まった，悪化した，最近までの状態と異なる)以下の行動が見られる．
　■注意がそらされやすい[C3a＝2]
　■支離滅裂な会話がある[C3b＝2]
　■1日のうちで精神機能が変化する[C3c＝2]
❑急な精神状態の変化[C4＝1]

　せん妄がトリガーされる人は一般高齢者では1%未満と少ないが，居宅サービスを利用する高齢者だと3～15%，介護施設入居者では1～20%と，虚弱な高齢者で多く見られる[10]．ショートステイ利用者の場合，利用者全体の10～20%に発症の可能性があると考えられる．

7.3.3　普段の様子の聞き取り情報はmemoの活用を

　「普段と違う」あるいは「急な精神状態の変化」についてはショートステイ入所時に家族や居宅のケアマネジャーから「普段の様子」について追加情報を聞いておき，アセスメント項目のメモ欄に書き加えておくと後で見直したときにわかりやすくなる．

7.4 6つのせん妄の原因と確認

ここでは『マニュアル』「第3章CAP 8. せん妄からその指針」を抜粋し提示しながらせん妄の原因の探索手順について説明する.

アセスメントの結果, せん妄のCAPがトリガーされたら, まずバイタルサインをチェックして普段の値と比較し, 体温, 脈拍, 呼吸, 血圧を中心に変化を見る. 次にその原因となる以下の兆候や状態を確認する[10]. この状態を観察する際に, 看護師が最も適している.

①感染兆候の確認

　肺炎, 尿路感染, その他の感染症がないか, 褥瘡や外傷の感染兆候も含めて見る.

②脱水兆候(脱水のCAP参照)の確認

　最近の尿量の減少または濃縮の有無, 食事量の低下や体重減少の有無や程度, 嘔気・下痢などの有無や程度, 利尿薬や下剤の服用の反応などを見る.

③状態変化の確認

　苦痛の出現や増強, 自覚症状などの変化を観察する.

④痛みの原因の確認

　痛みの頻度, 程度, 特徴(いつから発症しどのくらい持続しているか, 痛みの質・内容)を確認し, 鎮痛薬を使用している場合は処方量や効果について合わせて確認する. また, 大腿骨骨折や外傷などによる痛みがせん妄の原因になっていないか直接見てチェックする. 新たな受傷についてもチェックする. その他, 関節炎や関節痛, 口腔(歯, 歯肉など)の痛み, 頭痛などがないか確認する.

⑤慢性疾患の再燃, 悪化の確認

　せん妄になりやすい疾患として以下の既往歴を確認し, 再燃したり悪化したりしていないか確認する.

- ❏うっ血性心不全の状態
- ❏糖尿病の低血糖・高血糖症状の有無
- ❏肺気腫や慢性閉塞性肺疾患(COPD)の呼吸困難や喘鳴の状態
- ❏脳血管障害(脳卒中)や一過性脳虚血障害の新たな症状
- ❏甲状腺疾患の状態

⑥最近の薬剤処方の確認

　新たな内服薬の処方が始まっていないか, 薬物相互作用が疑われる飲み合わせがないか〔抗パーキンソン病薬, 副腎皮質ホルモン(ステロイド), 気管支拡張薬, 鎮咳・鎮痛薬(コデインリン酸塩など), H_2受容体拮抗薬, 睡眠薬など〕を確認する.

7.5 せん妄の疑いが強い場合の対応

1) まず受診
　原因の確認後，せん妄の疑いが強い場合は，家族や施設職員に説明し，原因の対応も含めて医療機関への受診が必要となる．

2) 終末期は原則として対応しない
　ただし，終末期においてせん妄はよく見られるが，その際は原因を特定するための検査や侵襲的な精密検査は通常適切ではないため特に対応しなくてもよい．その場合ケアの目標は本人の快適レベルの最大化となるが，詳しくは『マニュアル』の「CAP 8．せん妄―終末期の場合」を参照されたい．

3) 受診時の経過報告
　受診の際はアセスメントの結果と上記①〜⑥の確認結果を医師に報告するが，トリガーされたアセスメント項目と確認した原因を関連づけて説明する．この説明は医師の早期診断の助けとなる．

7.6 せん妄の事例

＊事例：リハビリテーション病院から在宅復帰を目指す事例

居宅のケアマネジャーからの情報

　Fさん（男性・83歳）は60歳頃より高血圧症，糖尿病，腰痛症があり近医にて治療を受けていた．2年前の9月×日に起床後右片麻痺が生じ，軽度の失語症となる．アテローム血栓性脳梗塞の診断にて大学病院に入院，保存的治療を受ける．10月にリハビリテーション病院に転院，昨年3月に退院し在宅療養生活となる．79歳の妻と長女の3人暮らし．

　妻も要介護1で週4日通所介護に通所中．長女は介護をしながらパート勤めをしている．今回長女が風邪を引き，体調が悪くなったため緊急にショートステイ希望．介護老人保健施設へ1週間の予定で入所となる．今までは本人が希望せずショートステイを利用したことがなかった．

1) その他の疾患名
　排尿障害，尿路感染症，不眠症，便秘症，慢性胃炎，前立腺肥大症，慢性鼻炎，皮脂欠乏性湿疹，白癬症，難治性逆流性食道炎，白内障，同名半盲，認知症．

2) 認定情報
　要介護2
　障害高齢者の日常生活自立度 A2
　認知症高齢者の日常生活自立度 Ⅱb
　通所介護（デイサービス）　週3回利用

---

3)ADL

　寝返り：自立

　起き上がり：自立

　立位保持：見守り

　移乗：見守り

　移動：体調の良いときは介助歩行(伝い歩き)，トイレは車いすで移動

　座位姿勢：自立

　食事：見守り～一部介助(疲れて進まなくなったとき)

　入浴：一部介助(足先，背部，浴槽の出入り)，普段はデイケアで週2回入浴．

　排泄：日中は介助歩行にてトイレで排泄．リハビリパンツと尿取りパッド使用．

　更衣：上半身は時間がかかるが自力で着脱可能．下半身は下ろすことが可能だが，脱ぐのと足を通して上げるときは介助が必要．

4)IADL

　ほぼすべて長女が行っている．

5)身体状況

　身長158 cm　体重58 kg　BMI 23.2

　右片麻痺，難聴(補聴器使用)，白内障だが日常生活は可能．上下義歯だが不適合・歯周炎あり．HbA1c 6.0 g/dl　Alb 3.9/dl(医師の意見書より)

6)認知

　軽度の記憶障害あり．理解力の低下がみられるが日常生活上の意思決定は可能．

7)コミュニケーション

　軽度の失語症あり．こちらが話すことの理解は可能．あまり自分からは積極的に話さない．

8)排尿・排便

　時折失禁が見られる．リハビリパンツと尿とりパッド使用．自らパッドを交換する行為はないが，促せばトイレで交換できる．前立腺肥大のため排尿に時間がかかる．尿意を感じにくく，リハビリパンツが濡れていても気づかないことがある．排便は毎日普通便あり．

9)食事摂取

　常食．毎食10割摂取．

10)内服薬

　1日量(分包で処方されている)

薬剤名	剤形	1日量	用法
バイアスピリン	100 mg 錠	1 錠	朝
アムロジピン	5 mg 錠	1 錠	朝
タムスロシン塩酸塩	0.1 mg 錠	2 錠	朝
ミカルディス	40 mg 錠	1 錠	朝
セパミット R カプセル 10	10 mg cap	1 cap	夕
センノシド	12 mg 錠	1 錠	朝
ドキサゾシン	2 mg 錠	2 錠	朝夕
グリミクロン	40 mg 錠	2 錠	朝夕
メトグルコ	250 mg 錠	2 錠	朝夕

入所からの経過

1) ショートステイ 1 日目

201×年×月×日 16:00 入所.来所時はやや表情が硬いが「よろしくお願い致します」と礼儀正しく職員に挨拶する.夕食全量摂取.トイレ誘導にて排尿あり.

21:00 入眠.夜間 3 回ほど目覚め,トイレに行く.排尿あり.

5:30 「目が覚めた」とベッドでじっとしている.

2) ショートステイ 2〜3 日目

職員に対して「忙しいね」と話しかけ,気遣う.

日中介助歩行にてトイレで排尿・排便あり.入浴日のため介助にて入浴.「気持ちよかった」と笑顔が見られる.食事は毎回全量摂取.21:00 入眠.夜間 1 回トイレ誘導にて排尿あり.

3) フルアセスメントの実施

当該施設では,入所時に各職種で分担しながら全員にフルアセスメントを実施している.

入所時の F さんはスケールにおいては,認知機能尺度(CPS)は「2(軽度の障害がある)」,日常生活自立段階(ADL-H)は「2(限定援助)」となっていた.CAP は「認知低下」が「モニター」,「コミュニケーション」が「改善」目的,「転倒(中リスク)」,「低栄養(中リスク)」でトリガーされていた.「認知低下」は,「認知低下のリスクをモニターするためにトリガーされる利用者[12]」である.F さんは認知症と診断されていること(アルツハイマー以外の認知症[Ⅱb=1])からトリガーされていた.

7.7 事例におけるせん妄の発症と対処

1) ショートステイ5日目

5日目の朝，Fさんに変化が現れた．

朝，なかなか目覚めず動作緩慢，朝食が進まず2/3程度の摂取，水分は摂れ，食事の汁物とお茶は全量摂取した（合計400 mL程度）．看護師の検温にて体温＝37.7℃．「少し寒い気がする」と訴える．咳や痰，肺雑音なし．血圧＝126/84 mmHg，脈拍＝72回/分．ベッドに横になって休んでもらい様子を見る．

11：40　昼食前に排尿誘導をしようと介護福祉士が訪室したところ，ベッドから1人で降りようとしていた．「家に帰る．娘を呼んでくれ」と何度も言い，起きようとするが，力が入らずふらつく．自力で起き上がり，座位になろうとするができない．しかし，起きたがる．「墓参りに行って来る」「妹の○○がもうすぐ来るから，小遣いをやるんだ．学用品を買うように言ってくれ（妹はすでに死去）」「隣の△△さんに剪定バサミを貸す約束をしているから帰る」など，次々と興奮気味に職員に訴え，ベッドから降りようとする．尿失禁あり（尿意なし）．体温＝38.3℃，血圧＝128/86 mmHg，脈拍＝80回/分．

2) 再アセスメントでは「CAP8. せん妄」がトリガーされた

前日と比べて状態が大きく変わったと判断し，著変時の再アセスメントを行うことにした．その結果，「CAP8. せん妄」が新たにトリガーされた．

そのほか，スケールの認知機能尺度（CPS）が「2（軽度の障害がある）」から「3（中等度の障害がある）」，日常生活自立段階（ADL-H）が「2（限定援助）」から「5（最大援助）」にレベルが下がり「悪化」していた．同時に，入所時にトリガーされていた「CAP7. 認知機能」と「CAP9. コミュニケーション」のCAPが消えた．またアセスメントの「尿失禁」を「まれに失禁する」から「失禁状態」にチェックしたが，「CAP26. 尿失禁」はトリガーされていなかった．そして新たに「CAP18. 褥瘡」と「CAP27. 便通」がトリガーされていた（**図表7-1**）．

3) まずはせん妄にアプローチする

せん妄は急性状態であり回復が望める．せん妄が改善されれば認知機能もコミュニケーションも回復することがわかっているので，まずはCAPの指針のとおりせん妄やその他を確認してみるとよい．Fさんの場合は「せん妄」がトリガーされ，その可能性が示唆された．

4) 根拠をもって受診行動につなげた結果，Fさんは入院となり家族が安心した

担当看護師は再アセスメントの結果を基に，介護職員と相談員に「せん妄の兆候が見られるのでFさんは至急受診させたほうがよい」と伝えた．そして相談員と一緒にFさんのかかりつけの総合病院に受診することになった．

診察と検査の結果，Fさんは尿路感染症とせん妄のため，1週間程度の入院が必要と診断され，そのまま入院することになった．外来が開いていて，施設の職員も人手がある日昼の早い時間に受診できたおかげで，スムーズに入院することができた．長女に電話で報告すると「よかったです．ありがとうございました」と安心した様子だった．

図表 7-1　著変時の CAP（臨床面のみを提示）

臨床面

CAP		
16　転倒	高リスク	
	中リスク	○
17　痛み	高リスク	
	中リスク	
18　褥瘡	治癒目的	
	悪化予防	
	発生予防	○
19　心肺機能		
20　低栄養	高リスク	
	中リスク	○
21　脱水	高リスク	
	低リスク	
22　胃ろう	認知軽度	
	認知重度	
23　健診・予防接種	診察あり	
	診察なし	
24　適切な薬剤使用		
25　喫煙と飲酒		
26　尿失禁	改善	
	悪化予防	
27　便通	改善	
	悪化予防	○

（発生予防に「新たにトリガー」、尿失禁の悪化予防に「失禁状態なのにトリガーされない」、便通の悪化予防に「新たにトリガー」の注記あり）

7.8　せん妄に対して早急に行うべき看護はなにか？

7.8.1　医療機関の受診と事実に基づいた医師とのやりとり

　CAP でせん妄がトリガーされたら，医療が必要な急性症状である疑いが強いため，まずは受診を考える．CAP のせん妄のガイドラインでも，せん妄のアセスメントと初期治療は医師と看護師に責任があるとし，数時間の内にせん妄の診断に熟練した適切な医療職につなげること

がトリガーに対応する第一歩であると述べられている．また，せん妄は治療が必要な状態であり，看護師は医師とのやり取りを準備すべきである[10]．その際，看護師のせん妄に関する観察の報告が大変重要となる．

その理由は「医師とのコミュニケーションが徹底的で事実に基づいているほど，適切な治療計画を，時機を逸せずに決定することが容易になる」からである．Fさんの場合，担当看護師はせん妄のCAPを確認後，まずバイタルサインやその他の症状のチェックを，「せん妄」の疑いの下に行う必要がある．

7.8.2　CAP上はBPSD（認知症の行動・心理症状）とどう区別されているのか？

Fさんには元々軽度の認知機能低下が見られ，ショートステイ5日目であることから，慣れない場所で出現したBPSDを疑うかもしれない．しかしCAPをよく見る必要がある．認知機能尺度（CPS）が2（軽度の障害がある）から3（中程度の障害）に「悪化」しているにもかかわらず，CAPの「認知機能低下」はトリガーされていない．

インターライ方式ケアアセスメントの構造上，CAP「認知低下」はCPSが3以上だとトリガーされない[12]．また，「CAP9．コミュニケーション」は認知機能が中等度に障害されている場合はトリガーされない[13]．なお，認知低下のCAPでは認知状態が不安定かどうかの確認を助言し，不安定であればせん妄のCAPを確認するように指示している．

7.8.3　併発している問題の状況を評価せよ

ガイドラインは併発している問題の状況をまず評価し，対応しなさいと指示する．その理由は『これらの問題の程度が軽減したり，さらなる悪化を防ぐことができたら，コミュニケーション能力も再評価すべきである』，つまり改善したらその他の能力も改善する可能性が高いので現在の状態が固定化された状態なのかどうかの確認が重要である．せん妄は，CAPの認知機能低下の確認事項の1つとなっている．

今回，Fさんにはトリガーされていないが，せん妄を起こしやすい状態の1つである脱水がある．ガイドラインはもしせん妄と同時に脱水のCAPもトリガーされていたら「脱水がある」との前提で対応を進めるように指示している．つまり，脱水によるせん妄の可能性が高いので先にそちらを改善すべきで，脱水が改善されればせん妄も改善される可能性が高い．

Fさんは脱水がトリガーされていなかったが，発熱があることからガイドラインは感染の兆候がないかを観察する．『発熱は尿路感染，肺炎ほか感染症を示唆している』ので感染症を疑うように指示している．つまり感染と発熱によるせん妄の疑いである．

7.8.4　トリガーされたCAPを看護師の判断の根拠として活用し，力量を最大限に発揮する

インターライ方式ケアアセスメントは看護師の判断の根拠として活用でき，看護師の判断力

やケアマネジメントの力量を最大限に発揮することができる．判断に迷ったときはCAP（ケア指針）とガイドラインを1つずつ見直し，該当するかどうか見てみて欲しい．特に1人職の職場では心強い味方になってくれることであろう．Fさんの事例ではせん妄に注目したが，新たにトリガーされたCAP「褥瘡」と「便通」の理由も考察してみよう．

「褥瘡」と「便通」のCAPはFさんの急な機能低下によってトリガーされている．したがってせん妄の治療を受け，全身状態が改善すればこれらのCAPはトリガーされなくなる．したがってせん妄の治療を優先させ，その間褥瘡と便通のCAPは経過観察にとどめてよいのである．このようにCAPは必ずしもすぐにすべてに対応する必要はなく，最終的な優先度や対応は実際に携わる専門職の判断によってなされることが前提となっている．

7.9 改めてFさんの事例から知る，入所時の包括的なアセスメントの重要性

7.9.1 「普段の様子」の曖昧さと急性症状の進行の速さ

高齢者は予備力が低下しており，せん妄を起こしやすく，急速に症状が進行しやすい．BPSDも疑われる行動を目にしたとき，看護職はまず「普段はどのような様子なのか」と考えるが，情報を収集し直すと時間がかかる．どうしたら情報の少ない利用者の普段の状態を把握できるだろうか．

答えは，アセスメント基準日の状態を「普段」とすることで把握可能である．Fさんの例では入所日を基準日とし，2日目までは「普段」と同じであったが，5日目が「普段」と異なる「著変時」となる．なお，相談者やケアマネジャーなどによるインテーク情報は，通常時にどのような状態でどのような介護を受けているかを知ることに役立つが，「症状観察」は行われていない．

7.9.2 アセスメント自体がどの職種でも活用できる症状観察項目となっている

インターライ方式のアセスメントの項目はそれ自体が症状観察項目であり，「普段」の症状はアセスメントと同時に観察されている．言い換えればアセスメントが直接せん妄を「系時」観察している．観察結果がCAPとして提示される点は，インターライ方式ケアアセスメントが「疾患に強い」と言われるゆえんである．

インターライ方式ケアアセスメントは多職種で共有するために構成されているため，慣れればどの職種が評価してもよい．つまり看護師がすぐに対応できなくとも，多職種でアセスメントを行うことでCAPがトリガーされ迅速な対応が可能になる．また，医療職でないケアスタッフでもアセスメントの項目とCAPに沿った報告をすることで症状観察にぶれがなくなり正確性が高まる．何度か繰り返せば症状観察ができるようになって介護の質が向上する．

7.9.3 CAPの検討過程を研修に活用し，医療の質を高める

さらに多職種との担当者会議や研修でアセスメントとCAPを活用すればせん妄に対する職員研修になる．CAPの内容から変化の原因を確認したり，今後のリスクを予測したりして皆で有効な対策を立ててみよう．

また，看護職も根拠に基づいて作成されているCAPを丁寧に見直すことで看護の質の向上につながる．なぜCAPがトリガーされたのかわからない場合はぜひガイドラインも含めて見直してみて欲しい．それは必ず看護の「経験知」となっていくことであろう．

そして，インターライ方式では認知機能の低下や尿失禁，褥瘡，転倒などケアによって予防や改善，あるいは悪化リスクの軽減が可能なCAPもある．早期にリスクの予防の看護を行うことは，「問題を予測して適時性を確保しながら医療を提供する(＝適時性)[14]」に適っており，医療の質を向上させる．

7.9.4 よい看護情報となるインターライ方式ケアアセスメント

看護師は看護過程においてまず分析のための患者情報を収集するが，インターライ方式ケアアセスメントはその条件を満たしている．よい看護情報の条件としてネルソンの条件がある[9]が，そこでは①数量化できること②検証可能なこと③入手可能なこと③バイアス(筆者註：偏り)がないこと④包括的であること⑤明確なこと⑥適切であること⑦タイムリーであること⑧精緻なこと⑨正確であること，となっている．インターライ方式ケアアセスメントはこれらの条件をすべて満たしている．

確かに褥瘡のように，重点的にケアが必要とされる場合にはそのための専門的なアセスメントと計画が別途必要となるが，「包括的」かつ系統的に利用者の全体像をアセスメントしておくことで，看護の基本となる情報の見落としがなくなる．そのため，インターライ方式を基本のアセスメントとしたうえで，さらに深くアセスメントを進めることをおすすめする．

7.9.5 看護師がせん妄を正しく認識できないとされる理由

本章の最初に看護師は3割程度しかせん妄を認識できず見逃しがちであると述べたがその理由として次のことが指摘されている[2,3,15]．①せん妄の知識不足，②鍵となる兆候の見逃し，③兆候の見逃しや判断の誤差が大きい，といった点が他職種と異なっており，せん妄の評価表のツールを使用しない，つまり主観による観察が多いということである．インターライ方式ケアアセスメントは通常のアセスメントを行うだけでせん妄の兆候を系統的に正しく評価することから，ぜひ活用し合わせてせん妄の兆候の観察も身に着けたい．

図表7-2に今回のCAPによるF氏の施設ケアマネジメントの流れを示した．今後の参考になれば幸いである．

図表 7-2　CAP による F 氏の施設ケアマネジメントの流れ

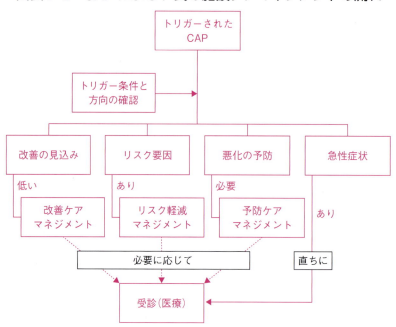

引用・参考文献

1) 厚生労働省「(5)介護サービス事業所における医療職の勤務実態および医療・看護の提供実態に関する横断的な調査(社保審―介護給付費分科会第 122 回(H27.5.20)資料 1-5)」2015.
2) Steis MR, Shanghnessy M, Gordon SM「Delirium : a very common problem you may not recognize」『Journal of Psychosocial Nursing』50(7),17-20,2012.
3) Inouye SK, Foreman MD, Mion LC, et al.「Nurses' Recognition of Delirium and Its Symptoms; Comparison of Nurse and Researcher Ratings」『Arch Intern Med』161(20),2467-2473,2001.
4) Bellelli G, Morandi A, Zanetti E, et al.「Recognition and Management of delirium among doctors, nurses, physiotherapists, and psychologists: an Italian survey」『International Psychogeriatrics』2093-2102,2014.
5) 菅原峰子「高齢患者のせん妄への看護介入に関する文献検討」『老年看護学:日本老年看護学会誌』16(1),94-103,2011.
6) 一般社団法人　日本介護支援専門員協会「短期入所生活介護におけるレスパイトケアのあり方及び在宅生活の継続に資するサービス提供の在り方に関する調査研究事業報告書(平成 26 年度 厚生労働省老人保健事業推進費等補助金(老人保健健康増進等事業分))」2015.
7) 立松麻衣子,齋藤功子,西村一朗「在宅要援護高齢者のショートステイ利用効果」『日本家政学会誌』53(4),369-379,2002.
8) 岡前暁生,原田和宏,岡田誠ほか「ショートステイ利用前後における要介護者の ADL と介護者の介護負担の変化」『理学療法学』43(4),323-332,2016.
9) 大渕律子,大西和子,佐藤敏子「高齢者のショートステイ利用による心身の変化」『三重看護学誌』3(2),145-154,2001.
10) John N. Morris, Pauline Belleville-Taylor, Katherine Berg, ほか著,池上直己監訳,山田ゆかり,石橋智昭訳『インターライ方式 ケア アセスメント[居宅・施設・高齢者住宅]』,230-236,医学書院.2011.
11) 和田健『せん妄の臨床　リアルワールド・プラクティス』新興医学出版社,2012.
12) 前掲書 10),222-229.
13) 前掲書 10),237-240.
14) 中西睦子監修,上泉和子,井上悦子,水流聡子編著『(TACS シリーズ　2)看護管理学』建帛社,2007.
15) Steis MR, Fick DM「Are nurses Recognizing Delirium? A Systematic Review」『Journal of Gerontological Nursing』34(9),40-48,2008.

第8章 地域包括ケアにおける活用

> 地域包括ケアシステムの実現には，対象者の必要な情報を共有し，多様な職種間でのシームレスな連携が不可欠である．しかし現状では，医療機関や介護事業所がそれぞれ独自の方式や内容で情報を蓄積しており，標準的な情報共有のあり方も議論が百出している．この章では，Gさんという仮想事例を用いて，多職種での利用を前提に開発された「インターライ方式」を関係機関が活用した場合にどのような効果が期待されるかを紹介する．

8.1 地域包括ケアとインターライ方式

近年，わが国において地域包括ケアシステムの構築が推進されている．社会保障制度改革国民会議において，今後の日本における社会保障制度の基盤として「できる限り住み慣れた地域で在宅を基本とした生活の継続を目指す地域包括ケアシステム(医療，介護，予防，住まい，生活支援サービスが連携した要介護者などへの包括的な支援)の構築に取り組む」という方向性が示され，全国各地において地域包括ケアシステムに関するさまざまな取り組みが行われるようになった．一方，地域において多様な事業所間や職種間に存在するコミュニケーションの難しさが，地域包括ケアにおける連携・協働の障壁となっている現状がある．このような課題を解決する方策としてインターライ方式を活用することにより，地域包括ケアにおける専門職種間の効果的な協働を推進できる可能性がある．

8.2 仮想事例(Gさん)の概要

本章では，Gさんという1人の高齢者の仮想事例を用いて，地域包括ケアにおけるインターライ方式の活用可能性を検討する．

> ＊事例：在宅での老老介護の事例
>
> Gさん〔女性・85歳（昭和6年5月18日生）〕
>
> **家族構成** 現在，夫（88歳）と2人で自宅（二階建住宅）に暮らしている．長女が隣町に住んでおり平日は働いているが，毎週土曜日に様子を見に来る．
>
> **既往歴・現病歴** 50歳頃～　高血圧，糖尿病．73歳～　パーキンソン病．
> 　　　　　　　　80歳頃～　変形性膝関節症．83歳　白内障手術．
>
> **処方薬** アムロジピン5 mg 1回/日，アマリール4 mg 2回/日，レボドパ600 mg 3回/日，ロキソニン60 mg＋セルベックスカプセル50 mg（頓用）
>
> **身体・生活状況** 介護保険で要介護2の認定を受けている．身長150 cm，体重56 kg．パーキンソン病と膝の痛みのために，長時間の歩行は困難．歩行時ふらつきがあるため，外出時は杖を使用している．1年前より，物のしまい場所を忘れる，同じものを何度も買ってくる，鍋を火にかけたまま忘れ鍋を焦がすといった物忘れが出るようになった．室内の移動・排泄に見守り，入浴に一部介助が必要である．
>
> **介護サービス** 通所介護を週2回利用し，入浴介助を受けている．普段は，夫が生活の見守りと介助を行っているが，腰痛もちであるため身体に負担のかかる介助は難しい．
>
> ※アセスメント基準日：平成29年6月20日

　Gさんを担当している介護支援専門員（以下，ケアマネジャー）は，2年前より6か月に1回，定期的にインターライ方式によるアセスメントを実施していた．

　高齢者に対する医療・介護における一般的な課題として，①急性期病院入院時の生活情報の把握，②病院内における情報共有，③地域医療連携における情報共有，④在宅ケアにおける多職種連携，⑤居住系施設における看取りがある（**図表8-1**）．Gさんがたどる経過とともに，これらの課題に対してインターライ方式をどのように活用できるのかを紹介する（**図表8-2**）．

図表8-1　地域包括ケアにおける課題

①急性期病院入院時の生活情報の把握
②病院内における情報共有
③地域医療連携における情報共有：地域連携クリティカルパスの活用，退院支援
④在宅ケアにおける多職種連携
⑤居住系施設における看取りケア

図表 8-2 地域包括ケアシステムにおけるインターライ方式アセスメントの活用の全体像

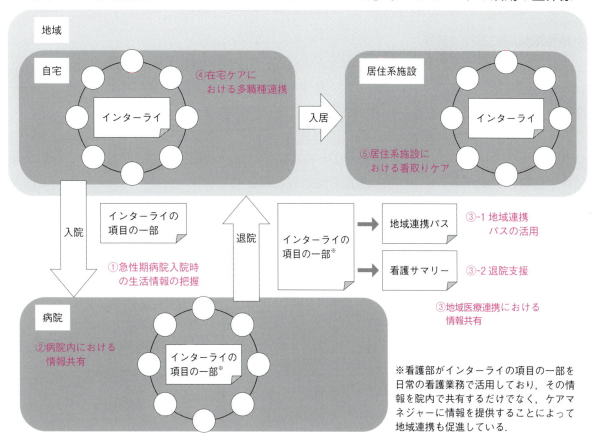

8.3 急性期病院入院時の生活情報の把握

1) 急性期病院における課題

　高齢者は疾患や怪我による入院のリスクが高いが，入院治療に伴う身体活動の制限や日常とは異なる慣れない環境での生活によって，身体・認知機能に悪影響が生じやすい．そのため入院中のケアにおいて，入院生活に伴う心身への影響を最小限にし，退院後円滑に元の生活に戻れるようなかかわりが重要である．退院後の生活を見据えたケアを提供するためには，入院の時点で，患者の自宅の環境や入院前のADLなど生活状況を把握する必要がある．しかし，近年の医療制度改革による医療機関の機能分化と在院日数の短縮化に伴い，特に急性期病院においては，こうした情報を迅速かつ正確に把握することが難しい現状がある．

　このような患者の生活情報の把握に関して，急性期病院などの医療機関が在宅サービス機関から情報を入手する際のツールとして，インターライ方式のアセスメント情報が活用できる．

2) Gさんの状況：大腿骨頸部骨折による緊急入院

　Gさんは，自宅での生活においてトイレまでの移動時に歩行のふらつきがあり，便座への移乗や排泄動作もやや不安定であったため，夫が見守りを行っていた．ある日，夫が買い物のため近所に外出した際に，Gさんは1人でトイレに行き，便座に座りそこねて転倒してしまった．帰宅した夫がトイレに倒れているGさんを発見して救急車を呼び，Gさんは近くの総合病院に搬送された．Gさんは総合病院において大腿骨頸部骨折の診断を受け，整形外科病棟に緊急入院し，翌日に人工骨頭置換術が予定された．入院当日，整形外科病棟の看護師が夫と面談し，Gさんの入院前の生活に関する情報について質問したが，夫は気が動転しており，情報をうまく収集することができなかった．担当ケアマネジャーは，Gさんの入院について連絡を受け，1か月前に実施したGさんのアセスメント情報とケアプランをもってすぐに総合病院に来院した(**図表8-3**)．

　担当ケアマネジャーは，Gさんの生活状況とアセスメントから導き出された問題領域，在宅でのサービス内容について，整形外科病棟の担当看護師に説明した．情報を得た担当看護師は，病棟のカンファレンスでその情報を共有し，Gさんの入院中のケアの目標と計画について検討を行った(**図表8-4**)．またこれらの在宅での生活情報を踏まえ，現段階から退院に向けた支援が必要であることが認識され，医療ソーシャルワーカー(以下，MSW)を中心とした退院支援が行われることになった．

図表8-3　在宅におけるアセスメント結果の情報

CAP

CAP		トリガー
1. 身体活動の推進		○
2. IADL		○
3. ADL	維持	○
7. 認知低下	悪化予防	○
10. 気分	中リスク	○
16. 転倒	高リスク	○
17. 痛み	中リスク	○
26. 尿失禁	悪化予防	○

スケール

BMI	25.5 (肥満1度)
うつ評価尺度：DRS	1. うつの問題ない
認知機能尺度：CPS	2. 軽度の障害
日常生活自立段階：ADL-H	2. 限定援助
痛み評価尺度：Pain Score	2. 中程度の痛み

図表 8-4　Gさんの在宅でのアセスメント情報と入院中の看護計画への活用

#問題 (CAP・Scale)	現状・問題への対処	ケア計画への活用
#痛み(CAP 17) Pain Score：中程度の痛み	変形性膝関節症のため両膝に疼痛があり，鎮痛薬を内服しているが，特に歩行時に痛みが強くなる．筋力低下と痛みのために歩行時のふらつきがある．	・手術後のリハビリテーションを効果的に進めるため，創部の疼痛コントロールとともに膝の疼痛に対しても対応が必要であることが確認された．
#ADL(CAP 3) ADL-H：2. 限定援助	パーキンソン病と変形性膝関節症による歩行の問題と認知機能低下のため，移動，排泄，入浴に介助が必要である．大部分の動作は自分で行うことができるが，日内変動があり，動作が不安定になることがある． ADL維持，認知機能の悪化予防，入浴介助のため，週2回通所介護を利用している．	・手術後のリハビリテーションの目標設定の際に在宅でのADLレベルが参考にされた． ・パーキンソン病の症状に応じた日常生活援助の計画が検討された．
#尿失禁(CAP 26)	歩行が不自由であるためにトイレに間に合わず，尿失禁がある．通所介護では，こまめにトイレ誘導することで尿失禁の回数が減少している．	・骨折・手術による転倒リスクに加え，尿失禁や認知機能の低下，環境の変化に伴う気分の変動が転倒のリスクを高める可能性があるため，尿失禁のケアや環境調整についても計画に組み入れられた．
#認知低下(CAP 7)・気分(CAP 10) DRS：1点	慣れた環境では落ち着いて生活できているが，環境の変化があると気分が不安定になりやすい．	・入院生活により認知機能がさらに低下することを防ぐため，生活リズムを整えることや，時間や場所など見当識に関する情報を確認するリアリティ・オリエンテーションが計画に組み入れられた．
#体重・血糖コントロール BMI 25.5（肥満1度）	膝への負担軽減のための体重コントロールが必要である．また糖尿病の血糖コントロールのためにカロリー制限が必要である．昼食は通所介護での食事・配食サービスを利用しているが，朝晩の食事の用意は夫がしており，スーパーやコンビニで総菜を購入することが多い．	・体重・血糖コントロールのための食事療法が開始された．
#服薬管理	近隣のかかりつけ医（内科）に月2回程度通院している．高血圧と糖尿病に対し内服薬が処方されているが，薬の飲み忘れがある．	入院中の服薬管理を看護師が行う必要性と，退院の際に在宅での服薬支援の検討が必要であることが認識された．

POINT
・高齢者の入院時の生活情報の把握に，インターライ方式を活用できる．
・在宅ケアで実施されたアセスメントや取り上げられたCAPの情報を入院中のケア計画に取り入れることで，退院後の生活も見据えた継続的なケアが可能となる．

8.4 病院内における情報共有

1) 多職種間の情報共有の課題

　高齢者は入院の原因となった疾患や外傷以外にも多くの問題を抱えていることが多い．そのため高齢者に入院治療が必要になった場合には，特に病院内の多職種チームが協働して適切なケアを提供する必要があり，治療・ケアに関する情報共有が不可欠である．例えば，看護師が把握した自宅での生活状況，認知機能やうつなどの精神・心理面に関する情報は，医師による治療やリハビリテーション（以下リハビリ）職によるリハビリの目標設定・内容の検討において必要である．一方，リハビリ職による ADL・IADL 評価の結果は，看護師による病棟でのケアや退院支援の情報として重要である．

　医療現場において，電子カルテなど病院内での情報共有のシステムが整備されてきたが，一方で多様な専門職が用いる専門用語の違いは，依然として多職種連携の障壁となっている．病院内のチーム医療において，インターライ方式のアセスメント項目の一部を共通の指標として用いることで，多職種チームによるケア目標の設定やケア実施後の評価が標準化され，質の高いチーム医療の実施につながることが期待される．

　わが国においては，現時点では急性期病院で活用可能なインターライ急性期版（acute care：AC）は導入されていないが，看護部門において尺度など在宅版・施設版における項目の一部のアセスメントを取り入れることで，他職種との情報共有に活用できる可能性がある．例えば ADL に関するアセスメントは，多職種での情報共有が有効である指標の 1 つであろう．インターライ方式の ADL は，「入浴」「個人衛生」「上半身の更衣」「下半身の更衣」「歩行」「移動」「トイレへの移乗」「トイレの使用」「ベッド上の可動性」「食事」の 10 項目から構成され，このうち「個人衛生」「移動」「トイレの使用」「食事」の 4 項目から ADL-H の得点が算出される．ADL の各項目のアセスメント結果やその変化をモニタリングの指標として用いることができると同時に，4 項目から算出される ADL-H 得点から ADL 全体の状況を把握することも可能である．例えば入院中にリハビリを実施する患者に対し，入院前—入院時—入院中—退院を通して一貫した指標による ADL 評価を実施し多職種で共有することで，より患者の生活の実態をふまえたリハビリの目標設定と実施につながるだろう．

　多職種間の情報共有と協働のためにインターライ方式を活用する場合，ADL 等の機能状態はリハビリ職，健康状態は看護職など，あらかじめ各職種のアセスメント担当項目を決めておくことで，より専門的な視点からのアセスメント結果が得られ，アセスメントの実施が特定の職種の負担になることも避けられる．また病院内で多職種が円滑に情報共有を行うために，各職種から収集された情報が自動的に共通記録上に反映される仕組みが，電子カルテなどのシステムに組み込まれていることが望ましい．例えば，病棟看護師が入院時に収集する患者の生活に関する情報は通常，「基礎情報」として記録されるが，この情報は自動的にリハビリ職が業務で用いる記録上に反映されてリハビリ実施の際の情報として活用され，逆にリハビリ職が評価した ADL・IADL の情報が看護記録上に反映され，病棟でのケアに活用されるという仕組みである．

2) Gさんの状況とケア

　Gさんは予定どおり，入院した翌日に人工骨頭置換術の手術を受け，総合病院での治療・リハビリを行った後，回復期リハビリテーション病院(回復期リハ病院)に転院してリハビリを継続し，その後自宅へ退院する方向性になった．

　総合病院の看護チームは術後のリハビリを効果的に行うために，インターライ方式を活用することにした．病棟看護師は，理学療法士や作業療法士の協力を得て，ADLに関するアセスメントの10項目(「入浴」「個人衛生」「上半身の更衣」「下半身の更衣」「歩行」「移動」「トイレへの移乗」「トイレの使用」「ベッド上の可動性」「食事」)に関して評価を行った．こうしたことが可能になったのは，リハビリ室の評価がインターライのADL-Hの評点と高い互換性をもつ「FIM(Functional Independence Measure)：機能的自立度評価表」に基づいて行われており，理学療法士はFIMの評価結果をインターライ方式のADL評価に変換することができたからである．

　手術後2日目に実施したADL評価において，入院前の自宅での生活で「2．限定援助」だったADL-Hは，「5．最大の援助」に低下していた．ADLの各アセスメント項目の入院前と手術後のADLのアセスメント情報が多職種チームで共有され，退院後の生活に向けたリハビリの目標が検討された．手術後14日目に予定された回復期リハ病院への転院までに，「『広範囲な援助』による移動が可能となる」という目標が設定された．

　整形外科病棟の看護師は，理学療法士がリハビリ室で行う評価結果の記録を確認し，その日のリハビリ状況を把握したうえで，Gさんの能力を引き出す支援を行った．

　例えば，その日のリハビリで歩行状態が「最大限の援助」から「広範囲な援助」へ改善したという情報を得て，病棟での歩行時の介助量を減らしてGさん自身の力での歩行を促してみたり，トイレでの移乗時の介助を減らしてみたりするなど，リハビリ室でのリハビリと連動させたケアの見直しを行うことができた．

　理学療法士と病棟看護師の連携によるリハビリの結果，回復期リハ病院の転院時評価においてADLはそれぞれ「3．限定的な援助」〜「4．広範囲な援助」となり，手術後2日目の評価で「5．最大援助」だったADL-Hは，転院時評価では「4．広範囲援助Ⅱ」だった(**図表8-5**)．**図表8-6**のように各ADL項目の値をグラフにして示すと，ADLの変化を客観的に把握することができる．Gさんは食事については術直後もほぼ自立していたが，移動やトイレの使用については受傷と手術によって大きく低下したことがグラフに示されている．このように客観的な指標によってADLの回復状況を評価しながらリハビリを進め，適切なリハビリ目標を達成することができた．

図表 8-5　G さんの ADL 評価の変化

	入院前	手術後 2 日目	転院時
入浴	3. 限定的な援助	8. この動作はなかった	4. 広範囲な援助
個人衛生	3. 限定的な援助	5. 最大限の援助	3. 限定的な援助
上半身の更衣	2. 見守り	5. 最大限の援助	3. 限定的な援助
下半身の援助	3. 限定的な援助	6. 全面依存	4. 広範囲な援助
歩行	3. 限定的な援助	8. この動作はなかった	4. 広範囲な援助
移動	3. 限定的な援助	6. 全面依存	4. 広範囲な援助
トイレへの移乗	3. 限定的な援助	8. この動作はなかった	4. 広範囲な援助
トイレの使用	2. 見守り	8. この動作はなかった	3. 限定的な援助
ベッド上の可動性	1. 自立，準備の援助のみ	5. 最大限の援助	3. 限定的な援助
食事	1. 自立，準備の援助のみ	2. 見守り	1. 自立，準備の援助のみ
ADL-H	2. 限定援助	5. 最大援助	4. 広範囲援助 II

図表 8-6　ADL 項目の変化

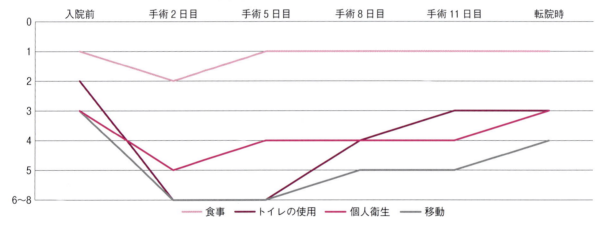

POINT
- 病院内の多職種チームの協働における情報共有に，インターライ方式を活用できる．
- リハビリ職と看護職間で ADL に関するアセスメント情報を共有することで，共通の指標によって適時に患者の状態を把握することができ，効果的なリハビリの実施につながる．

8.5 地域医療連携における情報共有

1) 情報共有の課題

地域包括ケアシステムにおいてケアの継続性を担保するために，さまざまな機能をもつ医療・介護サービス機関間で，対象者にかかわる情報を効率的かつ効果的に共有する必要がある．そのために，①地域連携クリティカルパス（地域連携パス）を用いた医療機関間の連携，②退院支援における医療機関と在宅サービス機関との連携が，臨床現場において行われている．多様な職種や機関がかかわる地域連携において，インターライ方式のアセスメント情報やその情報から算出される尺度の得点を情報共有のツールとして用いることで，統一した認識に基づくコミュニケーションによる継続的なケアの実施が可能になると期待される．

地域連携にかかわるすべての病院や在宅サービス事業所において，インターライ方式によるアセスメント全項目を実施することは困難であるが，ADLや認知機能，うつ状態，痛みに関する評価指標をインターライ方式に統一し，算出される尺度得点を地域連携の情報共有に用いることは現実的に可能であり，その有用性は高いと考えられる．本事例のように，急性期病院の看護部門が入院時と退院時にすべてを対象にアセスメントを行えば，地域包括ケアは促進される．

【地域連携クリティカルパス】

地域連携パスは，「疾病別に疾病の発生から診断，治療，リハビリまでを，診療ガイドラインに沿って作成する一連の地域診療計画」[1]と定義されている．今回Gさんの事例で例として取り上げる大腿骨頸部骨折の地域連携パスは，脳卒中，がんとともに，診療報酬の評価対象となっている．

地域連携パスは，①入院前の生活状況（ADL，認知機能，介護サービスなど），②手術を行った急性期病院から連携先病院（回復期リハ病院など）に転院する際の情報（リハビリの状況，疼痛，ADL，認知機能など），③連携先の病院から自宅や居住系施設に退院する際の情報（リハビリの状況，疼痛，ADL，認知機能など），④退院後の要介護認定，介護サービスに関する情報についての記載欄があり，それぞれの機関において該当部分を評価し，記入する（**図表8-7**）．地域の医療・介護サービス機関が地域連携パスを活用して連携することにより，高齢者の療養場所が変わっても，一貫した目標の達成を目指したケアが提供される．

地域連携パスに記載すべき情報は，インターライ方式のアセスメント項目と共通しているものが多いため，入院時や入院中に評価したアセスメント情報をそのまま活用することができる．中でもADL，認知機能，疼痛についてはスケールによる得点が算出できるため，共有する情報の標準化が可能である．つまり，評価を行う専門職の職種や時期が変わっても，統一した基準によって現在の対象者の状態を客観的に把握することができる．このことにより，対象者の微細な変化も捉えることができ，ケア計画の見直しや早期の対応につなげることが可能となる．

【退院支援】

特に高齢者では，入院による治療を終えて退院した後も医療や介護を必要とするケースが多く，病院における退院支援の必要性が高い．近年の在院日数の短縮化に伴い，この傾向はさら

258　第Ⅱ部　インターライ方式の活用例

図表8-7　大腿骨頸部骨折クリティカルパス

に顕著になっている．病院での退院支援および病院・在宅サービス機関間の連携を推進するため，診療報酬により退院支援にかかわる評価が複数導入されている．このうち，特に「総合評価加算」と「介護支援連携指導料」の算定において，患者状態のアセスメントが重要である．

「総合評価加算」は2010年の診療報酬で新設された評価で，「入院時から，退院後の生活を念頭に置いた医療を行うことが必要であるため，病状の安定後，早期に患者の基本的な日常生活能力・認知機能・意欲等について総合的な評価」[2]（高齢者総合機能評価 Comprehensive Geriatric Assessment：CGA）を実施することを目的としている．本来，CGAは医師が行う必要があるが，実務的に難しいことから，「日常生活能力・認知機能・意欲等」の測定を医師以外の医療関係職種が実施し，その測定に基づいた評価を「研修を受けた医師または主治医」が実施することによって「総合評価加算」が算定可能である．インターライ方式には「総合評価加算」算定に必要な項目が網羅されていることに加え，医師以外の職種による評価の適切性が保証されていることから，「総合評価」のツールとして適している．

もう1つの「介護支援連携指導料」は，介護保険の対象となる患者に対し，医師または医師の指示を受けた看護師などの関係職種がケアマネジャーと協働して，患者に対して介護サービスなどの情報を提供した場合に算定される診療報酬である．「介護支援連携指導料」の算定のための病院から在宅サービス機関への情報提供ツールとして，看護サマリーが活用されることが多い．看護サマリーなどの連携書式に必要な項目（**図表8-8**）の中で，④退院時のADL/IADLと必要な支援内容，⑤社会資源の活用状況，⑥家族の状況・介護力の項目は，インターライ方式のアセスメント情報を活用できる．

図表8-8　看護サマリーなどの連携書式に必要な項目[2]

①　病状・治療の経過
②　患者・家族への病状説明の内容，病状の理解・受け止め
③　退院後も継続する医療管理と指導内容
④　退院時のADL/IADLと必要な支援内容
⑤　社会資源の活用状況
⑥　家族の状況・介護力

地域連携パスや看護サマリーに限らず，病院や在宅サービス機関において新たに書類の作成が必要となると専門職の業務負担が増大する．そのため，同じ情報が複数の記録や書類に必要な場合には，転記作業をすることなく情報が自動的に反映されるシステムがあることが望ましい．インターライ方式のアセスメント情報を地域連携パスや「総合評価加算」の総合評価用シート，看護サマリーに転用する場合にも，その情報が自動的に他の書類に反映される電子化システムを用いることで，専門職の業務負担を軽減することができる．

2）Gさんの状況
総合病院から回復期リハビリテーション病院への転院：地域連携パスの活用

Gさんが手術を受けた総合病院は，地域の回復期リハ病院や在宅サービス機関と連携し，大腿骨頸部骨折の地域連携パスを運用していた．

Gさんの治療・リハビリの方針についてGさんと夫も含めて話し合われた結果，まず総合病院から回復期リハ病院に転院してさらにリハビリを行った後，自宅への退院を目指すという方向性が決定され，地域連携パスが適用されることになった．Gさんに対し，地域連携パスの計画に則ってリハビリが行われ，人工骨頭置換術後14日目に回復期リハ病院へ転院することが決まった．担当ケアマネジャーは総合病院を訪問し，整形外科病棟の担当看護師は，Gさんの入院中の情報（ADL・認知機能・疼痛など）を聞き取った．担当ケアマネジャーが把握している生活情報と合わせてアセスメントを行い，病棟看護師とケアマネジャーが協働して地域連携パスへ記入した．これらの情報は，転院先の回復期リハ病院において，日々のリハビリやケアに役立てられた．

回復期リハビリテーション病院から自宅への退院：退院支援

回復期リハ病院へ入院したGさんに対し，退院後の生活を見据えたケアを実施するための「総合評価」として，担当ケアマネジャーの支援の下インターライ方式によるアセスメントが実施された．アセスメントの結果，退院後の生活において移動やセルフケアの介助，認知機能の低下による服薬管理の援助が必要となることが予測された．Gさんの骨折受傷前の要介護認定は要介護2であったが，退院後はより多くのサービスが必要と考えられたため，要介護認定の区分変更申請を行うことになり，その結果要介護3に認定変更された．

その後，Gさんはリハビリによって回復し，自宅へ退院できることになった．回復期リハ病院の担当看護師は，退院時評価として再度アセスメントを実施した．ここでも担当ケアマネジャーによるアセスメントの支援が行われた．骨折受傷前から現在までのADLの変化を検討した結果，総合病院からの転院時と比較して全体的に改善しているものの，骨折受傷前の在宅でのアセスメント結果と比較すると，「移動」，「入浴」，「トイレの使用」，「ベッド上の可動性」は低下しており，総合的なADL評価であるADL-Hでも，「2．限定援助」から「4．広範援助Ⅱ」に低下していた（**図表8-9**）．

さらに，退院時評価のアセスメントによりトリガーされたCAPの問題領域から，「ADLの改善」の可能性がある一方で「転倒」や「痛み」のリスクがあること，また「気分の悪化」のリスクが高いことが示された（**図表8-10**）．認知機能の変化を確認したところ，骨折受傷前の「CPS2．軽度の障害」から「CPS3．中等度の障害」に低下していた（**図表8-9**）．

総合病院と回復期リハ病院において継続的に食事療法による体重コントロールを行った結果，56 kgだった体重は52 kgに減少し，BMIは25.5から23.1へ低下した．体重の減少により，手術部位の痛みとともに膝の痛みが軽減したため，痛み評価尺度（Pain Score）は「2．中等度の痛み」から「1．軽度の痛み」に改善した．

CAPの問題領域には直接関係しなかったが，夫はGさんが転倒により骨折したことに対してショックを感じており，Gさんの退院後の生活と自身の負担について繰り返し不安を訴えていた（「Q　支援状況」の「家族や近い友人は利用者の病気によって憔悴している」に該当）．

以上の状況に関する情報が看護サマリーに記載されて担当ケアマネジャーやかかりつけ医と共有されるとともに，その情報に基づく退院時カンファレンスが開催された．GさんのADLと認知機能が入院前よりも低下していることに加えて，夫の心身の状態を考慮すると介護負担を増やすことは不可能であると考えられたため，介護保険サービスの利用を増やして対応する

図表 8-9　Gさんの状態の変化

		総合病院入院時 （再掲）	総合病院から回復期 リハ病院への転院時 （再掲）	退院時	受傷前から の変化
ADL	入浴	3. 限定的な援助	4. 広範囲な援助	4. 広範囲な援助	低下
	個人衛生	3. 限定的な援助	3. 限定的な援助	3. 限定的な援助	不変
	上半身の更衣	2. 見守り	3. 限定的な援助	2. 見守り	不変
	下半身の援助	3. 限定的な援助	4. 広範囲な援助	3. 限定的な援助	不変
	歩行	3. 限定的な援助	4. 広範囲な援助	4. 広範囲な援助	低下
	移動	3. 限定的な援助	4. 広範囲な援助	4. 広範囲な援助	低下
	トイレへの移乗	3. 限定的な援助	4. 広範囲な援助	3. 限定的な援助	不変
	トイレの使用	2. 見守り	3. 限定的な援助	3. 限定的な援助	低下
	ベッド上の可動性	1. 自立，準備の援助のみ	3. 限定的な援助	2. 見守り	低下
	食事	1. 自立，準備の援助のみ	1. 自立，準備の援助のみ	1. 自立，準備の援助のみ	不変
	ADL-H	2. 限定援助	4. 広範囲援助Ⅱ	4. 広範囲援助Ⅱ	低下
認知機能 CPS		2. 軽度の障害	2 軽度の障害	3. 中程度の障害	低下
痛み：Pain Score		2. 中程度の痛み	3：重度の痛み	1. 軽度の痛み	改善
BMI		25.5	24.4	23.1	改善

図表 8-10　回復期リハ病院退院時のアセスメント結果の情報

CAP

CAP		トリガー
3. ADL		改善
10. 気分	高リスク	○
15. 社会関係		○
16. 転倒	中リスク	○
17. 痛み	中リスク	○
23. 健診・予防接種 　　診察あり		○

スケール

BMI	23.1（標準）
うつ評価尺度：DRS	3点※
認知機能尺度：CPS	3. 中程度の障害がある
日常生活自立段階：ADL-H	4. 広範援助Ⅱ
痛み評価尺度：Pain Score	1. 軽度の痛み

※3点以上の場合，うつに関する問題を抱えている可能性がある．

という方向性が話し合われた．また「S　環境評価」のアセスメント結果から，室内に段差があったり，廊下に障害物になるような荷物が置かれていることがわかり，再転倒を予防するために障害物の片付けと，床のバリアフリー化と階段や廊下，トイレ，浴室への手すり設置のための住宅改修が行われた．

> **POINT**
> ・多様な職種や機関がかかわる地域連携において，インターライ方式を情報共有ツールとして用いることが，職種・機関間のコミュニケーションと継続的なケアの実施に役立つ．
> ・インターライ方式のアセスメント項目（スケール得点）を，地域連携パスや看護サマリーの記載内容として活用することができる．

8.6 在宅ケアにおける多職種連携

1) 多職種連携の課題

　在宅ケアでは，同時に複数の事業所からさまざまな職種が利用者にかかわることが多いため，適時に情報の共有を行いながら，統一した目標にもとづいてサービスを提供することが重要になる．しかし，事業所や職種によって文化や用いる用語に違いがあり，それが，連携・協働の阻害要因となっていることが指摘されている．インターライ方式のアセスメント項目およびトリガーされるCAPの問題領域は，特定の専門職の視点に偏らない包括的なものとなっているのが特徴である．アセスメント担当者が福祉職の場合は医療的知識を補うように，医療職の場合には福祉的知識を補ってアセスメントを行うことが可能であり，また情報共有の際の共通言語として用いることができる．

　標準化されたアセスメントツールにより多職種で対象者の情報を共有しておくことは，異常の予防や早期発見・対応にも役立てることができる．定期的なアセスメントの情報から対象者にとっての通常の状態を把握しておくことで，対象者のわずかな変化にも気づくことができ，迅速な対応につなげられる．例えば，疾患が重症化する前の軽度の段階で病院を受診することによって，入院を防いだり，短い入院期間での退院が可能となり，入院に伴う心身への影響や医療コストを低減できる．

2) Gさんの状況

　担当ケアマネジャーは，退院時のGさんのアセスメント結果からケアプランの再検討を行った．GさんのADLが入院前よりも低下していること，夫の介護負担を少しでも減らす必要があることから，在宅での生活においてリハビリを継続し，身体機能を改善することが必要と考えた．入院前は月2回のかかりつけ医の受診に夫が同行していたが，夫の負担軽減のために，退院後は訪問介護員（ホームヘルパー）が受診に同行することにした．また，認知機能の低下による服薬の自己管理に課題があると判断し，リハビリと服薬管理を目的とする訪問看護サービスを導入することにした．以上より，Gさんが利用するサービスとして，週2回の訪問介護，週1回の訪問看護，週2回の通所介護がケアプランに組み込まれた．

　月1回のサービス担当者会議には，ケアマネジャー，ホームヘルパー，訪問看護師，通所介護の相談員，かかりつけ医，Gさん本人と夫が参加し，それぞれが把握しているGさんの情報をもち寄って，アセスメントの見直しとケアプランの再検討を行った．

　あるサービス担当者会議において，ホームヘルパーが，最近2週間ほどGさんに「否定的なことを言う」「たびたび不安，心配ごとを訴える」「悲しみ，苦悩，心配した表情」「泣く，涙もろい」といった状況があることを伝えた．この状況は，週2回Gさんの自宅に訪問して生活支援をしているホームヘルパーだけが知っており，他の職種は知らなかった．この会議におけるアセスメント結果から算出されたうつ評価尺度（DRS）は6点（3点以上でうつに関する問題を抱えている可能性がある）であり，Gさんがうつ状態にある可能性があるという問題が明らかになった．「気分」と「痛み」のCAPを併せて検討した結果，骨折部位の回復により長時間歩けるようになった一方で再び膝に負担がかかるようになり，一度改善した膝の痛みが悪化し，そのためにうつの症状が生じていることがわかった．鎮痛薬の見直しによってGさんの膝の

痛みは軽減し，うつ状態も改善させることができた．

またある日，ホームヘルパーは，Gさんの呼吸困難と疲労感の訴えに気がついた．ホームヘルパーは，アセスメント情報からGさんの通常の状態を把握していたため，Gさんの様子がいつもと違うと考え，訪問看護師に報告した．訪問看護師がGさんの状態を確認したところ肺炎が疑われたため，すぐにGさんが総合病院を受診するよう手配した．訪問看護師の予測どおりGさんは肺炎と診断されたが，軽症の段階で発見できたために，通院による内服治療により治癒し，元の生活に戻ることができた．

> **POINT**
> ・多くの事業所や職種がかかわる在宅ケアにおいて，アセスメント内容やCAPを共有することで統一した継続的な支援が可能となる．
> ・インターライ方式のアセスメント表は，各職種が把握している情報を統合するツールとしても役立つ．

8.7 居住系施設における看取り

1）看取りの実態と課題

「2025年問題」として「多死社会」の到来が予測される中，今後病院での看取り数が限られてゆくため，在宅に加え，介護保険施設や有料老人ホーム，グループホームのような居住系施設も重要な看取り場所となる．そのため，施設における質の高い看取りケアについて検討する必要性が高まっている．しかし一方で，これらの施設では医師や看護師などの医療職が常駐していないことが多く，看取りに伴う対象者の状態変化を介護スタッフが不安に感じていることが，看取りの阻害要因となり得る．

これまで対象者が大切にしてきたことや看取りに対する希望などの情報を得たうえで，その人にとって望ましい看取りのケアをチームで検討することが必要である．さらに，介護スタッフが安心して看取りのケアを実施できるよう，看取りに伴う対象者の状態に関する情報を適時にチーム内で共有し，各専門職が適切に対応できる体制の整備が求められる．

2）Gさんの状況：有料老人ホームでの看取り

大腿骨頸部骨折後，総合病院および回復期リハ病院の入院を経て自宅に退院したGさんは，在宅介護サービスによる支援を受けながら，約2年間在宅生活を続けた．多職種チームの連携によって適切な支援が行われていたが，徐々に加齢およびパーキンソン病の進行に伴う身体機能・認知機能の低下が進んだ．この間，夫も脳梗塞を発症し，麻痺が残ったため日常生活に支障が出るようになり，要介護2の認定を受けた．

Gさんは誤嚥性肺炎を発症し，治療のため総合病院に入院することになった．1か月間の入院治療により退院が可能となったが，入院中Gさんの身体機能・認知機能はさらに低下し，夫も要介護状態であるために自宅での介護は難しいことから，Gさんは介護付有料老人ホーム（有料老人ホーム）に入居することになった．

Gさんの担当ケアマネジャーは，これまでのGさんのアセスメント情報やケアプランの内容を有料老人ホームに伝えた．有料老人ホームでは，Gさんの入居後，施設版のインターライ方式を用いてGさんのアセスメントを行った．「意思決定権と事前指示」の項目を用いて，Gさんの終末期の希望が確認された．認知機能の低下により，「蘇生術をしない」「挿管をしない」「経管栄養をしない」などの事前指示の各項目についてGさん自身への確認は困難だったが，以前Gさんが「自分に何かあったときには娘に判断をお願いしたい」と代理決定の意思を話していたことから，長女にGさんの事前指示の代理決定が依頼された（**図表8-11**）．長女は，Gさんが何度か「最期は余計な治療をせずに自然に亡くなりたい」というのを聞いていたため，代理決定者として，蘇生術や挿管，経管栄養をせずに有料老人ホームで看取られることを希望した．

図表8-11 インターライ方式における「P．意思決定権と事前指示」の項目例

P．意思決定権と事前指示	
P1．意思決定権 　0　いいえ 　1　はい 　P1a．法定後見人等　　　□ 　P1b．任意後見　　　　　□ 　P1c．家族などの代理決定　1	P2．事前指示 　0　いいえ 　1　はい 　P2a．蘇生術をしない　　1 　P2b．挿管しない　　　　1 　P2c．入院しない　　　　□ 　P2d．経管栄養をしない　1 　P2e．薬剤制限　　　　　□

また「アクティビティ」の情報から，Gさんは「音楽や歌」「旅行や買い物」が好きだが，現在は関与できていないということがわかった（**図表8-12**）．有料老人ホームの介護スタッフは，日常の活動として音楽や歌のイベントにGさんが参加できるよう働きかけ，また日帰り旅行や買い物のための外出の支援を行った．有料老人ホームへの入居による環境の変化のため，精神的に不安定になり夜間せん妄の症状が出ていたが，好きな活動に対する支援によって気分が安定し，笑顔が多くみられるようになった．

図表 8-12　インターライ方式における「M. アクティビティ」の項目例

M. アクティビティ		
M2. 好む活動と関与（現在の能力に適応）	M2h. 庭仕事，畑仕事	
0　好みではない，過去3日間関与していない	M2i. 他者の手助け	
1　好みである，関与していない	M2j. 音楽や歌	1
2　好みである，過去3日間に関与した	M2k. ペット	
M2a. カード，ゲーム，クイズ	M2l. 読書，執筆	
M2b. コンピュータ，インターネット関係	M2m. 宗教活動	
M2c. 会話，電話	M2n. 旅行や買い物	1
M2d. 創作活動	M2o. 屋外の散歩	
M2e. 舞踏	M2p. テレビ，ラジオ，ビデオ／DVD鑑賞	
M2f. 人生についての議論／回顧（回想法）	M2r. パズル／クロスワード	
M2g. 運動		

　Gさんは有料老人ホームへの入居後，しばらく安定した生活を送っていたが，パーキンソン病の進行により，ADLと認知機能が低下し，寝たきりの状態になった．また嚥下機能の低下により徐々に食事の量が減り，ほとんど口から食物を摂取することができなくなってしまった．経静脈栄養や胃ろうなどの経管栄養の可能性が検討されたが，Gさんの事前指示を尊重し，経管栄養などを行わずに食べられる量の食事摂取を援助し，自然に看取りを行う方針が確認された．有料老人ホームではこれまで看取りの経験がなかったため，介護スタッフより不安の声が聞かれたが，話し合いを重ね，ホームの介護スタッフ，協力診療所の医師，訪問看護師が連携しながら，Gさんの看取りを行うことになった．

　看取りに向けた担当者会議が，有料老人ホームのケアマネジャーおよび介護スタッフ，医師，訪問看護師の三者間で開催された．アセスメントに基づくCAPの検討により，基本的な日常生活の支援に関するプランを作成した．さらにGさんの状態のモニタリングと情報共有のために，インターライ方式のアセスメント項目の一部を活用することにした．アセスメント項目からADL，認知機能，せん妄の症状，褥瘡の徴候，肺炎の徴候，呼吸状態などを選択し，これにバイタルサインなどを加えて決定したモニタリングの項目を，三者間で常に共有できるシステムを導入した．

　有料老人ホームにおけるGさんの状態はリアルタイムに医師，訪問看護師と共有された．医師と訪問看護師は，必要時にはすぐに電話や訪問により対応し，介護スタッフに助言や具体的な指導を行った．適切な情報共有に基づく連携によって，介護スタッフは安心して看取りケアを実施することができた．介護スタッフはGさんが昏睡状態におちいり死前喘鳴が現れた際にも慌てずにケアを継続することができ，Gさんは有料老人ホームで安らかに看取られた．

> **POINT**
> ・インターライ方式に含まれる終末期の「意思決定権と事前指示」や本人の好む「アクティビティ」についての項目は，対象者のQOLを考慮したケアの実施に役立つ．
> ・居住系施設での看取りケアにおいて，対象者の状態をモニタリングするツールとして，インターライ方式のアセスメント項目を活用できる．

8.8 今後の発展

8.8.1 ICTの活用

これまでGさんの仮想事例を用いて，地域包括ケアシステムにおけるインターライ方式の活用が組織文化の異なる施設間，職種間の共通言語となり，効果的な連携・協働につながる可能性について説明してきた．この情報共有を効果的に行うため，ICT（Information and Communication Technology：情報通信技術）の活用が効果的である．地域連携，在宅ケアの推進に伴い，全国各地で地域の関連機関間で適時に患者情報が共有できるシステムが開発され，活用されている[3]．このような地域連携のICTシステムによって，インターライ方式のアセスメント内容を関連機関間で共有することで，地域での協働がさらに効果的になると考えられる．

一方，一病院内での情報共有は，電子カルテの普及に伴い比較的容易に行うことができるようになっている．電子カルテを利用して，各職種が行ったアセスメント情報を自動的に統合したり，情報が他の職種が頻繁に閲覧する画面や地域連携パス，看護サマリーなどの書式に反映させたりすることで，転記作業の負担なく，アセスメントを多様な目的に活用することが可能となる．

8.8.2 地域の高齢者における活用

Gさんの事例では，Gさんが要介護認定を受けており，担当ケアマネジャーによってインターライ方式のアセスメントが実施されていたので，総合病院に入院した際にそのアセスメント情報を生活情報の把握に役立てることができた．現在の医療・介護制度において，要介護認定を受けていない高齢者に対して医療・介護の専門職によるアセスメントが行われる場面は多くない．いずれにせよ要介護認定を受けているかどうかを問わず，多くの高齢者は脆弱で心身の不調をきたしやすい状態にあるため，疾患や要介護状態になる前の段階から心身の状態を包括的にアセスメントし，継続的にフォローアップする必要がある．「客観的な評価指標」「多職種の共通言語」といったインターライ方式の特性から，地域高齢者の包括的な健康状態の把握とフォローアップにも同方式の活用が有用であろう．

地域高齢者をアセスメントする機会として，後期高齢者健康診査時や地域包括支援センターへの相談時が考えられる．このような機会を用いたアセスメントの実施から，要介護認定やその他の支援の必要性を検討し，その後の支援やフォローアップにつなげることができる．また，

高齢者が疾患や怪我で病院に入院後の退院支援の場も，高齢者の健康状態をアセスメントする機会とするべきである．これをきっかけとし，地域での生活の中での継続した支援につなげていくことができるからである．

　今後地域包括ケアシステムにおいて，インターライ方式を介した多職種の協働を行ううえで，この標準化されたアセスメントツールがそれぞれのケア提供の場において活用されていることが望ましい．現在，わが国において活用されているインターライ方式のアセスメントは在宅版，施設版，高齢者住宅版の3種類であるが，それら以外にも海外では急性期版，地域の一般高齢者版がすでに開発されている．今後，わが国においてこれらのバージョンの活用可能性を検証し，活用を進めることで，各地域において包括的なケア提供システムを構築することが課題である．

引用・参考文献

1) 武藤正樹『2025年へのロードマップ―医療計画と医療連携の最前線』医学通信社，2013.
2) 宇都宮宏子，三輪恭子編『これからの退院支援・退院調整―ジェネラリストナースがつなぐ外来・病棟・地域』日本看護協会出版会，2011.
3) 高橋肇「地域包括ケアシステムを円滑にするためのICTの活用方法と情報連携のあり方」『病院』75(4), 289-294, 2016.